약국 진단시약 가이드

Home Testing and Monitoring Devices for Pharmacists

약국 진단시약 가이드

김성모, 황은경 지음 | 정정남 감수

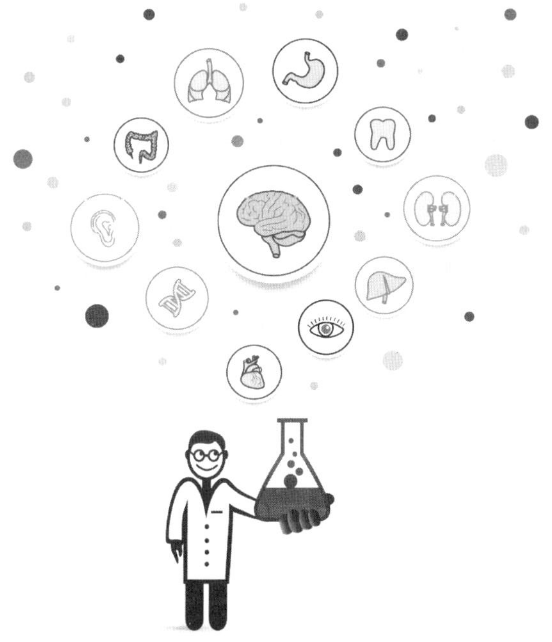

조윤커뮤니케이션

약국 진단시약 가이드

저자 | 김성모, 황은경
감수 | 정정남
1판 1쇄 인쇄 | 2014년 12월 10일
1판 1쇄 발행 | 2014년 12월 12일

펴낸곳 | 조윤커뮤니케이션
펴낸이 | 안혜경
편집장 | 최몽순
주소 | 서울시 종로구 자하문로 76-5
전화 | 02-730-8841 팩스 | 02-730-8814
출판등록 | 제2-3307호
등록일자 | 2001년 4월 13일

ISBN 978-89-91216-71-6 03510

값 25,000원

* 잘못 만들어진 책은 구입하신 서점에서 교환해 드립니다.

추천의 글

조찬휘 대한약사회장

국가의 제도·정책은 사회의 환경과 구성원의 인식 등을 전제로 그 목적을 지향하고 있지만, 사회환경의 변화나 사회구성원의 인식변화, 심지어는 외국의 사례에 따라서는 해당 정책 또는 제도의 추진에 있어서 우선순위는 언제든지 바뀔 수 있을 것입니다.

최근 식품의약품안전처는 의약품으로 분류되어 있던 1,750여종의 진단시약을 의료기기로 분류한 바 있습니다. 많은 우려가 있었지만 이번 진단시약의 의료기기 전환은 셀프메디케이션이라는 세계적 흐름을 반영한 것으로 약국에서는 이들 진단시약에 대한 이해를 넓혀 국민의 건강을 거점으로의 역할에 관심을 가져야 할 것으로 생각됩니다.

일반적으로 약국은 의약품이라는 특화된 상품을 전문가인 약사의 정보를 통해 거래하는 특수성을 갖는 곳입니다. 그런 의미에서 약국은 국민건강을 지키는 건강 상담소로서 진단시약을 취급할 수 있는 가장 효과적인 장소임에 틀림없을 것입니다. 따라서 진단시약의 활용여부에 따라서는 국민건강을 지키는 전초기지로서의 약국 기능을 극대화 할 수 단초가 될 것이라고 생각합니다.

특히 진단시약의 대부분이 전문의약품으로 분류되어 약사사회에는 다소 생소할 수 있지만, 의약분업 이후 약국의 상담기능이 약화되어 가고 있는 상황에서 약사사회의 노력여하에 따라 많은 변화를 만들어 갈 수 있을 것으로 예상합니다.

이러한 중요한 시점에서 '약사진단시약 연구회'에서 『약국 진단시약 가이드 북』 발간 소식은 반갑고도 고마운 소식임에 틀림없습니다. 그 동안 약사사회는 직능과 관련한 많은 도전과 견제를 받아왔습니다. 하지만 약사사회 내부 구성원들의 자구적인 활동은 어려움 상황들을 슬기롭게 극복하는 원동력이 되어 왔습니다. 『약국 진단시약 가이드 북』 발간도 이러한 활동의 연장선상에서 직능 발전을 위한 또 하나의 디딤돌이 될 것이라고 믿으며, 많은 약사님들의 관심을 통해 약사직능을 발전시키는 계기가 되기를 기대합니다.

끝으로 동 책자를 발간하는데 노고를 아끼지 않으신 김성모 약사님, 황은영 약사님께 감사를 드리며, 아울러 감수자로 참여하신 정정남 교수님께도 감사드립니다.

이번『약국 진단시약 가이드』발간을 계기로 약국에서의 진단시약 활용이 활성화되기를 기대합니다.

추천의 글

정정남
동아대학교 생명과학과 교수

고령화 시대 또는 장수 시대를 맞아 건강의 중요성이 날로 증대하고 있다. 중년 이후의 사람치고 건강의 소중함을 모르는 이는 없을 것이다. 지금은 재산 형성에만 관심이 많은 젊은 세대이지만 언젠가는 젊은 세대도 건강의 가치를 재산 위에 두게 될지 모른다. 건강관리를 위해서는 꾸준히 운동하는 것이 최선이겠지만 탈이 났을 때 이를 조기에 알아채는 것도 운동 못지않게 중요한 일일 것이다. 의료기관의 신세를 지는 것이 답이겠지만, 시간에 쫓기는 현대인으로선 여간 번거로운 일이 아닐 것이다.

곧 출시될 애플사의 웨어러블 스마트워치는 심박수 측정 기능이 있다고 한다. 우리나라 사람이 암에 이어 두 번째로 많이 죽게 되는 것이 심뇌혈관질환이므로 관심을 가져볼 법도 하다.

운동량을 측정할 수 있는 신발도 개발되어 있다고 한다. 그러므로 보다 신속하고 간편하게 건강 지수를 측정하는 기술의 개발은 요즘의 대세일 것이다.

간편한 것도 중요하지만 건강에 관한 것은 남에게 그다지 알리고 싶지 않다는 점도 건강 산업에서 고려해야 할 중요한 점일 것이다. 비록 의사나 약사라 해도 얘기하고 싶지 않고 혼자서만 알고 있고 싶다는 경우가 있을 것이다. 자신의 건강 정보는 프라이버시의 영역에 남겨두고 싶은 사람이 적지 않을 것이다.

그러한 점에서 진단시약은 소비자에게 반가운 제품일 것이다. 간편하게 혼자 힘으로 체크할 수 있고, 그 결과의 의미를 스스로 알 수 있다고 한다면, 너도 나도 찾게 되지 않겠는가. 대체할 수 있을 정도로 신뢰도만 높다면, 굳이 번거롭게 병원에 가서 생화학 검사를 받기보다는 약국에서 진단시약을 구입하는 쪽을 택하려는 사람이 많을 것이다.

대학의 실험실에서도 과거에는 여러 가지 복잡한 분석 실험이나 측정 실험을 직접 행하였으나 최근에는 키트시약을 구입하여 간편하게 알아내는 쪽을 선호하고 있다. 정량분석이 아닌, 정성 분석은 점점 간편한 키트시약으로 대체되어 가고 있다. 보다 간편한 방법을 선호하는 것은 누구나 마찬가지일 것이다.

그러므로 이러한 시점에서 『약국 진단시약 가이드』를 출판된 것은 참으로 반가운 소식이다. 업계의 사정에 해박하여 평소 존경하는 두 분 저자여서 책의 내용에 거는 기대가 컸기 때문이기도 하다.

이 책은 진단시약의 시장성, 약사로서 진단시약에 대해 알아야 할 점들, 진단시약에 사용되는 측정 원리 등을 언급한 뒤, 개별 진단시약들을 많은 사진을 곁들여 구체적으로 열거해 가며 친절하게 설명해 주고 있다. 생물학의 발전에 힘입어 효소나 항체 등을 이용한 새로운 측정 방법이 많이 개발되었는데 이러한 방법들이 진단시약에 어떻게 응용되는지 저자들은 어려운 내용을 알기 쉽게 잘 설명하고 있다.

그러므로 이 책 중에는 약사뿐만 아니라 진단시약에 관심이 많은 일반인에게도 도움이 될 내용이 가득하다. 각 가정이나 약국에 한 권씩 비치해 두고 필요할 때마다 참고해 볼 수 있는 좋은 책이므로 일독을 권하고 싶다.

체외진단 의료기기에 대한 이해를 돕기 위해서 질병 전반에 관한 정보를 수록하였다.

질병정보는 정보의 보편성을 기하기 위해서 국가 질병정보포털에 수록되어 있는 내용을 위주로 구성하였으며 그 외 네이버의 두산백과 등의 자료, 서울대학교 병원의 질병정보 등의 대학병원의 자료를 추가하였다.

국가 질병정보 포탈에는 다양한 질병정보와 함께 복약지도를 위한 복약 그림이 많이 올라와 있어 한눈에 질병을 이해하기 쉽게 해준다. 저작권법 상 수록하지는 못했다. 체외진단의료기도서와 국가 질병정보 포탈에서 제공하는 정보를 함께 참고하면 환자 상담에 큰 도움이 될 것으로 생각된다.

Contents

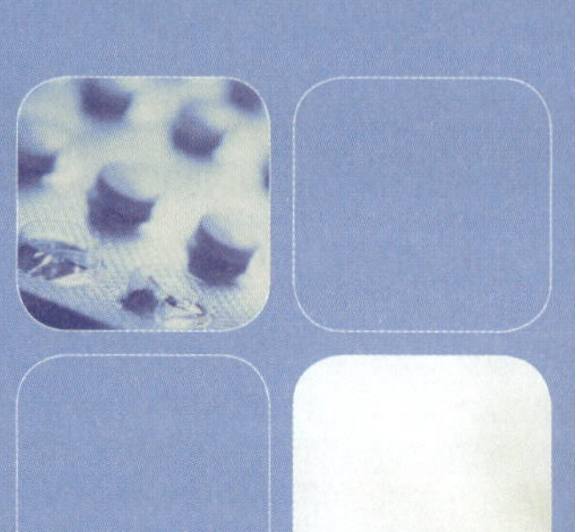

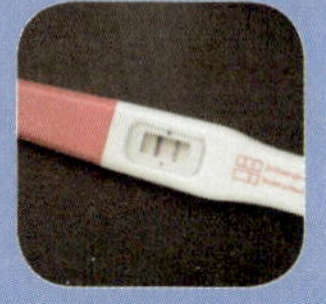

PART 1

진단시약
약국가
블루오션

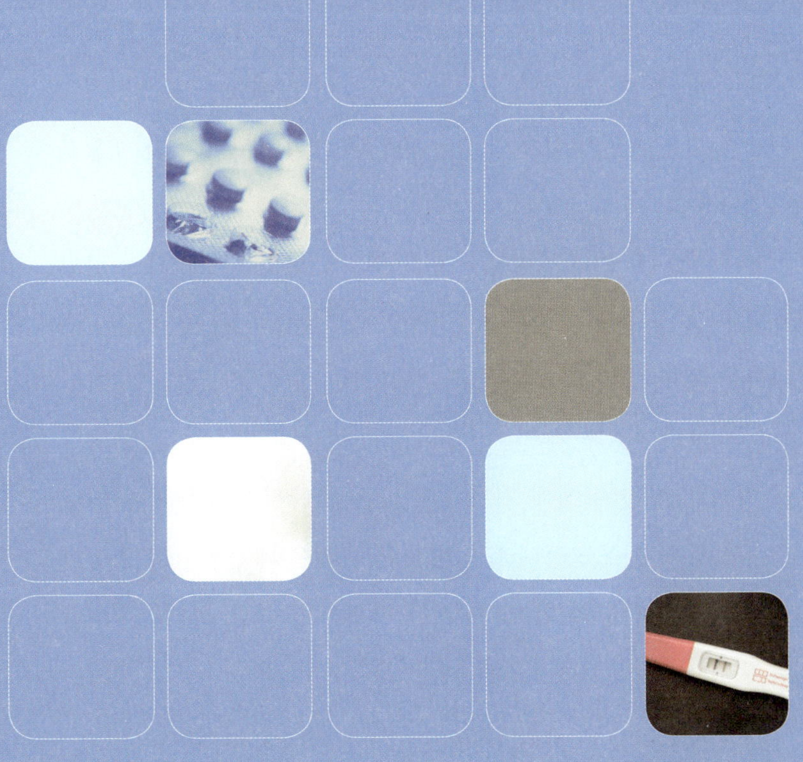

프롤로그

인류의 역사가 생긴 이래로 질병의 역사도 같이 시작되었다. 오랜 옛날 사람들의 질병에 대한 대처방법은 그 당시의 삶과 우주 삼라만상에 대한 관점을 벗어나지는 못하였을 것이다. 모르긴 해도 수 천 년 전 사람들이 알던 세상은 지금과는 사뭇 달랐으리라. 현대처럼 과학적 세계관이 나오기 훨씬 전이었으므로 질병에 대하여서도 그러한 생각들이 고스란히 배어든 원초적이고 본능적 샤머니즘 방식으로 병의 원인을 바라보고 처치를 해왔을 터이다.

이러한 미숙한 치료방법은 필연적으로 숱한 시행착오를 낳았을 것이고 수많은 실패를 거듭한 후에 비로소 인류는 의술의 자그마한 원칙을 가질 수 있었으니 그것이 바로 "합리적인 이성"이라는 기반이었다.

이 합리적인 이성에 기초하여 많은 의학적 현자들이 나타났으니 서양의 히포크라테스를 비롯한 수많은 대가들이고 동양에서도 전설적 인물인 황제(黃帝)를 비롯한 장중경, 화타, 편작 등

등 수많은 걸출한 인물들이 나타났었다. 오늘날 까지 이들의 업적은 동서 의술의 귀감이 되고 있으며 최신의 정밀한 과학적 진단기법 또한 먼 원류를 찾아보면 이들이 첫 시작이었다고도 말할 수 있다.

그러나 이러한 의술의 최초 합리적 시도는 많은 진보를 가져왔지만 어쩔 수 없는 한계를 가질 수 밖에 없었다. 당시로서는 인간의 오감 이외에 사물을 미시적으로 관찰할 아무런 도구도 없었고 따라서 세포나 세균에 관한 개념 자체가 없었으며 그것이 이 분야에 종사한 당시의 모든 사람들이 가질 수 있는 어쩔 수 없는 추론의 한계였다.

그리고 중세의 기나긴 암흑기를 거치면서 의식은 다시 종교적 도그마에 갇혔다가, 이른바 르네상스라 불리는 시기를 맞아 다시 합리적 이성이라는 가치를 회복하였을 때 수많은 과학적 발견들이 기다렸다는 듯이 꽃피기 시작하였다.

알다시피 뉴턴의 만유인력의 발견이라든지 갈릴레이, 코페르니쿠스의 지동설 등등 많은 거시적 관찰과 함께 미시적 세계에서도 레이벤 훅이 만든 세계 최초의 현미경으로 인류는 자신의 몸이 세포로 이루어진 것이라는 것을 알게 되었다. 또한 파스퇴르는 세균이 질병을 옮기는 핵심 요소라는 것을 증명하였고 드디어 인간은 자신들의 눈에 보이지 않지만 실재하는 세계를 향하여 본격적인 항해를 시작하게 되었다.

인간의 질병을 다루는 의술에 있어서도 미시적 세계가 편입되자 새로운 호기심이 온갖 가설과 함께 피어오르기 시작했다. 그 호기심들을 일일이 열거하면 끝이 없겠지만 그 중에서도 멘델의 유전에 대한 연구는 인류의 본질적 형질의 문제를 다룬 첫 시작이 되었다. 그리고 그 긴 연장선상에 우리는 오늘날의 분자생물학과 유전체학을 만났다. 이 두 학문의 발달은 질병의 근본적인 해결을 위해서도 진일보하였으며 어쩌면 인간의 본성에 보다 가까이 다가섰다고도 볼 수 있을 것이다. 우리는 이 책에서 그 중에 지극히 일부분인 세포와 유전자의 반응을 통한 간편화된 체외진단의 방법에 대해 함께 알아보고 다가오는 자가진단의 시대에 약국에서 어떻게 이를 해석하고 이용할 것인지 알아보고자 한다.

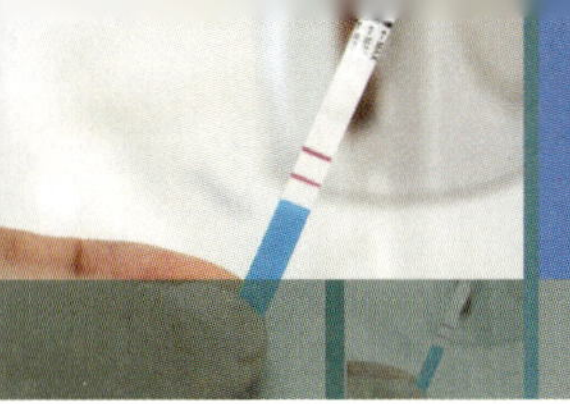

| 1장 |

진단시약 기술의 진화

생화학적 방법

질병을 진단하는 방법은 매우 다양하지만 우리가 여기서 주로 다룰 것은 체외 진단기술에 관한 것이다.

근세 이후에 전통적인 체외진단 방법은 주로 생화학적 방법들이었다. 혈액을 채취하여 혈청이나 혈장의 화학적 물리적 성분을 검사하는 일로써 혈당 전해질 지질 효소 호르몬 등을 검사하여 당뇨나 동맥경화 등의 질환을 찾아내거나 임신여부를 알아내는 것이었다.

이러한 방법들은 넓은 범위의 질병을 알아낼 수는 있지만 미세한 인체의 변화를 찾아내는 데는 미흡함이 많았다. 혈액학이나 임상병리학에서 혈액내의 혈구모양이나 현미경으로 조직의 절편을 검사하는 것까지도 전통적인 방법의 범주에 속한다. 이 방법들 역시 생화학적 방법과 마찬가지로 검사의 번거로움과 시간이 많이 걸리는 문제가 남아있기는 해도 아직도 병원이나 연구소에서는 이 방법으로 결과를 찾아내고 있다. 하지만 많은 연구가들이 이를 더욱 쉽고 간편하고 정밀하게 하기 위해 또한 노력하고 있다.

면역화학적 방법

그 이후에 이러한 방법은 획기적인 면역분석(immuno-assay) 기술이 나올 때 까지 계속되었다. 이 면역분석기술은 1935년경에 항원과 항체간의 면역침강법(immuno preci-pitation technique)이 새로운 정량방법으로 소개되면서 주목받기 시작하였는데 이로부터 면역학적 기술들이 임상진단 분야에서의 적용 가능성이 높아지기 시작하였다.

그러나 한동안 기술적 진보가 미미하여 실제응용이 미루어져 오다가 1960년에 이르러 방사면역분석법(Radioimmu-noassay, RIA)이 알려진 이후에야 임상 검사 방법으로 정립되었다. 그 이후 이러한 방법들은 급속히 여러 분야로 응용되면서 새로운 많은 방법들이 개발되어 오늘에 이른다. 여러 가지 방법이 있지만 간추려보면 다음과 같다.

응집법(particle immunoassay)

항원과 항체의 결합에 의해 응집 반응(agglutination)이 나타나는 것을 이용한다. 대개 적혈구나 라텍스(latex), 젤라틴(gelatin) 등에 항원이나 항체를 부착시켜 이 입자가 반응하면 응집을 나타내는 것을 측정한다. 응집 측정은 빛의 흡수 정도를 혼탁 측정법(turidimetry)으로 측정하거나 빛의 산란 정도를 비탁법(nephelometry)로 측정할 수 있다.

효소 면역 측정법(enzyme immunoassay, EIA)

항원과 항체의 결합을 효소 반응(enzyme reaction)을 이용하여 측정한다. 대개 측정하고자 하는 물질에 결합하는 항체에 효소를 미리 부착시켜놓고 항원항체 반응을 일으킨다. 그 후 결합한 효소에 반응하는 기질을 넣어주면 효소 반응이 일어나게 된다. 흔히 이용하는 효소는 알카리성 인산분해효소(alkaline phosphatase), 당근과산화효소(horseradish peroxidase), 베타갈라토시다제(β-galactosidase) 등이 있다. 효소 반응의 산물은 대개 색깔을 띠는 물질로 이를 분광광도계(spectrophotometer)

로 측정한다.

방사 면역 측정법

항원과 항체의 결합을 방사성동위원소(radioisotope)를 이용하여 측정한다. 방사성동위원소란 물리적으로 불안정하여 자연적으로 붕괴(radioactive decay)를 일으키면서 안정한 물질로 바뀌고, 이 과정에서 방사선을 방출하는 물질이다. 측정하고자 하는 물질과 같은 물질에 방사성동위원소를 부착하거나, 또는 측정하고자 하는 물질에 반응하는 항체에 방사성동위원소를 부착하여 항원항체 반응을 일으킨다. 반응이 끝난 후 반응물에서 나오는 방사선의 양을 측정하여 원하는 물질의 농도를 계산해낼 수 있다. 많이 이용하는 방사성동위원소들은 125I, 131I, 3H, 14C, 32P 등이 있다. 방사면역측정법은 과거에 많이 이용되었으나 방사성 물질을 사용해야 하는 위험이 있고, 화학 발광 면역 측정법 같은 방법들이 개발되면서 쓰임새가 감소하는 추세이다.

형광 면역 측정법

항원과 항체의 결합을 형광 반응(fluorescence)을 이용하여 측정한다. 형광 반응이란 형광 물질이 특정 파장의 빛을 흡수하여 형광 물질의 분자가 여기(excitation)되었다가 다시 원래의 상태로 돌아오면서 흡수한 빛과는 다른 파장의 빛을 내는 반응을 말한다. 면역 측정에 이용할 때에는 측정하고자 하는 물질과 같은 물질에 형광 물질을 부착하거나, 또는 측정하고자 하는 물질에 반응하는 항체에 형광 물질을 부착하여 항원항체 반응을 일으킨다. 반응이 일어난 후 형광 반응을 일으킬 수 있는 파장의 빛을 투사하면 형광 물질의 양에 비례하여 형광을 내고, 이 형광의 양으로부터 측정 물질의 농도를 계산한다.

화학 발광 면역 측정법

항원과 항체의 결합을 화학 발광 반응(chemiluminescence)을 이용하여 측정한다. 화학 발광 반응이란 화학 발광 물질이 여기(excitation)되었다가 기저 상태(ground state)로 돌아오면서 빛을 발하는 현상으로, 분자를 여기시키는 에너지가 빛이 아닌 화학 반응이라는 점에서 형광과 다르다. 면역 측정에 이용할 때에는 다른 방법들과 마찬가지로 측정하고자 하는 물질과 같은 물질에 화학 발광 물질을 부착하거나, 또는 측정하고자 하는 물질에 반응하는 항체에 화학 발광 물질을 부착하여 항원항체 반응을 일으킨다. 반응이 일어난 후 필요한 화학 반응을 일으킨 후, 발산되는 발광의 정도를 측정하여 이로부터 측정 물질의 농도를 계산한다. 대표적인 발광 물질로는 루미놀(luminol), 이소루미놀(isoluminol), 아크리디늄에스터(acridinium ester) 등이 있다.

이 면역진단법은 단일 클론항체*를 만들 수 있게 되면서 다시

---

* 모노클로널항체라고도 한다. 일반적으로 혈청은 혈액 중의 영양물이나 항체를 함유한 액체로서 다수의 항체를 함유한다. 어떤 질병에 대한 면역성을 가진 혈청을 인체에 주사하면 여러 가지 항체 중의 특정한 항체가 작용하는데 단일클론항체는 하나의 항원결정기(抗原決定基)에만 특이적으로 반응한다. 이러한 단일클론항체를 인위적으로 만들 수 있는데, 이것은 역으로 그 물질을 검출하거나 정제하는데 이용될 수 있다. 이러한 기술은 현대 의학과 유전공학 등에서 매우 중요하게 사용되고 있다. 사람이나 생쥐와 같은 척추동물의 몸 속에 외부의 물질(항원)을 주입하면 면역체계에 있는 B세포가 그 물질을 인지하는 항체를 만들기 시작한다. 각각의 B세포는 한 가지 종류의 항체만 만들지만 서로 다른 B세포들은 각각 하나의 항원의 서로 다른 부분-항체가 인지하는 항원의 일부분을 '에피토프(epitope; 항원결정기)'라 하는데 하나의 항원에는 수많은 에피토프가 존재한다-을 인지하는 항체를 만들게 된다.

단일클론항체와 다클론항체다클론항체(polyclonal antibody)란 이처럼 서로 다른 B세포들에 의해 만들어진, 하나의 항원의 서로 다른 에피토프를 인지하는 항체들의 집합을 지칭하는 말이다. 항원이 주입된 동물의 피에 들어있는 항체들의 집합은 다클론항체라 할 수 있다. 이와 달리 단일클론항체의 경우는 하나의 항원의 하나의 에피토프만을 인지하는 동일한 항체들의 집합이다. 따라서 항체를 만드는 방법도 다클론항체를 만드는 방법과 차이가 있다. 생성방법먼저, 단일클론항체를 만들기 위해서 특정한 항원이 주입된 동물의 비장(spleen)이나 림프절(lymph nodes)로부터 B세포를 분리해낸다. 그 다음, 무한정 증식이 가능하지만 항체를 만들어내지 못하는 골수종양세포(myeloma tumor cell)를 앞에서 얻은 B세포와 융합시켜 하이브리도마(Hybridoma)를 생성한다. 하이브리도마는 2가지 세포의 특징을 합한 것으로 골수종양세포의 무한한 증식성과 B세포의 항체를 만드는 특징을 가져 무한한 클론항체 증식이 가능하다. 따라서 이를 이용하면 무수한 양의 동일한 항체, 즉 단일클론항체 합성이 가능하다. 이 외에 하이브리도마를 살아있는 동물에게 주입하여 단일클론항체를 만드는 방법도 있으며 최근에는 식물을 이용하여 항체를 만들기도 한다.(출처:두산백과)

한 번 큰 성장을 이루었다. 단일 클론항체란 동일한 면역세포에서 형성되어서 하나의 항원에만 특이적으로 결합하는 항체인데 이러한 특성을 이용하면 특정 항원의 변화를 따로 가려서 진단할 수 있다.

또한 이 단일 클론항체를 진단이외의 치료에도 응용하는데 혈액조직 중의 항원 분포나 비율, 질병의 변동으로 인한 항원의 변화를 알 수 있게 되며, 거부반응을 완화시키는 작용을 할 수 있고, 류머티즘 등과 같은 자기면역에 의한 질병을 치료할 수 있으며, 단일클론항체에 암세포만을 죽이는 독소를 가지게 하면 그 독소라는 미사일을 암세포라는 표적에 유도시킬 수 있는, 미사일요법을 실시할 수 있게 된다. 그 밖에 생화학 등의 학문영역에도 응용가능하다.

이 단일 클론항체는 기존 면역분석법 진단시약들을 경제적으로 싸고 간편하게 만들 수 있는 길을 열어주었고 품질면에서도 한층 더 정확하고 정밀하게 측정하는데 일조하였다. 현재 암, 호르몬이상 등의 진단에 널리 사용되고 있다. 또한, 유전자재조합기술의 출현으로 재조합 항원을 대량 생산할 수 있게 되어 기존 기술인 바이러스 배양이나 혈액 등의 체액으로부터 분리하여 얻던 항원들을 대체하게 되어 기존 면역분석법시약들을 안전성이나 성능, 경제적인 면에서 대폭 개선하는 효과를 가져왔다. 1980년대부터 단일클론 항체는 약국에서는 주로 임신이나 배란 진단용 체외 진단제로 사용되어 왔으며 차차 다양한 질환에 응용되고 있다.

분자진단학의 방법

면역분석 방법을 이어 근래 각광을 받고 있는 분야가 분자진단학이다.

면역 분석의 방법이 항원항체 반응이라는 '반응'에 기초한다고 하면 분자진단학에서의 방법은 유전자 정보를 담고 있는 세포핵의 핵산인 DNA와 RNA를 검사하여 질병을 진단하는 기술이라는 것이다. 이러한 분석이 가능해질 수 있었던 것은 근세에 들어 새롭게 등장한 분자생물학과 유전체학의 발전에 힘입은 바 크다 할 수 있다.

분자진단의 대상은 크게 인체와 인체에 감염된 병원체로 나눌 수 있다. 인체의 핵산을 분석함으로써 질병발생 및 치료와 관련된 진단을 할 수 있고, 병원체가 가진 핵산 분석을 통해 특정 병원체에 감염되었는지 정확하게 확인할 수 있다.

유전정보를 분석하는 진단분야인 만큼, 분자진단의 발전에는 앞서 말한 유전체학이 기반이 되었다. 유전체학은 생물체의 DNA 염기서열을 분석하고, 생물체 별로 다른 유전자형을 밝혀내며,

특정 유전자가 생체에서 어떻게 발현되는지 등을 분석하는 학문으로, 2003년 완료된 인간유전자 프로젝트(Human Genome Project)와 함께 비약적으로 발전한 분야이다.

유전체학의 발전으로 질병에 대한 이해가 분자 수준으로 깊어졌다. 즉, 인체의 DNA 염기서열에 생긴 약간의 변이 또는 유전자 발현의 시기와 정도의 차이에 따라 특정 질병이 걸린다는 사실, 예전에는 같은 것으로 알고 있었던 질병이라도 인체나 병원체의 유전정보에 따라 차이가 있다는 사실 등을 알게 되었고, 그에 따라 질병에 대한 치료법을 결정하거나 질병 발생 가능성을 예측하게 된 것이다.

또한 어떤 질병에 걸렸을 때 그 질병에 맞는 효과적인 치료를 하기 위해서는 신속하고 정확한 진단이 필수적이다. 감염질환의 경우 신속한 치료가 행해지지 않으면 다른 사람들에게 순식간에 확산될 수 있으므로 특히나 조기진단의 중요성은 더욱 커진다.

감염질환을 일으키는 세균이나 바이러스를 검사하기 위해, 예전에는 병원체를 직접 배양하여 검사하는 배양법 또는 병원체를 분리, 배양한 후 항원항체 반응을 거치는 면역화학진단법을 주로 이용하였는데, 이 경우 민감도와 특이도*가 낮아 만족스럽

---

* 진단기술의 정확성을 가늠하는 기준으로 민감도(Sensitivity)와 특이도(Specificity)가 있다. 민감도는 질병이 있는 환자에게 질병이 있다고 나오는 비율이고, 특이도는 질병이 없는 환자에게 질병이 없다고 나오는 비율이다. 즉 민감도가 90%인 진단기술이 있다면 실제로 병이 걸린 환자 중 90%는 양성결과를

지 못한 경우가 많았다. 분자진단에서는 병원체 자체가 아닌 그 유전자를 증폭하여 진단하므로 민감도와 특이도가 높고, 화학적으로 불활성화된 시료나 추출물을 재료로 사용하기 때문에 안전성이 높다는 장점이 있다.

2009년에 전세계를 떠들썩하게 했던 신종플루의 경우, 초기에 정확한 진단을 하여 타미플루 등의 항바이러스 제제를 투여하면 대부분 치료가 가능하다. 그러나 인플루엔자 검사에 일반적으로 쓰이는 신속항원검사(Rapid Antigen Test, 면역화학 진단법의 일종)로는 신종플루 확진이 어렵다. 신속항원검사는 계절독감과 신종플루 바이러스를 구별하지 못하기 때문이다.

따라서 신종플루를 정확하게 진단하기 위해서는 RT-PCR(역전사 중합효소연쇄반응)*이라 불리는 분자진단 기술을 이용하여

받지만, 나머지 10%는 음성결과를 받는다. 위음성(False Negative) 비율이 10%에 이르러 그만큼의 환자는 조기에 질병을 확인하여 치료를 할 기회를 놓치게 되는 것이다. 또한 특이도가 80%인 진단기술이라 함은 병에 걸리지 않았지만 양성인 결과를 받을 확률이 20%이다. 이러한 위양성(False Positive)의 경우, 환자는 질병을 확인하기 위해 추가적인 여러 검사들을 실행하게 되고, 결국 많은 비용지출과 마음고생 이후에야 병에 걸리지 않았다는 결과를 받게 된다. 따라서 진단기술의 민감도와 특이도를 모두 높이는 것이 정확한 진단에 있어 매우 중요하다.

* PCR : 캐리 멀리스(Kary B. Mullis)에 의하여 1985년에 개발된 중합효소 연쇄 반응(polymerase chain reaction, PCR)은 현재 유전물질을 조작하여 실험하는 거의 모든 과정에 사용하고 있는 검사법으로, 검출을 원하는 특정 표적 유전물질을 증폭하는 방법이다.

이 PCR법의 원리는 세포가 자신의 DNA를증식하는 방식과 동일하다. 즉 DNA

야 한다. 신종플루 창궐 초기에 신속항원검사로 음성 결과를 받은 환자가 신종플루로 사망하는 사례가 발생하여, 그 대안으로서 분자진단이 대중들에게 많이 알려진 계기가 되기도 하였다.

다음으로 AIDS(후천성 면역결핍 증후군)를 일으키는 HIV(인간 면역결핍 바이러스)를 예로 들어보자. 바이러스에 감염된 후 검사를 하여 양성으로 나오는 데는 다소의 시간이 걸리는데, 이를 창문기(Window Period)라고 한다. 이 기간 동안에는 검사를 해도 네거티브로 나오기 때문에 감염사실을 모른 채 다른 사람들에게 옮길 수 있는 위험이 있다. 그러므로 이 기간을 최대한 줄이는 진단기술을 개발하는 것이 무엇보다 중요하다.

HIV 감염 진단을 위한 기존의 면역화학 진단법은 창문기가 매우 길어 3~6개월까지 걸리는 경우도 있었다. 그러나 진단기술이 세대를 거듭하며 발전하여 최근에는 면역화학 진단법으로는 15일, 분자진단으로는 11일로 까지 단축되었다. 이렇게 창문기가 줄어드는 것은 환자 본인의 빠른 치료에도 중요하지만, 타인의 감염 위험도 크게 낮춰 준다는데 그 중요성이 있다.

세계 각국 혈액원에서도 헌혈된 혈액을 다른 사람에게의 질

폴리메라아제에 의해서 DNA를 2배씩 늘려가는 방식이다. 소량의 유전물질로부터 염기 순서가 동일한 유전물질을 많은 양으로 증폭할 수 있으므로, 인간의 DNA를 증폭하여 여러 종류의 유전질환을 진단하는 데 사용된다.

즉 DNA의 일부를 무한히 복제하는 기법으로 소량의 시료라도 정확한 검출이 가능하도록 한다. 세균이나 바이러스, 진균의 DNA에 적용하여 감염성 질환의 진단 등에 흔히 사용할 수 있다.

별 확산이 없이 빠른 시간 내에 안전하게 사용하기 위해 분자진단 기술을 적극적으로 이용하고 있다.

이렇게 분자진단의 응용은 감염된 병원체를 가장 정확하고 빠르게 규명하는 방법이 될 뿐 아니라 암과 같은 질환도 조기에 진단할 수 있는 기술로 발전하고 있다. 체외진단시약으로 종양표지자를 검사하여 암을 조기 발견하려는 연구가 최근 착실히 성과를 올리고 있어 향후 혈액 한 방울로 몸속의 암을 찾아내는 날이 멀지 않을 것이다. 그런 의미에서 분자진단을 이용한 진단시약 시장의 주도적 위치에 까지 오를 것으로 보고 있다.

바이오칩

지금까지 발전해온 진단에 관한 여러 가지 기술들이 ICT와 결합하기 시작하면서 더욱 간단하고 편리하게 진화하고 있다. 그 하나가 바이오칩이다.

바이오칩은 작은 기판 위에 DNA, 단백질 등 생물체의 몸 안에 있는 다양한 성분들을 결합시켜 유전자 결합, 단백질 분포, 반응 양상 등을 분석해낼 수 있는 생물학적 마이크로칩으로서 과학기술의 연구나 신약개발, 임상진단 등에서 획기적인 변화를 일으킬 것으로 기대를 모으고 있다.

바이오칩 표면에 수용체나 DNA를 부착시킨 후 샘플과 반응시키는 원리로 이 바이오칩을 통해 혈액, 소변, 조직 등과 같은 샘플을 분석함으로써 질병의 체외진단을 손쉽고 가능하게 한다.

또한 이 바이오칩은 신약 연구개발에서 극소량의 시료로 다양한 분석을 할 수 있게 하여 비용과 시간을 절약하고 효율성을 높여준다. 그 외에 유전체나 단백질체 연구에 있어서도 기존의 큰 장비를 대체하며 많은 인력이 없이도 세밀한 분석이 가능한 저비용 고효율의 이상적인 연구환경을 만들 수 있도록 길을 열었다.

최근 미국 FDA에 허가 신청에 들어간 바이오칩이 수 십 종에 이른다는 보고가 있다. 앞으로 모든 바이오의 분야에서 바이오칩의 활용도가 꾸준히 증가할 것은 물론이며 많은 진단방법이 ICT와 결합하여 더욱 작은 시료로 더욱 편리하게 바뀔 것으로 예측된다.

이상으로 진단기술의 진화에 대하여 살펴보았다.

과거 선사시대에 비하면 실로 엄청남 발전이라 아니할 수 없다. 그 옛날 아직 합리적인 의식이 자리잡지 못해 원초적인 본능이나 잘못된 미신 등에 치우쳐 질병을 치료했던 미명의 시대에서 DNA를 분석하여 질병을 찾아내는 오늘날에 이르기 까지 인류는 끊임없이 노력해왔다.

그리고 아직 초기단계지만 미국에서는 개인 소비자를 위하여 유전자 염기분석 서비스를 제공하고 당뇨병 파킨슨병 등 110가지 질병에 대하여 그 위험성, 약물반응, 유전 가능 정도를 예측해주는 회사도 생겨났다.

그러나 질환 예측 분야는 이제 겨우 시작 단계이고 신뢰도도 충분히 높다고 보기 어렵다. 기술의 발전에도 불구하고 아직 한 사람의 전체 DNA 염기서열을 분석하는 데에는 긴 시간과 많은 비용이 필요하고, 유전자와 질병의 상관관계는 현재까지 충분히 밝혀지지 않은 상황이다. 날로 길어지는 인간의 수명에 비례해서 질병으로 고통받는 기간도 길어지는 것은 어쩔 수 없는 일이다. 하지만 인류의 끝없는 노력이 있다면 질병의 극복은 영원히 불가능한 것만은 아니라 할 것이다.

참고사항

분자생물학

진단분자생물학의 역사는 오래되지 않았지만, 그 기초가 되는 핵산과 관련된 학문의 발전은 그전부터 있었다. 진단분자생물학은 그 기초 위에 세워진 응용학문으로 최근 그 발전의 속도

인플루엔자 바이러스의 월별 발생분율

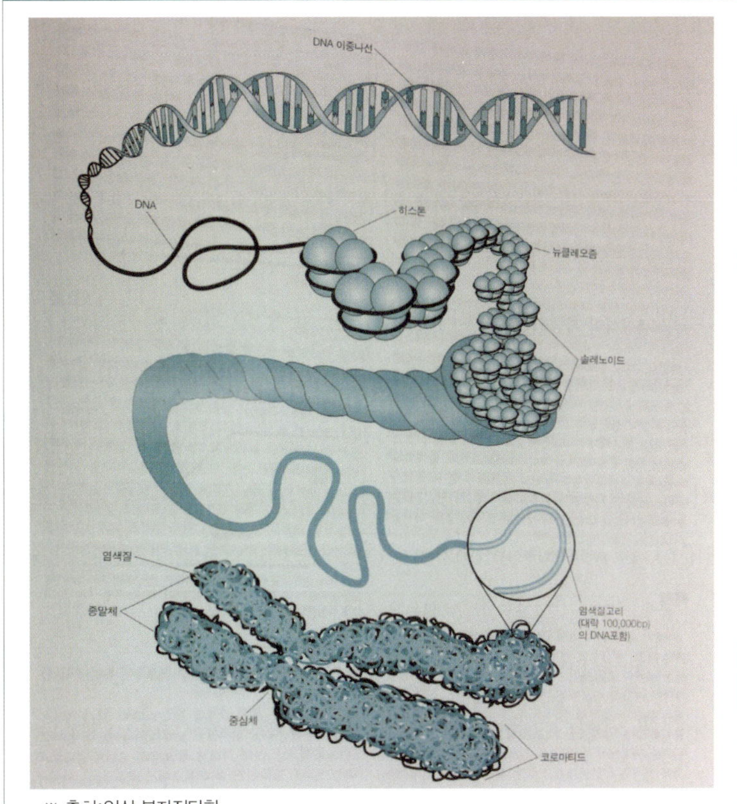

※ 출처:임상 분자진단학

가 매우 빨라지고 있다. 1953년, 미국의 분자 생물학자인 제임스 듀이 왓슨(James Dewey Watson)과 영국의 분자생물학자인 프랜시스 해리 컴프턴 크릭(Francis Harry Compton Crick)은 DNA가 이중나선 구조로 이루어졌다고 주장하고 이를 Nature를 통해 발표하였다. 그들은 photo 51이라 불리는 X-ray 회절 이미지를 통해 DNA의 구조를 유추해 냈고, 이는 20세기 중요한 과학 발견 중에서도 가장 손꼽히는 발견이었다. 그들은 이 발견에 대한 공로로 1962년 노벨생리학상을 수상하였다.핵산의 전체적 골격이 아닌 하나하나의 벽돌이 되는 뉴클레오티드의 서열(序列, sequence)을 알아내는 것은 유전체의 정보를 하나하나 해부하는 데에 큰 도움을 주었다. 인류 최초로 RNA의 서열분석(序列分析, sequencing)에 성공한 사람은 미국의 생화학(生化學, bio-chemistry)자 로버트 윌리엄 할리(Robert William Holley)이다. 그가 주축이 된 그의 팀은 alanine tRNA를 두 가지의 제한효소(制限酵素, restriction enzyme)를 이용해 1964년에 분석해 내는 데 성공하였다. 그의 발견은 유전자와 그 발현과정을 밝히는 데 큰 지식적 뒷받침이 되었으며, 그 공로로 1968년 노벨의학상을 수상하게 되었다.(출처:네이버 진단분자생물학(Molecular Diag-nostics))

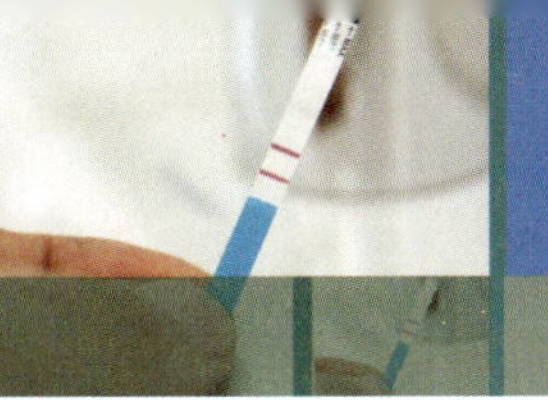

| 2장 |

체외 진단 시장의 현황

세계 시장 규모 및 전망

해외의 저명한 리서치센터인 프로스트&설리반 연구소의 자료에 따르면 세계 체외진단 시장(IVD: in-vitro diagnostics)은 태동단계에서 성장단계로 접어들고 있으며 기술 변화주기가 빠르게 변하는 분야이다, 전체 시장규모는 2012년 456.8억 달러에서 2017년 대략 646.5억 달러 정도로 성장할 전망(CAGR : 7.2%)이다.

이렇게 빠르게 성장하는데는 여러가지 요소가 있겠지만 크게 보면 인간의 수명이 점차 늘어감에 따라 만성질환의 이환율이 높아지고, 또한 교통과 정보의 발달로 상호 이동의 기회가 잦아짐으로서 감염성 질환의 발생이 높아진데 기인한다고 볼 수 있다.

세계 IVD 시장규모 및 전망

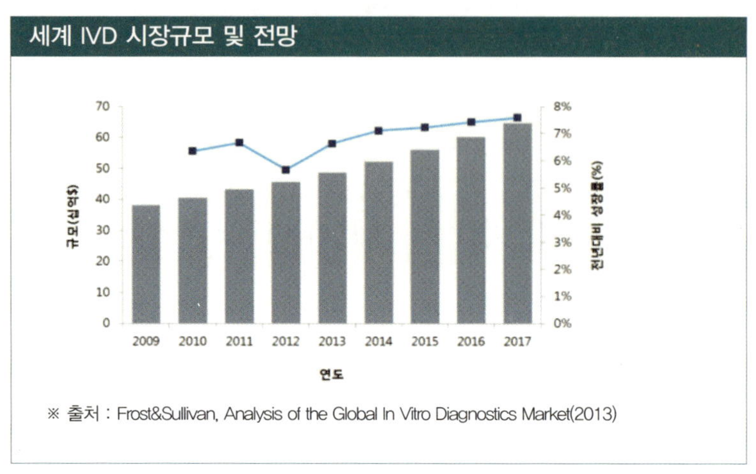

※ 출처 : Frost&Sullivan, Analysis of the Global In Vitro Diagnostics Market(2013)

이러한 발전의 배후에는 점진적인 세계 경제의 성장 뒷받침 되고 있다.

진단기술별 시장

시장을 기술적 분야별로 보면 2012년 면역화학적진단(Im-munochemistry) 시장이 전체 IVD 시장의 41.1%, 187.6억 달러 규모로 가장 큰 부분을 차지하고 있고 다음으로 자가혈당측정(SGMB)기가 시장의 18%인 82.3억 달러, 그 뒤로 현장형체외진단(POCT:Point-of-care Testing) 시장이 전체 13%, 59.2억 달러, 그리고 급성장하는 분자진단시약(Molecular Diagnostics)이 전체 시장의 11%인 50억 달러 규모를 형성하고 있다.

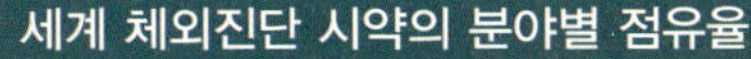

세계 체외진단 시약의 분야별 점유율

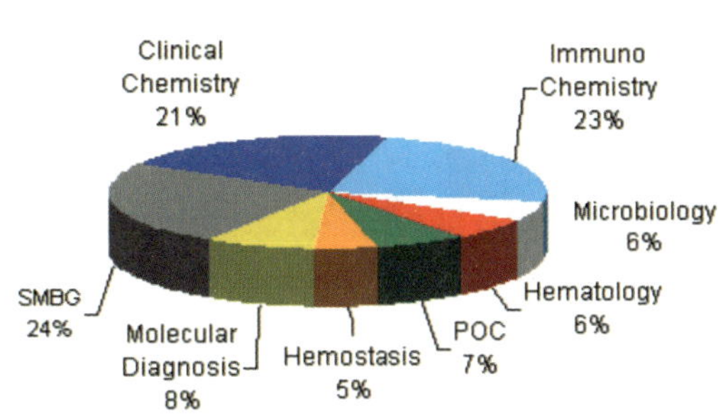

세계 IVD 세계시장 구분 : 면역화학적진단(Immunochemostry), 자가혈당측정(Self monitoring blood glucose), 현장형체외진단(Point-of-care Testing), 분자진단(Molecular Diagnostics), 혈액진단(Hematology), 임상미생물학적진단(Clinical Micro-biology), 지혈진단(Hemostasis)

※ 출처 : frost & sullivan

시장을 개괄해보면 2007년부터 2014년 까지 전체 매출 규모는 꾸준히 증가하고 있다.

특히 면역화학적진단이나 혈액진단 같은 성숙한 분야는 평이한 성장을 보인 반면 분자진단이나 조직진단 같은 태동기의 분야는 그 매출 규모가 급격히 상승하였다.

IVD시장은 면역화학적진단, 임상화학적진단, POCT기기를 중심으로 아시아태평양지역, BTRICs 등의 신흥 부상국으로 시장을 빠르게 확대하고 있다.

체외진단시장의 주요 3대시장은 면역화학적진단시장, 자가혈당측정, POCT시장으로 볼 수 있다. 그중 자가혈당기 시장은

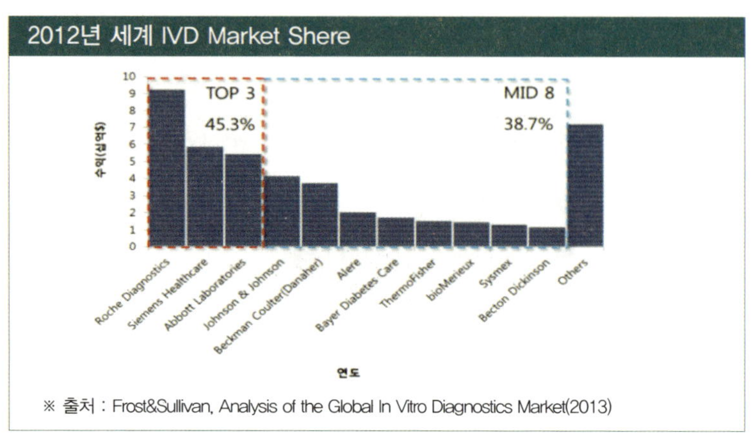

연1.7%로 저성장이나 면역화학적진단 시장과 POCT는 각각 연 5.4%, 6.5%의 양호한 성장을 이어가고 있다.

생산주체별 시장 – 빅3의 과점체제

이러한 세계 IVD 시장은 연간 생산규모 50억 달러 이상의 BIG3 기업이 전체 시장의 45.4%를 점유, 10~50억 달러 규모의 MID 8 기업이 38.7%의 시장을 점유하여 10여개의 기업이 시장의 80%이상을 차지하는 과점체제를 형성하고 있다. 지역별로 보더라도 미국이전체 시장의 45%이상을, EU가 대략 30% 일본이 10% 가량을 차지하고 있으며 우리나라는 세계시장의 1%에 미치지 못하는 실정이다.

좀더 상세히 알아보면 BIG 3 그룹의 Roche Diagnostics는 가장 많은 93억 달러의 수익을 올리며, 시장의 20.4%를 점유하였으며, 그 뒤로 Siemens Healthcare가 59.2억 달러로 전체 시장의 13%, Abbott Laboratories가 55억 달러로 IVD 시장의 12%를 점유하고 있다. 최근에는 Johnson & Johnson(12%)사가 약진하여 Abbott Laboratories(9%)와 순위를 바꾸었다는 보고가 있다.

Alere와 Bayer Diabetes Care를 제외한 BIG 3 + MID 8 기업들은 대형 임상실험 분석실을 구비하고 있으며, Alere와 Bayer의 경우 POCT, SMBG 분야의 강점을 지니고 있다.

지역별 시장규모와 성장률

지역별 시장규모를 보아도 미국이 가장 큰 154.9억 달러 규모를 형성하고 있으며, 그 다음으로 서유럽지역이 138.4억 달러, 아시아태평양지역이 79.5억 달러 규모를 형성하고 있다. 하지만 2017년까지의 성장 전망을 보면 아시아태평양지역이 11.5%로 향후 큰 성장이 예상되는 시장이 형성될 것으로 전망된다.

표 '세계 IVD마켓 지역별 성장 성장률 (2012~2017)'에서 보는바 대로 아시아 태평양지역이 가장 높은 성장률을 보이고 있다.

알려진 바와 같이 글로벌 IVD시장의 성장요인 중에 소득 증가에 따른 고령화와 이동의 확산 그리고 기술적 진보에 따른 진단비용의 감소를 들 수 있다. 그리고 한편 이 발전을 저해하는 요

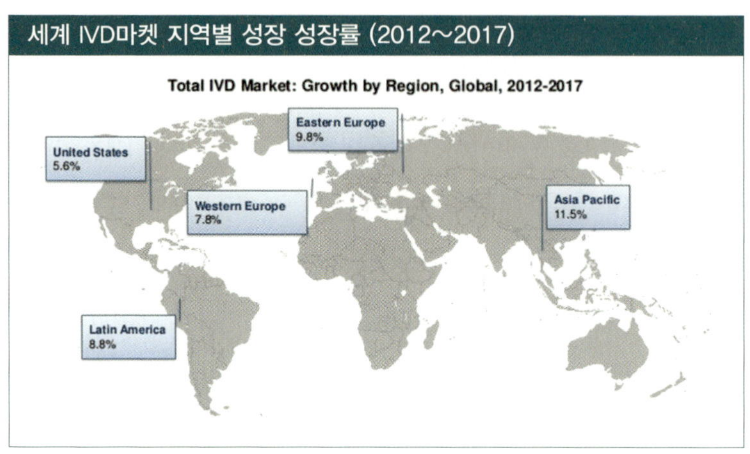

Total IVD Market: Growth by Region, Global, 2012-2017
United States
5.6%
Eastern Europe
9.8%
Western Europe
7.8%
Asia Pacific
11.5%
Latin America
8.8%
세계 IVD마켓 지역별 성장 성장률 (2012~2017)

소로서는 각각의 나라마다 다른 법령과 정책등이 시장의 확산을 가로막고있다고 볼 수 있다.

국내 시장규모와 전망

우리나라의 체외진단시장(IVD) 규모는 2010년 기준으로 약 1500여억 원으로 그간 연평균 12.1%씩 성장하고 있었으나 2008년부터 몇 년간 답보상태를 이루고 있다. 그 중에 현장형 체외진딘(POCT)은 2008년 통계로 282억원 정도로 선체 체외진단 시약 시장의 11~12%를 차지하고 매년 약 11~17%씩 성장하고 있는 것으로 알려져 있어 2018년경에는 1232억 원 수준에 이를 것으로 예상된다.

의료기기 산출물 유형별 국내 시장 규모

(단위 : 억원, %)

연번	구분	2008년		2009년		2010년		3년 합계	
		금액	비중	금액	비중	금액	비중	금액	비중
1	영상진단기기	4,982	13.8	4,782	13.1	6,071	15.6	15,834	14.2
2	생체계측기기	1,429	4.0	1,643	4.5	1,757	4.5	4,830	4.3
3	체외진단기기	1,620	4.5	1,731	4.8	1,568	4.0	4,918	4.4
4	진료장치	1,012	2.8	1,059	2.9	1,083	2.8	3,155	2.8
5	마취 및 호흡기기	440	1.2	482	1.3	482	1.2	1,404	1.3
6	전동식 수술 및 치료기기	2,675	7.4	2,375	6.5	2,448	6.3	7,498	6.7
7	비전동식 수술 및 치료기구	1,731	4.8	2,078	5.7	2,147	5.5	5,955	5.3
8	정형용품	3,425	9.5	3,736	10.3	3,861	9.9	11,022	9.9
9	내장기능대용기(인공장기)	2,201	6.1	2,138	5.9	2,516	6.4	6,856	6.1
10	의료용경	554	1.5	566	1.6	765	2.0	1,885	1.7
11	의료용품	6,662	18.4	7,157	19.6	7,508	19.2	21,327	19.1
12	치과용기기 · 기계	624	1.7	533	1.5	622	1.6	1,779	1.6
13	치과재료	6,296	17.4	5,874	16.1	5,664	14.5	17,834	16.0
14	가정용치료기기	1,226	3.4	843	2.3	886	2.3	2,955	2.6
15	재활기기	1,304	3.6	1,442	4.0	1,649	4.2	4,395	3.9
합계		36,179	100.0	36,440	100.0	39,027	100.0	111,647	100.0

※ 출처 :보건산업 브리프 vol 20

생산 주체별로 본 국내시장

우리나라의 체외진단시약 시장도 빅 3가 전체시장의 절반가량을 차지하고 있는 준과점체제이다. 업계의 선도업체는 에스디(17%), 인포피아(16%), 바이오니아(6%)이다.

에스디의 경우 말라리아, 암, 에이즈, 조류독감, 사스(SARS) 등의 질병을 간단하고 신속하게 확인할 수 있는 진단시약 키트를 생산하는 업체로서 세계최고의 기술력을 갖추고 있고 원료부터 완제품까지 공급할 수 있는 장점이 있다.

인포피아는 다양한 혈당측정 바이오센서, 콜레스테롤 측정센서의 개발에 성공하였고 향후 심장질환진단 센서, 암 진단센서 등으로 그 영역을 넓혀가고 있다. 특히 세계네번째로 병원용 혈당측정기인 "HbA1c(당화혈색소)측정기"를 출시하여 시장을 선점해가고 있다.

바이오니아는 아시아 최초로 개발된 실시간 유전자증폭정량 분석장치 ExicyclerTM96를 비롯한 유전자 추출장비(ExiPrep TM16 Dx &Kits)를 주력 분자진단 장비로 보유하고 있다. 분자진단 장비와 진단 키트 자체 개발 및 제품화까지 성공함으로써 진단 키트 및 장비 개발을 통합시스템으로 구축할 수 있다는 점이 여타 업체들과 차별화된 바이오니아의 강점이다.

한편으로 분자진단학의 새로운 기법들이 ICT와 연계되어 작동될 것이라는 예상에 국내 대기업들도 참여할 준비를 착실히 진행시켜왔다. 헬스케어 분야로 사업 영역을 확장하고 있는 국내 그룹사들 가운데 삼성테크윈, 씨젠, LG 생명과학 등의 행보가 주목된다.

삼성테크윈은 혈액분석장비, 유전자 진단장비, 진단시약 생산을 목표로 삼성그룹의 진단 사업 확장을 위한 중추 역할을 할 것으로 예상된다. 미국으로부터 도입한 카타클리브 기술을 기반으로 한 진단시약 소싱과 함께 삼성테크윈 내부에서는 큰 규모의 장비를 조달하는 수직 계열화가 예상되고 있다.

LG생명과학은 지난 '91년 최초 진단시약 LG HCV ELISA Kit 출시 이후, 현재 분자진단 시약, 알러지 스크리닝 제품 등의 다양한 라인업을 보유하고 있다. 지난 3분기 누적 기준 진단시약 부문 매출액은 약 97억원으로 외형은 아직까지 미미하나, 분자진단 연관 지속적 제품 라인업 확충이 예상된다. 향후 다양한 신규 질환 마커 발굴 및 다양한 질병 표지자들을 동시에 검사할 수 있는 멀티플렉싱이 가능한 단백질 칩의 원천 기술 확보가 동사 진단 의약 부문 R&D의 핵심이 되고 있다.

동시다중 유전자 증폭 원천 기반 기술을 보유한 국내 대표 분자진단 기업인 씨젠은 기존 Real time PCR 기술의 한계를 보완한 기반기술을 바탕으로 글로벌 분자진단시장 내 새로운 첨병이 될 것으로 예상된다.

바이오 산업의 새로운 출발

그동안 우리나라는 생명공학적인 바이오산업에서 세계수준에 크게 미흡하였으나 2000년대에 들면서 새롭게 미래 투자 산업분야로 각광받으면서 산업이 급격하게 일어나기 시작하였다.

같은 기간 동안 다른 나라들과의 특허 출원 건수를 비교해보아도 잘 알 수 있다.

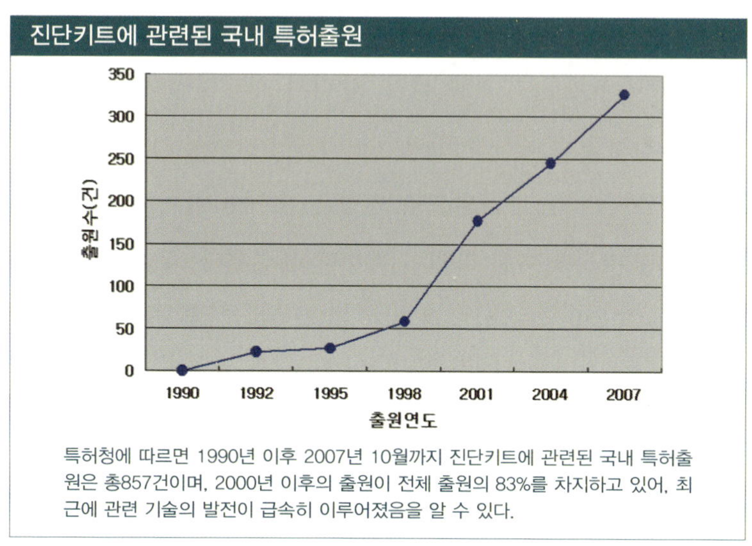

특허청에 따르면 1990년 이후 2007년 10월까지 진단키트에 관련된 국내 특허출원은 총857건이며, 2000년 이후의 출원이 전체 출원의 83%를 차지하고 있어, 최근에 관련 기술의 발전이 급속히 이루어졌음을 알 수 있다.

아래 표는 진단시약 선진국들과의 특허 출원 비교표이다. 우리나라는 33%로 일본과 유럽을 넘어서 세계1위인 미국과 거의 대등한 수준까지 특허를 출원하고 있다. 출원 국가별로 살펴보면, 미국이 전체 출원 중 38%, 한국이 33%, 유럽과 일본이 각각

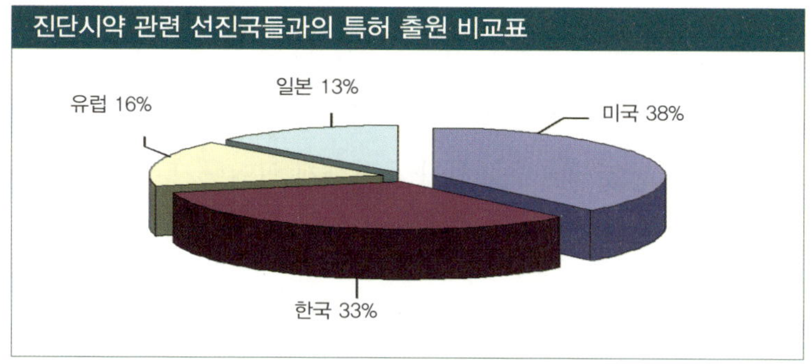

기술 분야별 출원연도

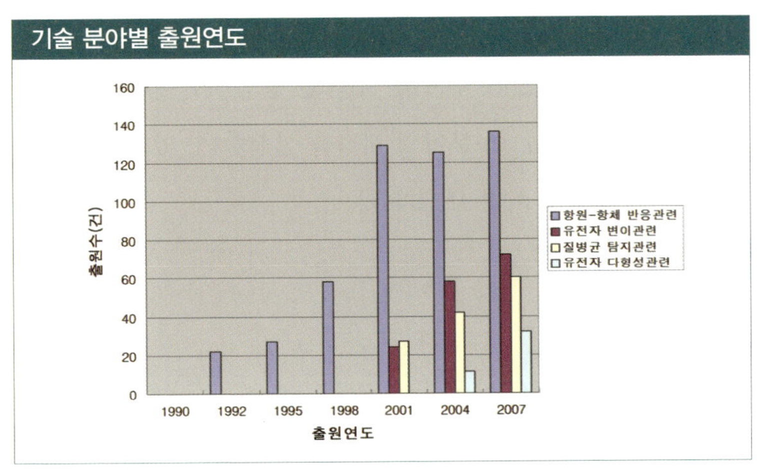

16%와 13%를 차지하고 있다. 내국인의 출원은 바이오관련기업이 가장 많고 이어 연구소, 대학, 개인 순이며, 외국인 출원의 경우 다국적 기업의 출원이 절대적이다.

기술 분야별로 살펴보면 혈액이나 세포내 단백질의 항원 - 항체 반응을 추적하여 질병을 진단하는 기술이 전체 출원의 58%를 차지하였으며, 유전자의 돌연변이 조합을 추적하여 질병을 진단하는 기술 관련 출원이 18%, 올리고 뉴클레오티드 키트를 이용하여 질병균의 유무를 판단하는 기술 관련 출원이 15%, 유전자의 다형성을 탐지하여 질병에의 위험도나 예후를 예측하는 기술 관련 출원이 5%순으로 나타났다.

최근의 생명공학 기술동향에 발맞추어 유전자의 돌연변이 조합을 추적하거나 유전자의 다형성을 탐지하는 기술 관련 출원이 더욱 증가하고 있으며 이 분야의 내국인 출원비중이 높은 것으로 나타났는데, 이는 IT와 BT를 접목한 융합기술에서 우리나라의 강점을 살려 향후 이 분야의 시장을 선점할 수 있는 잠재력을 보여준다. 〈출처 특허청 보도자료〉

정부의 발전계획

2020년까지 세계 7대 의료기기 강국 도약을 목표로한 중장기 발전계획이 추진된다.

정부는 새해들어 경제관계장관회의에서 관계부처 합동으로 의료 기기산업을 미래성장 주력산업으로 육성하기 위한 「의료기기산업 중장기 발전계획(2014~2018)」을 확정하여 발표하였다.

관련부서는 보건복지부, 기획재정부, 미래창조과학부, 산업통상자원부, 식품의약품 안전처, 중소기업청, 특허청으로 되어 있다.

프로젝트의 제목이 된 「의료기기산업 중장기 발전계획」은 국정과제인 "보건산업 미래 성장산업으로 육성" 의 일환으로 마련된 것으로, 국산 의료기기의 국내외 시장진출 성공에 역점을 두고 시장 진입을 어렵게 하는 각종 규제를 개선하고, 국산 의료기기의 신뢰성과 브랜드 가치를 제고하는데 중점을 두었다고 밝혔다.

「의료기기산업 중장기 발전계획」의 구체적인 비전은 2020년까지 "세계 7대 의료기기 강국 진입"이며, 이를 위해 같은 기간까지 수출액 13.5조원, 세계시장 점유율 3.8%, 고용인력 13만 명을 달성하자는 목표를 설정하였다.

참고로 2013년 기준, 우리나라 수준 : 수출액 2.5조원, 세계시장 점유율 : 1.2%, 고용인력 : 3.7만 명 선이다. 이를 달성하기 위한 4대 전략으로 다음 네 가지를 제시하였다.

1. 시장진출 성공을 위한 전략적 R&D 투자
2. 신뢰성 확보, 규제효율화를 통한 국내시장 진출 지원
3. 해외 고부가가치 시장 진출 지원,
4. 아이디어로 승부하는 개방혁신형 생태계(인프라) 구축

먼저, 국내제품의 시장 진입 성공을 촉진하기 위해 R&D 전 과정에 기업과 병원의 연계 시스템을 구축하고, 우리가 강점을 갖고 있거나 의료비 지출이 높은 분야 등 체감효과가 큰 분야에 대한 지원을 확대하기로 하였다. 이와 함께, 임상시험 성공률을 높이기 위해 중개연구*와 임상시험 비용 지원도 확대할 예정이다.

두 번째로 국산 의료기기의 신뢰성 확보와 규제효율화를 통

---

* 개발된 원천기술이 임상적용에 적합하도록 변환하는 연구

한 국내시장 진출 확대를 위해 기업과 첨단의료복합단지, 병원, 인증기관을 연계하는 국내제품 신뢰성 평가시스템을 구축하는 한편, 인허가, 신의료기술평가, 보험 등재 등 제품화 단계의 소요 기간을 단축하고, 왜곡된 유통질서를 바로잡기 위해 리베이트 제재 대상 및 범위도 확대하기로 하였다.

세번째로 해외 고부가가치 시장 진출 확대를 위해 국내기업의 수출단계별·국가별 맞춤형 지식재산권 방어 전략을 마련하고, 해외 임상비용 지원 및 해외 인증 컨설팅 제공을 확대한다. 또한, 해외 의료기기 종합지원센터를 활용하여 해외 소비자 등에 대한 국산 제품 홍보와 현지 서비스도 강화하기로 하였다.

마지막으로 고부가가치를 창출하는 산업 인프라 구축을 위해 글로벌 제약산업 육성펀드를 활용하여 벤처·중소 의료기기 기업에 대한 투자와 헬스케어 등 신시장 개척을 위한 제품화 기술 지원도 확대할 계획이다. 아울러 의료기기 특성화대학원 확대, 의료기기 인허가 전문가 과정 개설 등 우수인력 양성 시스템도 확충하기로 하였다.

보건복지부 관계자는 "의료기기산업은 2018년 세계 시장규모가 510조원으로 전망되는 고부가가치 유망산업으로, 정부가 규제를 합리적으로 개선하고, 우리가 강점을 갖고 있는 IT 등 국내 기반기술을 활용한 사업에 집중적으로 투자한다면 미래 먹거리 주축산업으로 성장할 수 있을 것" 이라고 밝혔다.

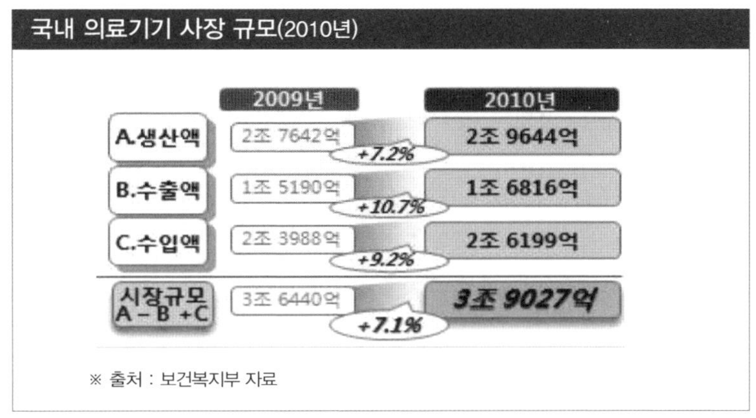

보건복지부를 비롯한 관계부처는「의료기기산업 중장기 발전계획」을 토대로 금년 상반기 중 관계부처 협의를 거쳐 사업별 세부 실행계획을 마련하고, 계획이 차질없이 수행될 수 있도록 이행관리를 함께 해 나가기로 하였다.

과제와 전망

우리나라의 체외진단산업은 늦게 출발한 산업의 특성상 원천기술(특허) 미확보로 인한 칩이 생산 분석 기반기술이 취약하고, 대기업을 제외하면 연구개발 및 사업화 자금이 부족하여 선진국과의 격차가 불가피하다는 것은 앞으로 풀어야 될 과제이다.

시장의 특성은 전 세계적으로 환자가 직접 사용하는 POCT가

국내 의료기기 업체 현황(2010년)

(단위: 개, %)

구분			업체수	비중
의료기기 업체 전체			6,481	100.0
기업유형		제조업	1,431	22.1
		수입업	1,195	18.4
		판매업	3,855	59.5
조직형태	설립근거	개인사업체	3,263	50.3
		법인 회사	3,219	49.7
	상법	내국회사	6,325	97.6
		외국회사	156	2.4
	자본구성	내자회사	6,145	94.8
		외자회사	210	3.2
		합작회사	69	1.1
		다국적회사	57	0.9
상장유무		거래소 상장 기업	50	0.8
		코스닥 상장 기업	81	1.2
		비상장 외감 기업	915	14.1
		비상장 기타 기업	5,435	83.9
기업형태		일반기업	5,938	91.6
		벤처기업	543	8.4

※ 출처 :보건복지부 자료

크게 자리를 넓힐 것으로 전망하는 가운데 체외진단시장의 규모가 2018년경에는 약 8000억 원 이상의 시장을 형성할 것으로 전망되며 이에 맞춰 세계시장도 100억 달러 이상의 시장으로 성장할 것이 예상된다.

기술적인 문제는 암 및 난치성 질병을 조기에 진단하고 예후를 정확히 측정 분석할 수 있는 고감도 단백질 핵산 세포 등을 검출 할 수 있는 바이오나노 센서의 개발이 임박했다.

이러한 센서의 개발은 자연스럽게 IT와 연결되는 바이오칩의 제조와 활용으로 이어질 것이며 향후 체외진단 시장이 다시 바이오칩을 중심으로 재편, 진화할 것으로 예상한다.

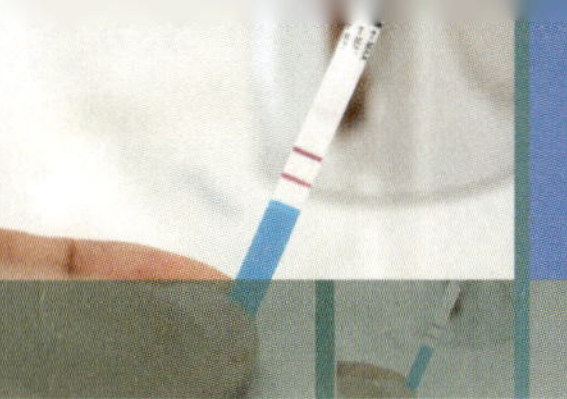

| 3장 |

약국과 진단시약

법과 제도의 변화에 자유로울 수 없는 약국

지금부터 14년 전 의약분업이 처음 시작되었을 때를 생각해 보면 만감이 교차한다.

당시 의사회는 연일 파업으로 치닫고 약사회는 과연 의약분업이 실시되기는 하는 건지 전전긍긍하면서 보냈던 날들이었다. 약사회원들 사이에서도 의견이 갈려서 어떤 이들은 재빠르게 병원 옆으로 옮겨가고 또 다른 그룹은 의사회가 극구 반대에 나섰기도 하여 아마도 이러다 말겠거니 하고 조용히 기다리는 것이 최선이라고 생각하며 묵묵히 제 자리를 지켰었다.

그러나 의약분업은 숱한 잡음을 뒤로 어언 십 수 년을 이어오고 있다. 지금의 평가는 다소 엇갈리기는 하겠지만 대체적으로 성공적이라는 평이다. 다시 의약분업 이전으로 돌아간다면 어떤 일이 일어날까 하는 질문은 아무도 생각조차 하지 않으려 한다. 실현성도 없거니와 부질없는 혼란만 일으킬 뿐이기 때문이다.

의약분업 이후 많은 변화가 있었다. 처방과 조제라는 큰 틀 속에 모든 참여자들이 녹아들었다. 더러는 옛날의 관행으로 퇴행하여 분업의 의미가 퇴색하는 듯 보이기도 했지만 하나씩 하나씩 문제가 해결되면서 이제는 거의 안정된 모습이다.

이렇게 제도가 바뀌면 우리의 삶의 방식도 덩달아 바뀔 수밖에 없다.

이제 이러한 관점에서 진단시약의 문제를 보자. 정부는 2014년 11월 10일부로 그간 전문의약품으로 지정되어있던 1514품목, 일반약으로 되어있던 238품목 도합 1754품목의 진단시약을 의료기기로 재분류하고 이를 시행하기로 했다. 의약품에서 의료기기로 분류된다는 뜻은 그 취급자가 약국이나 병원에 국한되었던 것을 일반인들로 확대된다는 뜻이다. 물론 취급환경 요건은 갖추어야 한다. 약국에서는 그간 임신진단시약과 배란진단시약 정도를 취급하는 수준이었는데 이 두 가지를 개방하는 대신 이젠 그전 보다 훨씬 많은 종류의 진단 시약을 취급할 수 있게 되었다.

이렇게 되기까지는 우선 사회적 환경이 바뀌었다는 게 가장 큰 요인이다. 의학과 기술의 발달로 여러 가지 어려운 검사 단계가 한 두 가지 처치로 해결되게 되었고 국민의 의식 수준 또한 그런 간단한 것 정도는 전문가의 도움 없이 스스로 해결하기에 충분할 지경에 이르렀던 것이다. 이렇게 굳이 전문적이지 않게 된 분야를 전문인의 관리에서 분리시키는 것은 타당하다고 본다. 여기에서 제도의 변화가 생겨난 것이다. 처음 의약분업이 도입되었을 때도 찬찬히 되돌아보면 그럴만한 변화의 요인이 반드시 있었을 터이다.

이런 변화의 결과는 늘 이에 편승하는 측과 탈락하는 편으로 나뉘게 마련이다. 의약분업에 있어서도 그러했다. 우리가 몸소 체험 하였듯이 좋은 자리를 선점하고 승승장구하는 사람이 있었는가하면 병의원이 없는 동네에서 지금까지 혼자 고군분투하는 동네약국도 있다. 어느 게 옳고 그르다는 잣대를 갖다 댈 필요도 없이 사실이 그렇다는 이야기 이다.

이번 진단 시약에 따른 제도의 변화 또한 적으나마 부침 (浮沈)의 물결을 일으킬 것이다, 그 크기가 비록 의약분업이라는 큰 파도와는 다르긴 하겠지만.

예상했던 것보다 많은 가능성

우선 의료기기로서의 진단시약은 4종류로 분류가 된다. 가장

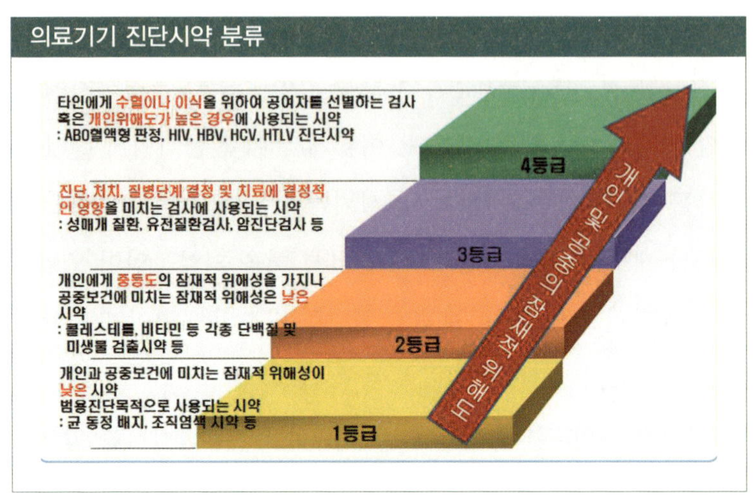

간단한 1등급으로부터 개인과 공중보건에 대한 잠재적 위해성이 커질수록 2, 3, 4등급으로 올라간다.(위의 표 참조)

세계적으로 1등급부터 4등급 까지 모두 개방되는 것이 추세가 되긴 했지만 개인과 공중의 보건에 대한 위해성을 어떻게 해석하느냐에 따라 취급의 제한이 생길 개연성은 언제나 있다. 특히 위해도가 높은 4단계부터가 그러하다. 그렇지만 지금 여기에서는 일단 변함없는 개방을 기본으로 생각해보기로 한다.

그리 보면 생각보다 많은 종류의 진단시약을 약국에서 취급할 수 있을 것으로 보인다.

우선 미국에서 개국 약사를 위한 비처방 핸드북 도서에 소개된 진단시약만 하더라도 20가지나 된다.(미국 진단시약 종류 표 참조)

미국 진단시약 종류*

번호	진단키트의 종류	용도
1	임신진단키트	임신 여부를 판단하기 위한 키트
2	배란진단키트	배란 예측용 소변의 호르몬으로 체크
3	손목시계형 배란진단키트	손목의 바이오센서를 이용 염소이온체크해서
4	Sperm Check	남성정자수를 sp-10항체농도로 체크
5	FSH Test	여성 폐경검사 소변속 FSH를 ELISA법으로 검사
6	FOB	대변 잠혈 검사
7	콜레스테롤 키트	콜레스테롤, HDL, LDL, 중성지방을 체크
8	요로감염 검사	소변속의 아질산염 농도로 감염여부를 체크
9	HIV-1검사	HIV바이러스의 항체를 찾아내는 검사법
10	C형 간염 검사	C형 간염 바이러스의 항체를 ELISA법으로 검출
11	약물 남용검사	마약등 남용우려 의약품을 찾아내는 검사
12	Alcohol screening test	부적절한 알콜 남용 조사
13	유방암 자가 검사	유방의 자기검사를 도와주는 보조기구
14	Vaginal screening test	질내 PH검사
15	NicAlert	흡연 또는 흡연에 노출을 검사함
16	Allergy Test	가장 흔한 10가지 알러지 테스트
17	EarCheck Middle	중이의 체액 확인 중이염 체크
18	VIsiderm	시간경과에 따른 반점의 변화를 모니터링
19	Proview eye Pressure Monitor	녹내장 환자의 안압측정 기구
20	IGENTIGENE DNA	어린이 친부확인

* 비처방약 핸드북 참조

미국 등 선진국에서는 약국에서 위와 같은 진단 키트들이 일반화되어있다. 이외에도 책에는 소개되지 않았지만 많은 종류의 진단용 키트들이 홈테스트라는 이름으로 널리 사용되고 있다.

일본의 경우는 더욱 다양하고 일상 밀착형으로 개발되어있다. 지난밤 숙면 정도를 체크하는 시험지라든지, 음주 전에 몸의 컨디션을 체크해서 주량을 미리 예측해준다든지, 스트레스 정도를 체크해주는, 심지어 애완견의 스트레스 정도를 체크하는 키트도 개발되어있다.

이와 같이 진단시약은 우리가 필요로 하는 분야에 상당히 많은 제품이 이미 나와 있거나 나올 예정이다. 사실 요즘의 기술 수준이라면 시장의 수요를 몰라서 제품을 아니 만들 뿐이지 시장의 요구가 있다면 어떻게든 그에 상응하는 제품은 등장하리라고 본다.

그런 의미에서 우리가 예상했던 것보다 상당히 더 많은 제품이 시장에 모습을 들어낼 것으로 본다. 물론 시간은 다소 걸릴 것이다. 우선 약국에서 이렇게 다양한 테스트를 한다는 것이 국민들의 인식 속에 자리잡을 때까지 시간이 걸릴 것이다. 그리고 지금은 기술적인 문제로 시장에 선보일 수 없는 제품이라도 시간이 지나면서 기술적 장애가 드디어 극복되는 시점에 또다시 수많은 제품군이 나타날 수 있다. 그런 의미에서 미래는 우리 예상을 항상 웃도는 수준이리라 생각한다.

응용에서 길이 보인다

여기에서 한 가지 에피소드를 이야기하고 싶다.

한 이십년은 족히 되었을 법한 이야기이다. 함께 한방공부를 하던 동호회의 모임에서 어떤 선배 약사님에게서 들은 이야기이다. 우리는 그때 여드름용 비누 이야기를 하고 있었는데 그 선배가 한 달에 그 여드름비누를 100~200개는 넉근히 판매한다고 해서 모두들 귀를 쫑긋 세우고 그 선배의 말을 듣고 있었다. 당시 우리는 한 달 평균 열 개를 팔면 아주 많이 파는 경우였는데 100개를 넘게 판다는 것에 대해서는 상상이 안가는 이야기라 모두 그 선배의 입만 보고 있었다. 약국의 크기를 보나 입지조건을 보나 별로 믿기지 않는 표정이었는데 선배의 그 다음 설명을 듣고는 모두 탄성을 내뱉었다.

즉, 그 선배는 그 여드름 비누를 여드름용에만 국한하지 않고 쓰는 방법을 일러준 것이었다.

"여드름 비누라고 포장을 한 것은 회사의 의도이고 실제적으로 그 비누 성분은 살균을 목적으로 하는 비누잖아! 그렇다면 살균이 필요한 다른 곳에 써서 나쁠게 없지... 나는 무좀환자에게도 비듬으로 오는 사람에게도 심지어 사타구니 완선 환자에게도 쓰도록 하니까 모두 좋다던데."

실제로 그 여드름 비누가 무좀균까지 효능이 있는지는 둘째로 치고 나는 그가 회사의 판매 의도 보다는 그 제품(성분)의 본질을 직접 거론함으로써 수많은 응용의 예를 불러올 수 있었던 것을 말하고 싶은 것이다. 이렇게 똑같은 제품 하나를 두고 그 관점이 서로 다르면 그에 따르는 행위나 결과가 판이하게 다를 수 있는 것이다.

이와 같은 예를 진단시약에서 한번 들어보자. 앞에서 거론된 품목은 아니지만 당뇨병의 테스트 항목 중에 케톤테스트가 있다. 체내에서 당이 분해되지 못하고 지방이 연소될 때에 부산물로 케톤이 나온다는 것은 모두 다 아는 사실이다. 그러므로 역으로 이 케톤을 체크하면 지금 몸속에 지방이 연소되었다는 것을 알 수 있는 것이다. 이 케톤 테스트는 주로 임신성 당뇨를 찾아내는데 많이 쓰인다. 그렇게 보면 사실 약국에서는 별로 만날 일이 없는 테스트가 되고 만다, 그렇지 않을까?

그런데 앞에서처럼 이를 본질의 관점에서 응용하면 약국에서의 용도가 보인다. 케톤이 생기는 것이 당뇨뿐 아니라 운동과잉에서도 생긴다는 것이다. 즉 다이어트에서 우리는 이 케톤 테스트기를 응용할 수가 있다. 다이어트를 하고 있는 사람이 옳게 운동을 하고 있는지, 지방을 태우고 있는지, 알아보는 방법으로 이 케톤테스트를 쓸 수 있는 것이다. 정말 그렇다면 이 다이어트는 약국에서 흔하게 마주치는 테마인데, 상당히 많은 수의 고객이 적용 대상이 된다. 약국에서는 이 시장에 대한 생각은 있지만 현재 서서히 고객의 수가 줄고 있는 분야이기도 한데 이 케톤 테스트로 어쩌면 다시 시장을 만들어 낼 수도 있지 않을까 희망을 가져봄직하다.

이 지방연소를 찾는 방법을 통해 또 다른 응용분야를 찾아낸다는 것은 우리가 질병과 생리학에 대해서 좀더 많이 알게 될수록 가능성이 커진다.

좀더 깊이 이해하기

그래서 이 이야기를 좀 더 해보자.

진단시약 중에는 일회 진단으로 그 목적이 간단히 달성되는 것이 있고 혈당체크기처럼 일상생활에서 지속적으로 체크하며 건강 상태를 관찰해가야 하는 종류가 있다. 전자를 판정용 제품으로 부른다면 주로 임신진단시약, 배란진단시약, 바이러스 진단시약, 폐경 등을 체크하는 시약 등이고, 후자를 일상관리용이라 하면 주로 앞서 말한 혈당체크기를 비롯하여 콜레스테롤 측정기, 헤모글로빈 체크기, 당화혈색소 측정기, 중성지방 측정기 등이 이에 해당할 것이다. 앞서 말한 케톤테스트도 여기에 속한다고 볼 수 있다.

두 가지 진단 시약이 모두 중요하지만 헬스케어라는 시대적 조류의 관점에서 본다면 후자인 일상관리용 진단시약의 중요성이 더욱 커진다. 진단시약을 단순히 호기심 차원에서 접근하면 일회용 체크기로 호기심을 채울 수는 있지만 스스로 건강증진 또는 유지를 위한 생활습관의 변화를 기대할 수는 없다. 우리가 진단시약을 중요하게 생각하는 이유는 이를 통해서 우리 일상의 불합리하지만 간과된 습관을 바로잡고자하는데 있다.

예를 들어 어떤 사람이 혈당체크기로 규칙적이고 꾸준하게 혈당을 체크한다면 그 사람은 자기가 어떠한 생활을 하면 혈당이 오르고 어떻게 하면 혈당이 떨어지는지를 알 수 있게 된다. 육류를 섭취할 때와 채소를 먹을 때, 운동을 하는 날과 쉬는 날, 특정 환경과의 상관관계 등을 오랜 측정 데이터를 통해서 합리적으로 추출할 수가 있다. 요즈음 서서히 시장에 모습을 보이고 있는 웨어러블 기기들이 이러한 데이터의 집적을 더욱 용이하게 해주고 있다. 이러한 데이터를 직접 보고 관리함으로서 환자는 스스로 생활을 더욱 건강지향적(?)으로 개선할 수 있다. 이것이 진단시약의 가장 중요한 기능인 것이다.

여기에서 약국도 함께 역할을 찾을 수 있다. 환자를 좀 더 가까이서 관찰하고 밀착된 상담을 하기엔 약국만큼 적합한 업종도 없다. 그렇게 되기 위해서는 약국도 새로운 진단시약 분야에 대한 좀더 세밀한 연구가 있어야한다. 약국에서 취급하는 진단시약은 물론이고 취급하지 않는 종류라도 전반적으로 진단 결과에 대한 의미와 해석을 할 수 있는 정도까지는 스터디가 되어있어야 하는 것이 바람직하다. 질병에 대한 새로운 해석들에 대해서 항상 업데이트가 되어야 하고 약사회나 진단시약 연구회등 자율적 스터디 모임은 이를 커버할 수 있도록 뒷받침 할 수 있어야 한다.

예를 들어 당뇨병의 경우 오래전 같으면 당화혈색소라는 개념조차 없어서 이에 대한 진단과 해석이 없었지만 근래에 들어서 이 당화혈색소의 수치가 향후 당뇨병의 진행이 어떻게 흘러갈 것인지를 가늠해주는 지표가 되고 있다.

암과 같은 질병의 경우도 진단 기법이 새로워짐에 따라 지표물질도 새로운 것으로 대체된다.

이렇게 질병과 진단 그리고 진단 기법에 대한 이해가 깊어질수록 약국에서의 응용범위도 같이 넓어질 것으로 예상된다. 이는 약사들의 창조적 응용력에 기인하기도 하겠지만 하루에도 수없이 만나는 고객들의 요구를 반영하기 위한 노력의 결과물이기도하다. 약국은 따로 쓸 보조 장비가 없는 장소이지만 고객들은 약사의 전문적 경험에 기대어 훨씬 더 깊은 이야기를 나누고 싶어한다. 이 갭이 바로 응용의 범위이기도 하다.

만성 질환의 관리

약국이 감기부터 무좀까지 온갖 영역을 모두 망라하지만 한

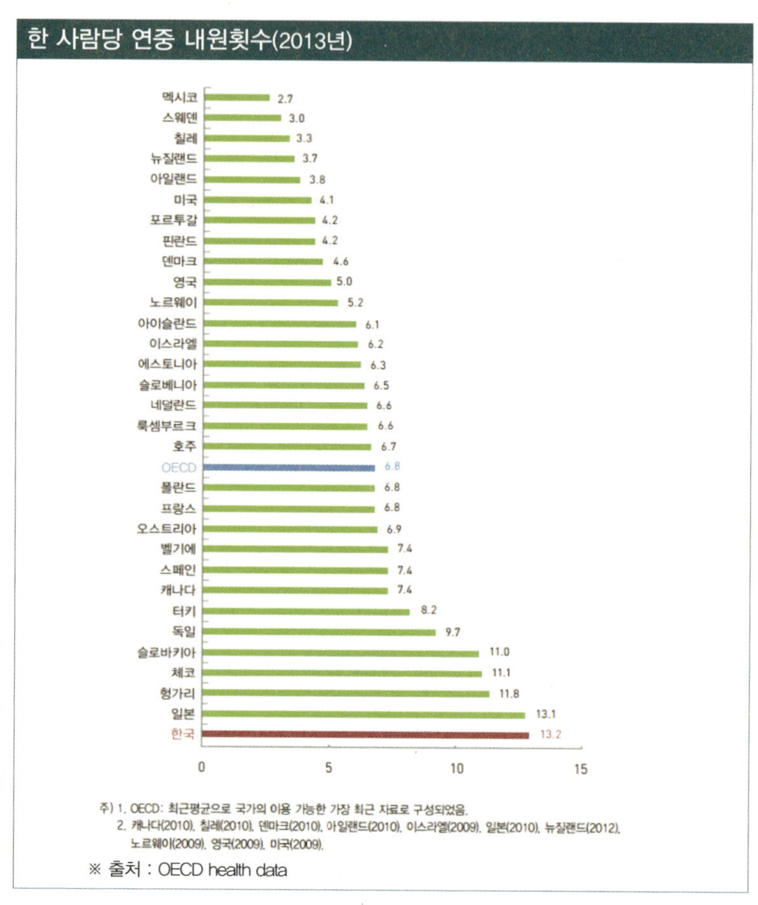

주) 1. OECD: 최근평균으로 국가의 이용 가능한 가장 최근 자료로 구성되었음.
2. 캐나다(2010), 칠레(2010), 덴마크(2010), 아일랜드(2010), 이스라엘(2009), 일본(2010), 뉴질랜드(2012), 노르웨이(2009), 영국(2009), 미국(2009).

※ 출처 : OECD health data

편으로 만성질환의 환자들의 상담자 역할을 담당하여야 한다. 그러기 위해서는 충분히 준비되어야 하고 만성질환을 꾸준히 케어(care)하는 약국의 역할이 사회적으로도 인정되어야 한다. 이는 개인적 소견이기도 하지만 국민들 또한 약국에서 그러한 서비스를 제공해주기를 바라고 있을 것이다. 우리나라가 OECD 여러

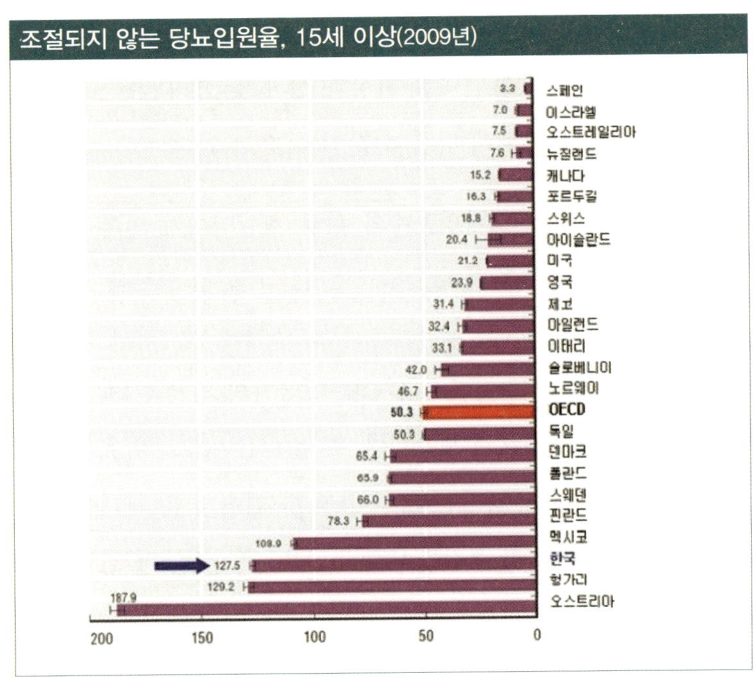

나라들의 의료행태와 비교해서 보면 병원마다 내방 고객들의 숫자는 OECD 최상위 그룹에 속하지만 각 개인의 만성적 질환을 꾸준히 추적해가며 관리하는 데는 아쉽게도 거의 최하위에 속한다는 보고가 있다.(표 '2013년 한 사람당 연중 내원횟수' 참조) 이는 지금의 의료시스템에서 만성질환을 환자에 대한 꾸준한 관리를 담당할 주체가 분명하지 않다는 뜻이기도 하다. 환자가 가장 쉽게 다가갈 수 있으며 전문성을 겸비한 약국이야말로 가장 적임자임을 누구도 부정하지 못할 것이다. 또한 우리나라의 보건의료 활동을 분석한 자료에 의하면 가장 부족한 부분이 만성질환을 일차적으로 케어하고 관리하는 것이라고 한다. "OECD 보건통계로 본 한국의 보건의료 위상과 성과 및 함의"라는 2010년도 연구보고서 결론에서 다음과 같이 이르고 있다.

> "우리나라는 의사방문수와 평균 재원일수가 일본에 이어 가장 높은 국가이다. 특히, 지난 10년간 일본을 포함하여 다른 OECD 국가들은 감소 추세에 있으나 우리나라는 증가하고 있어 향후 OECD 국가의 평균과 더 큰 차이를 보일 것으로 예측된다. 이는 의료자원의 비효율적 활용, 의료비 증가의 요인이 될 수 있어 높은 외래이용과 긴 재원기간을 감소시킬 수 있는 수가정책과 진료비 지불제도의 개선을 통한 정책적 유인이 요구된다.
>
> 이러한 높은 의료이용 패턴에도 불구하고 미충족의료 비율과 본인부담 비율은 여전히 OECD 국가들에 비하여 높은 수준을 나타내어 접근성과 형평성 문제를 안고 있다. 또한 1차 의료의 질을 나타내는 대리지표인 당뇨, 천식, COPD 입원율이 높아 1차의료의 미흡, 진료의 연속성 부족 문제가 제기된다."

이는 우리나라의 의료시스템의 편중과 비효율성을 보여주는 통계로 의사와 이에 종사하는 전문 직업군이 열심히 직업을 수행하는데 비하여 국민의 건강에 대한 만족도가 비교적 낮다는 점과 이를 개선하기 위한 정책적 보완 수정이 필요하다는 점을 말

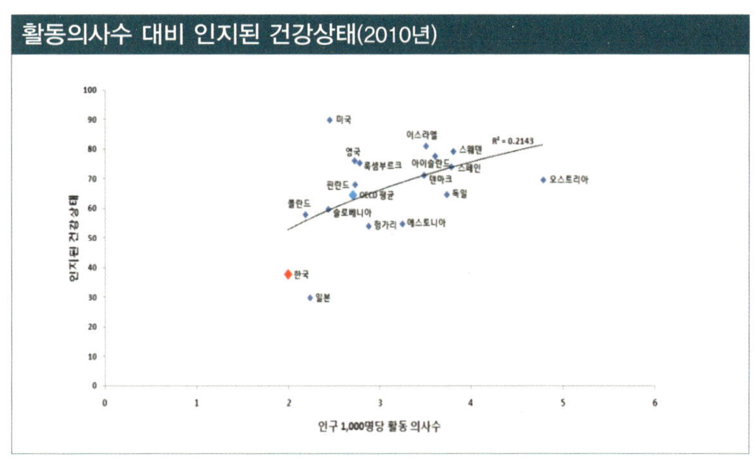

해준다. 이 낮은 만족도의 가장 핵심이 만성질환의 일차 진료에서의 관리체계가 미흡하다는 것이다. 위의 표 OECD 보건통계자료표에서 일본과 함께 우리나라가 최하위로 나와있는 것을 볼 수 있다.

진단시약의 완성

우리는 진단시약의 제도 전환 문제를 처음에는 약국의 어쩔 수 없는 손실로만 여겼다가 곰곰이 따져보니 그리 나쁘지 않다는 계산이 나왔고 이를 통해 응용의 묘수(?)를 떠올리며 위기가 기회로 될 수도 있다는 희망을 갖게 되었다.

과연 그게 전부일까? 우리가 그런 응용만하면 얼마든지 지금의 어려운 약국의 경영난에 대한 돌파구를 마련할 수 있을까?

아마도 그렇게 생각하지 못할 것이다. 진단시약의 테스트 결과는 필연적으로 병원의 진료로 연결되고 약이나 건강식품 등 건강과 관련된 제품들과도 연계된다.

우리는 앞서 다이어트의 예에서 어쩌면 다이어트 관련제품을 판매하기 위한 도구로 케톤테스트를 떠올렸을지도 모른다. 그러나 한 번 더 생각해보면 다이어트가 진행되고 있는지를 알려주는 케톤테스트가 거꾸로 어떤 제품은 다이어트가 되지 않고 있다는 것도 또한 알려주고 있다고 볼 수 있다. 즉 다이어트에 효능이 없는 제품을 퇴출되게 하는 기구가 될 수도 있는 것이다. 진단시약은 - 이것은 어디까지나 과학이므로- 우리 주변에서 잘못된 상식이나 과장된 설명들을 몰아내는 도구가 될 수도 있다. 이 부분은 진단시약의 기능 중 우리가 미처 생각하지 못한 부분이기도 하다.

그리고 나면 우리가 할 일이 단 하나가 남는다.

올바른 정보와 사실을 근거하여 진정으로 환자나 고객을 돕는다는 일이다. 이것은 우리가 매일 약국에서 실행하는 일이기도 하다. 그러기 위해서는 부단히 정보를 업데이트 하고 그 정보를 기반으로 그때 그때에 맞는 복약지도와 상담을 해야 한다. 너무나 당연한 일이다.

이렇게 준비된 약국이 환자를 돕는 방법으로 만성질환 관리에 중심적 위치에 선다는 것은 자연스러운 일이다. 또 그렇게 자리하는 것이 국민의 입장에서 바람직한 일이 될 것이다.

이런 만성질환의 관리에 객관성을 불어넣는 도구가 바로 진단시약이다. 진단시약을 시용하여 만성질환이 어떻게 변천해가는지 객관적 데이터를 얻을 수 있다. 아직도 약국의 근무자들은 진단시약을 1회용 혹은 수회 사용하여 그 당시의 상태를 파악하는 것으로만 인식하고 있는 경우가 대부분이다. 이런 관점을 장기적 데이터를 얻는 도구로서의 진단시약으로 바꿔주는 일이 무엇보다 중요하다. 이 부분은 앞으로 ICT와 연계되어 발전할 것으로 예측된다. 앞의 글에서 보였듯이 우리나라 대기업이 이미 수년 전부터 이 헬스케어의 문제를 스마트 폰 등과 함께 연결하는 작업을 꾸준히 해왔고 이미 작으나마 시장에 제품들을 선보이고 있다. 앞으로는 그 속도가 점점 빨라질 것이다.

당뇨병의 예를 들어 보아도 혈당체크기를 한번만 쓰기 위해 사는 사람은 없다. 혈당을 수시로 체크해서 자기의 몸 상태를 관찰하기 위해서 혈당체크기를 산다. 약국에서는 그러한 혈당체크의 의미를 환자와 대화하며 깨닫게 해줌으로써 꾸준한 혈당체크가 생활 지도로 연결되고 장기적으로 치료의 일익을 담당하게 되어야 한다.

당뇨병이란 꾸준한 생활지도로 식사나 생활습관을 고침으로써 치료할 수 있는 질병이지 의사가 처방해주는 약만으로 치료가 끝나는 것은 아니다. "이 약을 평생 드셔야 합니다."하는 의사의 말에 이러지도 저러지도 못하는 환자를 약국에서 케어할 수 있어야 한다는 말이다.

그러므로 우리 약사가 정말로 약국을 잘 운영하려면 책과 정보를 항상 읽고 접하여 이를 나날의 업무에서 십분 이용할 수 있어야 한다.

미국의 약사 수지코헨의 말이 생각난다. 그녀는 "24시 약사 당뇨관리"라는 책에서 "약은 질병을 일시 치료하는 기능은 있지만 몸을 건강하게 해주지는 않아요!"라고 말했다. 참으로 맞는 말이다. 우리는 질병을 치료하기 위해 약을 쓴다는 생각을 늘 갖고 있지만 건강을 회복하기 위해서는 무엇을 어떻게 해아 하는지는 잊고 있다.

수지코헨은 그의 다른 책속에서 많은 약들이 약효를 발휘하는 과정에서 우리 몸속에서 비타민이나 코엔자임, 미네랄 등 많은 필요한 영양소를 빼앗아간다고 했다. 그 결과 병은 나을지는 모르지만 우리 몸은 활기를 잃고 더 불건강해져서 다시 병이 걸리는 것은 시간 문제라고 했다.

우리 약사들은 이러한 것들은 일선에서 바로 잡아야 할 책임이 있다. 병은 낫지만 덜 건강해지는 불완전한 치료를 교정해야 한다. 그러기위해서 더 많은 지식과 정보를 서로 공유하고 새로운 체험들로 스스로 업데이트해야 한다. 이렇게 새로워진 환경 위에 질병은 좀 더 합리적으로 치료될 것이고 이것이 일련의 진단 시약 제도전환을 슬기롭게 완성하는 길이 될 것이다. 진단시약은 이 합리적이고 완전한 치유를 향해가는 길에 있는 징검다리이다.

PART 1 참고문헌

1. "임상 분자 진단학" (Fundamentals of molecular diagnostics) David E Bruns 외 2인저 박기호외2인 역. 2009년.
2. "생명공학과 IT로 날개단 진단기술" LG경제연구소 윤수영
3. "진단시약 - 기술 및 시장동향" 한국 기술은행
4. "바이오칩 평가 선진 심사사례" 약처 2009년
5. "진단시스템 솔루션 개발동향과 전략" BIR리서치 그룹. 2011년
6. "2013년 Bioindustry 글로벌 산업동향" 생명공학 정책연구센터 2013년
7. "2012년 국민의료비 및 국민보건계정" 보건복지부 2012년
8. "최근 의료기기 시장 현황 및 전망" 전자부품 연구원 2013년
9. "스마트 헬스케어 시장을 여는 열쇠 모바일 의료기기" 디지에코 보고서 2013년
10. "OECD Health Data 2013" 보건복지부, 보건사회연구원.
11. "미래융합기술(18) 나노분광학을 이용한 진단" the Science & Technology 2012.03
12. "분자진단 연구시장의 현황" 김상현 BioWave Vol. 9 No.15 2007
13. "체외진단 분석기용 시약에 관한 민원해설서(핸드북)" 식품의약품안전처 의료기기안전국 체외진단 의료기기 TF팀 2012년 11월
14. "의료기기 허가 신고 심사에 관한 규정 해설서" 식약처 의료기기 심사부.
15. "내 몸안의 작은 우주 분자생물학" 하기와라 기요후미著 황소연 역 2010년.
16. "비처방약 핸드북" 조윤커뮤니케이션
17. "24시 당뇨" 수지코헨 저 조윤커뮤니케이션.
18. "드럭 머거" 수지 코헨 저 조윤커뮤니케이션.
19. "인터넷 두산백과사전"

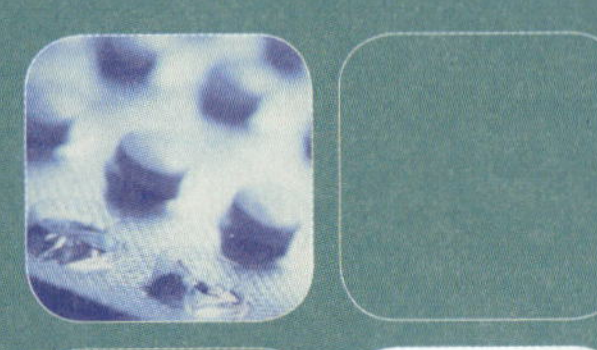

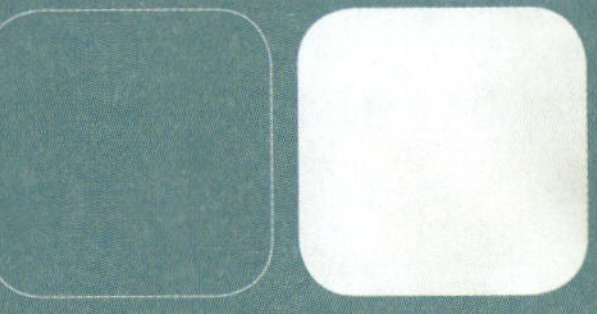

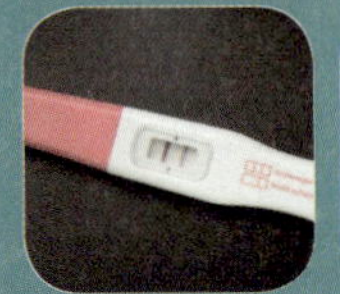

PART 2

진단 시약
제품 정보

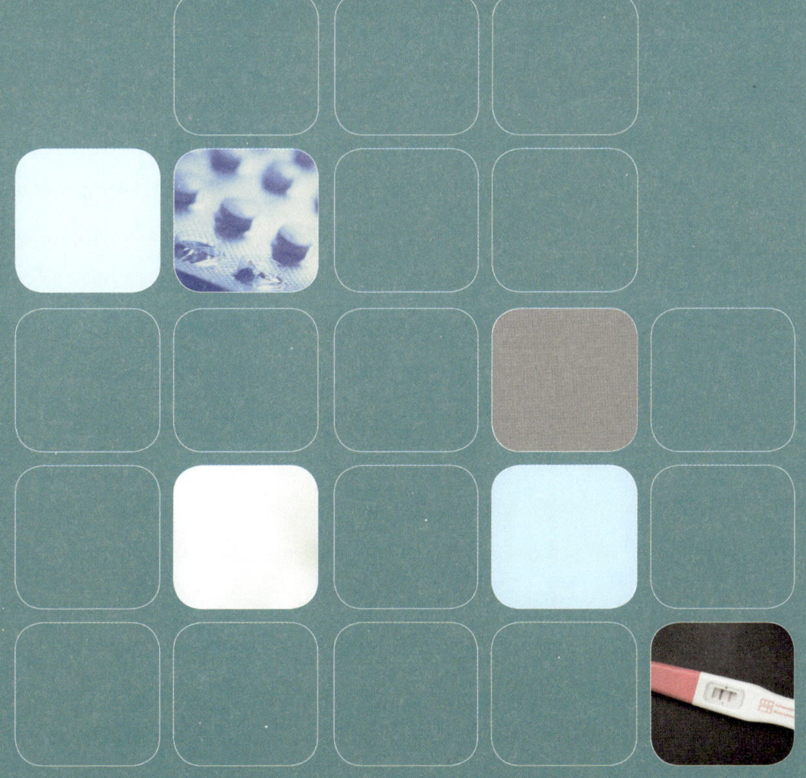

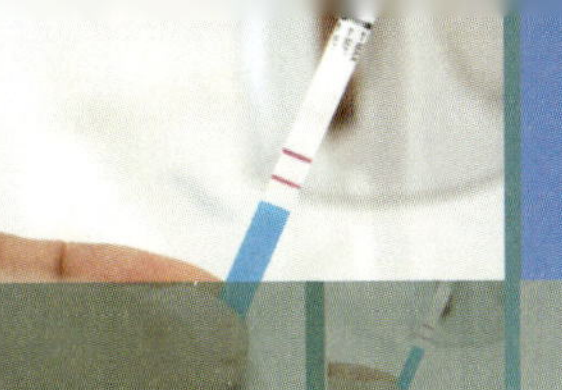

| 4장 |

진단시약 취급에 앞서

질병의 진단, 질병의 예후판정, 질병 치료방법의 선택, 치료효과 모니터링을 위해서 인체의 혈액이나 소변, 침을 분석하는 방법을 체외진단검사(in vitro diagnostic test)이라고 한다.

1975년 Kohler와 Milstein*에 의해 확립된 단일클론 항체 생산기술은 항원·항체 반응을 이용한 분석방법을 보편적으로 이용하는 계기가 되었고 이는 현장진단검사시장을 급속히 발전시켰다. 이를 대표하는 체외진단시약이 임신진단시약이다.

고려대학교 생명정보공학과 백세환 교수에 따르면 임신진단시약은 1985년 처음 출시된 이후** 세계시장규모 수 조원, 국내규

* Kohler, G. and Milstein, C. (1975) Nature 256, 495-497.

* 백세환, 한국바이오칩학회 특별기고문3〈신속진단용 ELISA-on-a-Chip(EOC)〉

모 수백 억원의 시장을 형성하며 급성장을 이루었는데 여기에서 소비자들의 편의 위주의 진단욕구의 정도를 엿볼 수 있다고 하였다.

한편 조윤커뮤니케이션 발간 17개정판 비처방약 핸드북에 따르면 워너 램버트사에서 처음 임신진단시약이 판매되었고, 2006년 현재 미국의 임신테스트기와 배란예측테스트기의 연간판매량은 2억 6200만 달러에 달한다고 한다.

이번에 발간되는 진단시약가이드 북은 지금 시장에 제품이 출시 되어있어서 당장 약국에서 사용할 수 있는 진단시약과 앞으로 점점 출시될 진단시약, 미국의 비처방약 핸드북에 소개된 내용을 포함하여 구성하였다.

우리가 익숙했던 임신진단시약과 배란예측테스터기는 그 시장이 개방되므로 이 기회에 차별화된 제품을 취급하고, 그간 전문의약품으로 묶여 병원에서만 사용되던 진단시약**을 취급함으로써 환자의 치료계획에 참여하는 적극적인 약사의 역할로서 약사의 새로운 위상이 자리매김하였으면 하는 바람을 가져본다.

약국 진단시약 시장의 제품 선별

약국에서 진단시약을 구입하는 고객들은 기존 임신진단시약

** 모든 제품을 다 취급할 수는 없지만 가능한 한 많은 제품을 약국에서 취급할 수 있기 바란다.

이나 배란예측테스트기 구입처럼 굳이 병원을 방문할 이유가 없어서 약국에서 진단시약을 구입하는 고객군과 간염진단처럼 약국에서 간이 테스트로서 진단시약을 구입하는 부류, 질병의 추이나 약의 효과를 확인하기 위해서 진단시약을 구입한 이후 약국에서 꾸준히 상담을 받는 부류로 나누어 질 것이다.

기존의 병원에서 취급하던 진단시약은 진단방사선과나 응급의학과에서 다루던 제품도 있을 만큼 사용법이 복잡한 제품이 많았지만 기술이 발전함에 따라 소량의 검체와 편리한 사용법으로 발전될 것으로 기대해본다. 우선 약국에서 진단시약을 용이하게 취급하기 위해서는 소비자의 편의성이 강조된 제품 선별이 제일 중요하다. 몇 가지 중요한 점을 들어보자.

우선 검체를 다루기 쉬워야 한다

- 소변, 침, 대변 등이 좋다.
- 병원 검사의 대부분은 정맥혈을 이용하지만 약국에서는 취급할 경우는 혈당기의 채혈량처럼 5㎕이하의 적은 량의 모세혈(손가락에서 채취하는 피)정도여야 한다.
- 검체와 시약과의 혼합이 간편해야 한다.

목적성이 분명하고 즉석에서 판별 가능한 1회용 진단시약*

---

* 혈액이나 검체 한방울로 질병의 감염여부를 5분이내의 빠른 시간 안에 육안으로 판독

취급

검사할 검체와 진단시약간의 항원항체 반응에 의해 변색되는 검체의 색깔변화와 진단시약의 종말점(대조선)의 색깔을 비교해서 구분 판별하는 정성적인 방법이다.

이 때 약사의 역할은 다음과 같다.

- 진단시약의 사용법을 정확하게 숙지하도록 도와서 올바른 검진 결과를 내도록 한다.
- 진단시약에 의한 검진결과가 무엇인지 건강상태를 해석해 준다.
- 증상이 가벼운 질병 전 상태라면 약국의 영양요법을 우선 적용할 수 있다.
- 약국에서 판매한 진단시약을 이용해서 환자의 건강상태를 관리해줄 수 있다.
- 약국에서 영양요법을 사용할 수 없다면 환자의 건강상태가 나빠지기 전에 병원을 방문하도록 환자에게 권고 한다.
- 진단을 하기위한 스트립은 3개 미만의 포장이어야 할 것이다.
- 지금 당장 약국에서 취급가능한 종류는 임신진단시약, 배란진단시약, 폐경기진단시약, 집진드기 진단시약, 알러지 진단시약, 다이어트용 케톤체 검사지, 방광암진단시약, 유

하는 진단시약

방암 진단기구, 대변 잠혈검사(이지 디텍트), 니코틴 진단시약, 각종 소변 검사지 등이 있다.

앞으로 각종 감염진단시약과 암진단시약도 취급하게 될 것이다. 여기에는 인플루엔자 진단시약, 말리리아 감염 진단시약, 헤르페스 바이러스 감염진단시약, 각종 간염 진단시약, 헬리코박터 감염 진단 시약, 요로감염진단시약, 질내 pH 진단시약(질염확인), 매독등 성병 감염 진단시약, 대변 잠혈 진단시약,각종 암 표지자 검사 등이 해당된다.

- 동물용 각종 진단시약은 동물용의약품이라 의료기기로 풀리지는 않지만 동물약사면허만 있으면 누구나 취급이 가능하다.

  강아지 심장사상충 진단시약, 강아지 파보바이러스 감염진단시약, 강아지 코로나 바이러스 감염진단시약, 강아지 홍역 진단시약, 강아지 지아디아 원충진단시약, 강아지 알러지 진단시약 등

1회용 진단시약(래피드진단시약)으로 환자와의 관계를 지속할 수 있는 제품

케톤체 검사는 고혈당검사와 다이어트의 효율을 점검하기 위한 두 가지 목적으로 이용할 수 있다. 고혈당검사의 경우 신속히 응급실로 가기 위한 간이테스트로 이용하고 다이어트의 경우 꾸

준히 몸의 지방 연소상태를 점검하기 위해서 사용한다.

이때의 약사의 역할은 주기적으로 검사하는 케톤체가 어떤 의미를 가지게 되는지 설명해 주고 고객은 꾸준히 검사를 통해 지방연소정도를 눈으로 확인하며 운동을 통한 다이어트에 임하게 되면 지치지 않고 운동을 할 수 있다. 이러한 경우 포장단위는 25개 정도로 포장된 덕용포장이 좋다.

약국에서 기기를 비치하고 진단시약을 판매

휴대용 자가 혈당측정기처럼 체외 진단시약 시장이 커져서 기계가 무상으로 공급되는 것이 이상적이지만 그렇지 못하다면 약국에 기계를 비치하고 진단시약만을 판매한다.

이 경우 총콜레스테롤, HDL,중성지방, 당화혈색소, 혈색소 등을 측정하는 것이 가능하다.

이런 진단시약은 정량적인 결과가 나오는데 지속적인 검사로 건강상태를 확인하기 위해서 이용한다. 그리고 스트립은 유효기간이 있으므로 항상 확인하고 사용하는데 10매 포장이다.

방법은 환자 스스로 채혈하여 모세혈을 진단시약에 묻힌 후 약국의 체외진단기기를 이용하여 수치를 확인하고 약국에서는 각 개인의 정보를 개별적으로 누적 관리하면 된다. 약국에서 환자의 약력을 관리하듯 또 하나의 환자와의 접점을 만드는 툴이 될 것이다.

자가 측정혈당계의 경우 집에서 혈당을 여러 번 측정한 후 약국으로 기계를 가지고 오면 개인의 데이터를 약국에서 다운받아 누적 관리하는 방식을 이용할 수 있다.

개별 환자에게는 이러한 진단시약들을 이용해서 주기적으로 혈당이나 콜레스테롤, 당화혈색소를 측정하고 확인하면서 본인의 식생활, 운동 등을 같이 점검하면서 건강에 관심을 가지는 습관을 가지게 할 수 있다.

이런 데이터의 약국관리가 가능한 것은 대부분의 의료기기들이 NFC*로 연동되기 때문에 가능한 일이다.

또한 이 진단시약도 1회용 포장이 나온다면 간이 검사로 이용할 수 있다.

가볍게 검사할 수 있는 제품

침으로 검사가 가능한 체내 알코올 농도 진단키트, 스트레스 진단키트, 소변으로 하는 체내 니코틴(코르틴을 검출)검출 키트, 집먼지 진드기 검사 진단 키트, 피부 수분 측정 진단시약, 강아지 스트레스 진단키트 등이 있다.

---

* NFC(Near Field Communication)는 RFID의 하나로 13.56Mhz 주파수 대역을 사용하는 비접촉식근거리 무선통신 모듈로 10cm의 가까운 거리에서 단말기 간 데이터를 전송하는 기술

검체용 키트

친자 확인이나 성장 유전자 확인 등의 각종 유전자 검사 키트를 판매하게 될 것이다.

또한 2016년 이후에 시장이 대대적으로 확장될 것으로 보이는데 바이오칩을 이용한 각종 암검사 진단시약도 약국의 블루오션이 될 것이다.

약국 매출과 연계된 진단시약

비타민 C 진단시약, 비타민D 검사나 폐경진단검사, 남성호르몬 검사, 다이어트에 이용되는 케톤테스트

납품이 가능한 진단시약

보건소나 학교 등에 납품가능한 체내 니코틴 검출을 위한 코르틴 진단시약, 관공서 납품 가능한 외국인에 대한 마약진단시약 등

외부 업계와의 협력이 가능한 제품

진단시약시장은 향후 생명보험시장과 연계를 하여 더욱 큰 시장을 형성할 것이다. 지금 판매되는 면역 크로마토그래픽법에 의한 래피드 진단시약 제품이 발전하여 ICT 기업, 유전자 진단

기업과의 제휴를 통하여 더욱 고도로 분석 가능한 분자진단에 관련 제품들을 주로 취급하게 될 것이다.

약국에서 다루기는 힘들지만 개발되어 있는 제품

에이즈 진단시약, 심근경색 진단시약

제품의 선택기준*

한가지의 질병을 진단하기 위한 다양한 회사의 다양한 진단시약이 존재할 것이다. 이러한 제품을 어떻게 개별 환자의 상황에 맞게 권유할 것인지 비처방약 핸드북을 참조하여 기준을 제시하고자 한다. 제품 선택의 기준은 제품과 관련된 변수와 환자와 관련된 변수로 나누어서 살펴봐야 한다.

제품 선택에 고려되는 주요 변수에는 검사의 복잡성, 결과 판독의 용이성, 대조군(control)의 존재, 가격 등이 있다.

한편 환자 관련 변수는 환자 상황에 맞는 적절한 검사를 하고 있는지, 정확하게 사용하여 올바를 결과를 해석할 능력이 되는지, 또한 검사결과의 잠재적인 방해요인은 무엇인지를 분석해 낼

* 비처방약 핸드북 17개정판

래피드 진단시약의 모식도

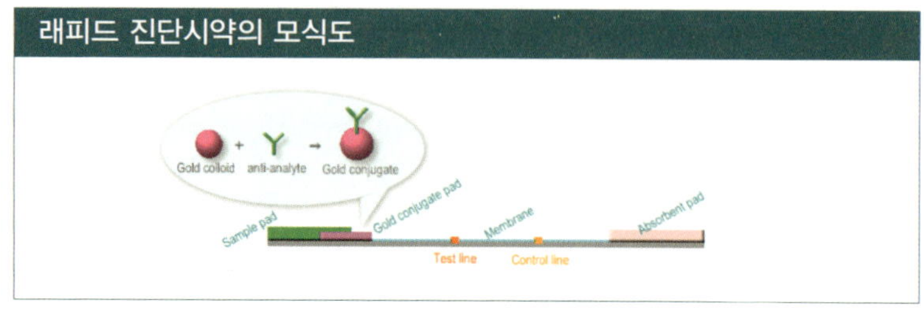

수 있는지 하는 점이다.

래피드 진단시약의 원리*

약국에서 취급하게 될 래피드 진단시약은 대부분 면역크로마토그래피법(immuno-chromatography)을 이용해서 만들어진다. 면역크로마토그래피법은 면역화학적인 방법(immuno chemistry)과 크로마토그라피법(chromatography)을 결합한 검사방법으로 항원에 대한 항체의 특이적인 면역적 반응성과 골드 입자(Colloidal gold)의 발색 특성 및 유동성, 막(Porous membrane)의 모세관현상에 의한 분자의 이동을 응용한 검사방법이다. 이 방법은 원스텝으로 신속하게 검사할 수 있고 검사결과를 특정한 장비 없이도 판정할 수 있는 용이성 및 경제성, 검사결과 판독의 신속성 등 많은 장점을 가지고 있다.

* 진단시약회사 래피젠의 홈페이지

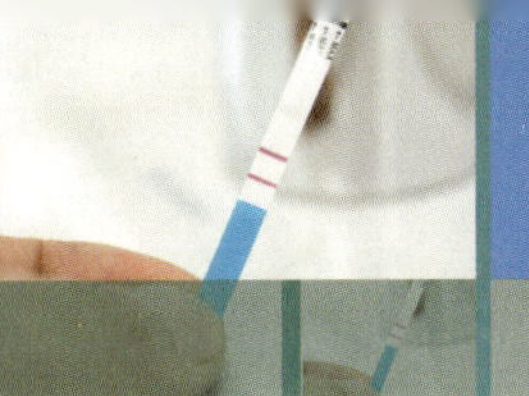

| 5장 |

성호르몬 진단

1 임신 진단 시약

그간 약국에서 가장 익숙하게 취급해 오던 체외진단시약이 임신진단시약이다.

기계적 원리

임신진단시약은 임신 후 소변으로 배출되는 체내 hCG (human chronic gonadotropin) 호르몬을 항원으로 하여 항원항체 결합 반응을 이용하여 면역크로마토그래피 법으로 발색을 시켜 집에서 편리하게 임신의 여부를 확인하도록 고안된 진단시약이다.

스트립형 진단시약의 구조

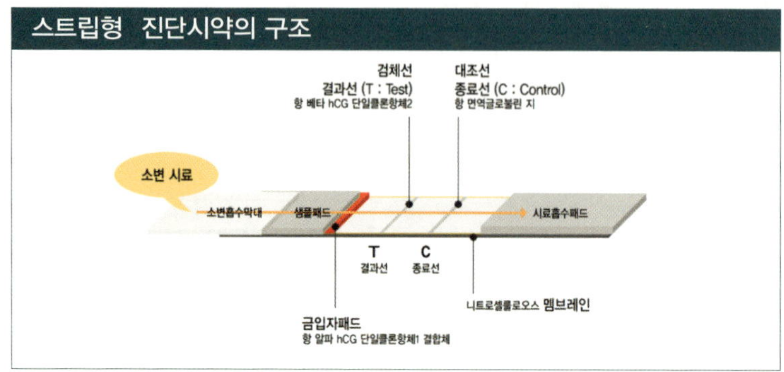

면역크로마토그래피 법에 사용되는 단일클론항체는 특정 항원의 특정 부분만을 매우 특이적으로 결합하는 특성이 있어 정확한 항원항체 반응을 이끌어 내고 정확도 99%를 유지할 수 있다.

임신 진단시약의 경우* 임신후 혈액이나 소변으로 배출되는 hCG를 항원으로 하여 쥐나 토끼 마우스로부터 hCG에 특이적으로 결합하는 두 종류의 단일클론항체를 생산한다. 이중 한종류의 단일클론항체는 위의 그림에서 보이는 적자색의 골드 입자

미들스트립형 진단시약의 구조

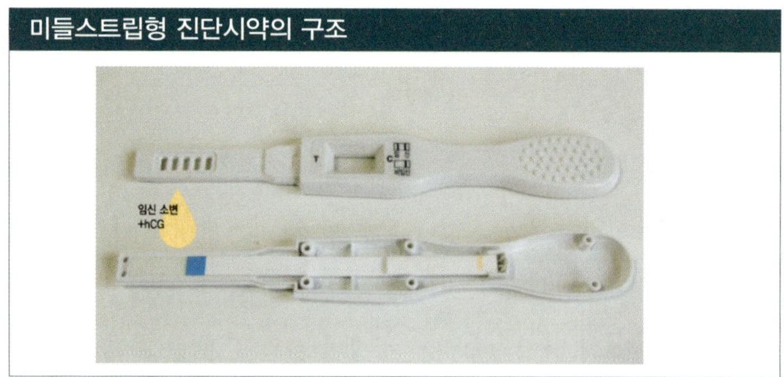

* 진단시약회사 휴마시스 홈페이지 임신진단시약의 원리 참조

에 붙이고 다른 한종류의 단일클론항체는 나이트로셀룰로오스 막(Porous membrane)에 일직선 모양으로 고정시킨다.(키트에 T라고 표시된 부위이고 항체이므로 아무런 색상이 없다)

임신이나 비임신이나 모든 경우에 항상 나타나는 선은 시험 종료선(C로 표시)인데 이는 hCG와 무관하게 항상 색이 나타나도록 설계되어 있는 발색 항원항체 반응선이다.

임신테스트기 검사방법

- 임신진단시약은 아침 첫 소변을 사용한다. hCG는 밤사이 분비량이 증가하기 때문에 생리 예정일 이전에 검사하는 경우에는 hCG 의 농도가 가장 높은 아침 첫 소변을 사용하는 것이 원칙이다.
- 아침 첫 소변을 사용하지 못할 경우에는 4~5시간 이상 소변을 보지 않은 이후 검사를 시행한다.
- 각 진단시약마다 정해진 판독시간(3~5분)을 넘길 경우 결과가 달라질 수 있으므로 판독시간을 반드시 지켜야 한다. 10분이 지난 이후에 희미하게 선이 표시되는 경우는 재검사를 해야 한다.
- 임신 진단시약은 수분에 민감하기 때문에 검사 직전에 제품 호일을 개봉한다.
- 유효기간이 지난 제품은 사용하지 않는다.

임신진단시약 검사방법

임신테스트기 검사 방법

① 흐르는 뇨에 흡수막대를 약5초이상 충분히 적십니다

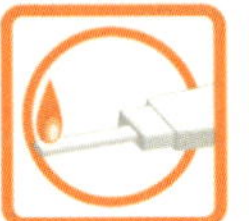

② 판독시간을 지킵니다.

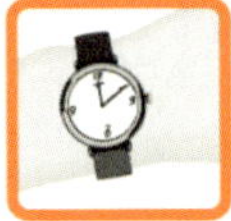

③ 시료흡수막대가 아래로 향하게 잡은 후 결과를 관찰합니다.

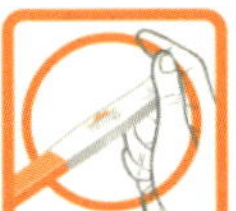

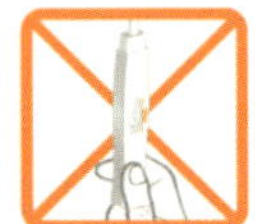

임신진단시약 결과판정

임신테스트기 결과판정

비임신 : 음성

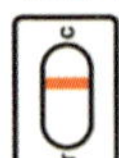

결과표시창 내 종료선(C) 부분에만 적자색 선이 나타납니다.

임신 : 양성

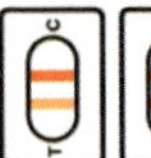

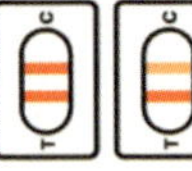

결과표시창 내 결과선(T), 종료선(C) 부분에서 모두 적자색 선이 나타납니다.
두 선의 진한 정도나 두께의 차이는 판독결과에 영향을 미치지 않습니다.

무효 : 재검사

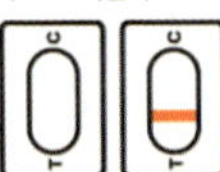

결과표시창 내 결과선(T)과 종료선(C) 모두에 선이 나타나지 않거나,
결과선에만 선이 나타나면 사용방법이 잘못되었거나 임신테스트기가 손상된 것이므로
새로운 임신테스트기로 다시 검사 하십시오

여성의 생리주기를 살펴보자*

여성의 생리주기 28일중 초반(1~12일)에 분비되는 저농도의 에스트로겐과 프로게스테론은 시상하부를 자극하여 GnRH(gonadotropin releasing hormone)를 분비하도록 한다. GnRH는 뇌하수체 전엽을 자극하여 난포자극호르몬(FSH)과 저농도의 황체형성호르몬(LH)를 분비하게 한다. FSH와 LH는 20여개의 난포를 동시에 성장시키는데 그 중 한 개의 난자만이 난포 속에서 성숙되어 난소 밖에 있는 난관(나팔관)으로 배출되고 나머지는 모두 퇴화된다. 난포가 터지면서 난자가 배출되는 현상을 배란이라고 하는데 생리주기의 중반(14~15일)이 되면 LH가 급등하게 되고 그 이후 20~48시간 지나면 배란이 일어난다. 배란 후 파열된 난포속의 세포들은 황체를 형성하고, 배란 후 거의 7~8일 동안 황체는 계속 발달하면서 프로게스테론과 에스트로겐을 분비한다. 이는 FSH 와 LH를 더 이상 분비하지 않도록 억제하는 역할을 한다.

배란이 일어나면 난자는 12~24시간만 임신을 위해 생존을 하고 정자는 72시간까지 생존하므로 임신에 적합한 날은 배란전일, 배란일, 배란 다음날이다. 따라서 임신 가능성을 높이기 위해서는 LH가 급등한지 24시간 이내에 성생활이 이루어져야 한다.

---

* 비처방약 핸드북 참조 p1578~1579

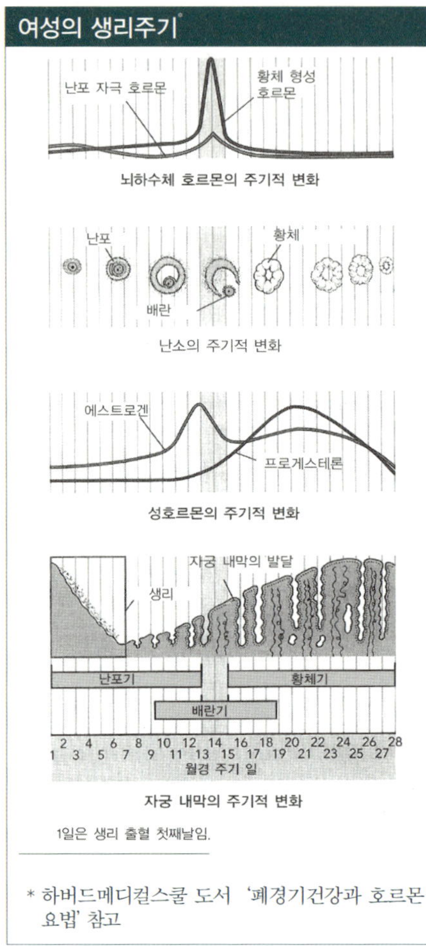

이 때 수정이 되었다면 수정란이 난관을 통해 자궁강으로 이동하여 자궁내벽(자궁 내막)에 착상이 하게 되고 이로서 임신이 성립이 된다. 수정이 되지 않았다면 자궁내막이 허물어져 생리가 시작된다. 보통의 배란된 난자가 수정이 되었을 때 자궁강으로 이동하는 데 3일, 자궁강에서 자궁내벽에 착상하는데 약 3일이 소모되어 배란일로부터 착상이 이루어지는데 필요한 총시간은 약 6~7일이 걸린다.

착상 후 수정란이 자궁내막에 붙을 때 수정란을 포함한 주변 세포를 통틀어서 융합세포영양막(trophoblast)*이라고 하고 이 부위에서 다량의 hCG호르몬을 분비한다. 이 hCG호르몬은 황체로

---

* 장차 태반과 탯줄이 될 수정란 포배 바깥쪽 세포

하여금 계속 프로게스테론과 에스트로겐을 분비하도록 하는데 이들 호르몬의 영향으로 태반이 성장하여 제 기능을 할 때까지 생리주기를 멈추고 자궁내막을 분화시켜 태아의 성장에 적합한 환경과 구조를 만든다.

임신진단시약이 검출하는 hCG는?

착상 후 7일이 되면 태반에서 hCG가 생성되고 일부는 소변으로 배출된다. hCG 농도는 임신초기 동안 분비가 급증하고 임신 6주째에는 급등하게 되므로 hCG라고 하는 호르몬의 존재여부를 혈액이나 소변에서 확인함으로써 임신여부를 판정하게 된다.

혈액내 hCG는 착상 초기부터 검출되지만 소변내의 hCG는 착상 후 1~2주이후에야 검출이 된다. 소변에서 검출되는 hCG는 여러 가지 형태로 구성되어 있는데 대부분의 임신진단시약은 이 중에서 완전형 hCG를 검출한다. 약국에서 팔고 있는 많은 임신진단 시약은 완전형 hCG 농도가 25mIU/mLhCG 일때부터 검출이 가능하다. 따라서 hCG 농도가 25mIU/mLhCG 가 되지 않는 아주 초기, 다시 말하면 생리가 나오지 않은 생리주기의 첫날에는 임신여부를 정확히 확인하기 힘들다.

임신진단 시약의 정확도는 얼마일까?

수정란이 착상되고 나서야 임신 여부를 확인할 수 있는데 여

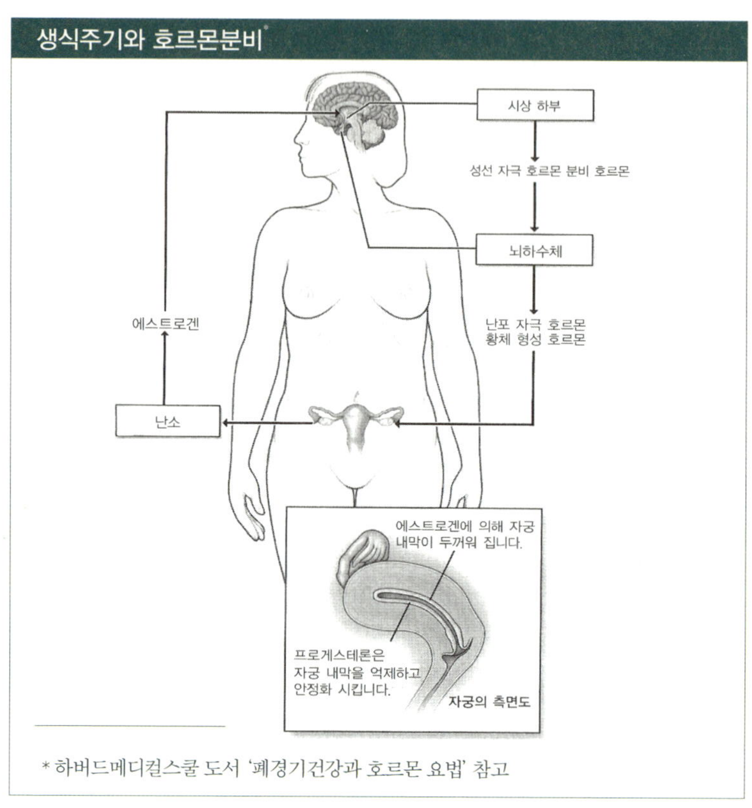

* 하버드메디컬스쿨 도서 '폐경기건강과 호르몬 요법' 참고

성의 배란 시기는 자연적인 변동성이 있어서 배란이 반드시 다음 생리예정일로부터 14일 전에 된다는 보장이 없다. 따라서 생리주기 첫날 생리가 나오지 않는다고 임신진단시약을 사용해서 임신이 확인될 확률은 상당히 낮아진다. 비처방 핸드북에 따르면 생리예정일 첫날의 진단적중률을 95%로 높이려면 12.4mIU/mLhCG를 탐지할 수 있어야 하는데 국내제품으로는 그만한 검출한계를 가진 제품이 없다. 뿐만 아니라 상당수의 소비자들이

hCG 호르몬의 분비*

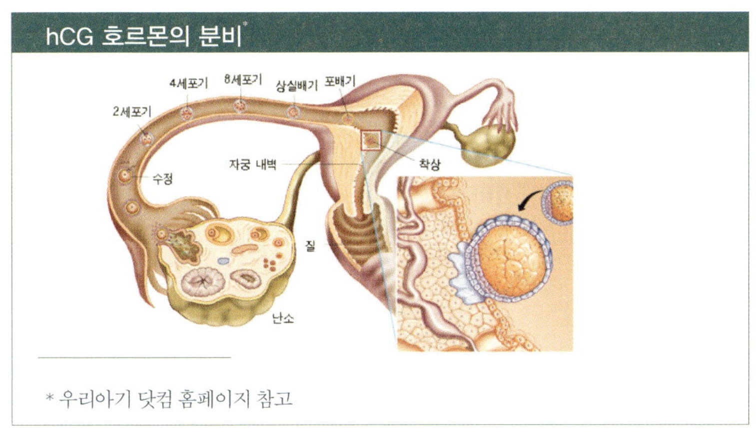

* 우리아기 닷컴 홈페이지 참고

사용상의 지시사항을 잘 따르지 않기 때문에 미국의 경우에도 실제 적중률은 50~75% 정도에 불과하다고 한다.

한국 진단시약의 문제점

미국에는 의료기기를 정부에서 관리하고 있으므로 모든 가정용 진단키트도 FDA의 승인을 받게 되어있다. 또한 Consumer Reports에서는 각종 진단키트를 선별하여 검출한계와 사용법에 대해서 알려주고 있다. 한국의 경우 소비자 보호단체의 활동도 없고 각종 통계와 자료조사가 미비하여 각 진단시약의 정확도를 알 수 없어 소비자가 느끼는 임신진단시약의 적중률이 얼마인지 알 수가 없다. 이러한 진단시약에 관한 정보 부재는 각 소비자로 하여금 파워블러그의 정보에 의지하여 제품을 구입하게 하는 원인이 되고 있다.

예비 임산부 소비자가 제일 많이 찾는 임신진단시약

미국 원포 바이오텍에서 생산된(제품은 중국 광저우에서 생산) 원포 임신진단시약과 그리고 원포 바이오텍의 제품을 포장 변경하여 판매하는 스마일 임신진단시약의 지명 구매율이 제일 높다.

많은 예비 임산부의 블로그에는 원포사의 제품을 해외 직접 구매로 구입한 경우 외에도 클리어블루 디지털 임신진단시약도 해외 직구로 구입하여 사용하고 있다.

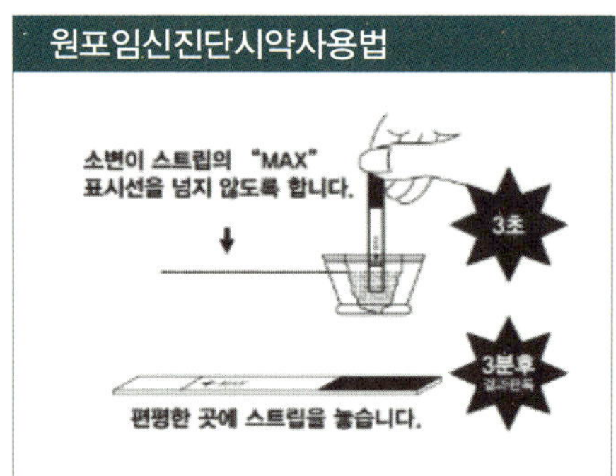

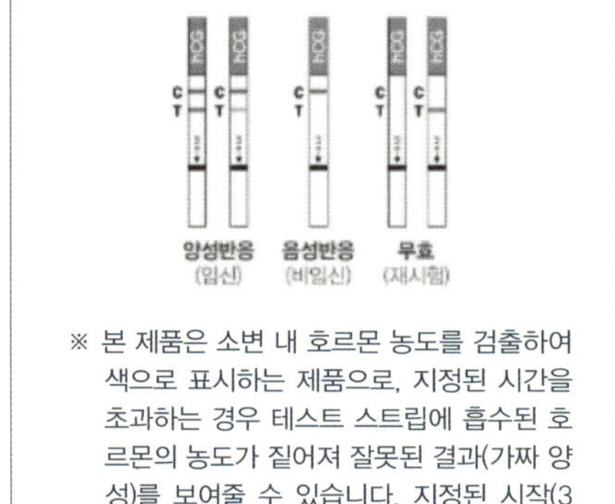

이런 임산부 후보생들은 각 임신진단시약의 감도에 대해서도 정확히 언급을 하고 있으며 국내 제품과 비교를 해서 올려 놓은 곳도 많다.

임신진단시약의 실제 검출 감도는 25mIU/mLhCG로 동일하지만 소비자가 느끼는 감도는 원포나 스마일 임신진단시약이 높아보인다.

아마도 이유는 원포(스마일)임신진단시약의 형태가 미드스트립형이 아닌 스트립형인데 있지 않을까하는 생각을 해본다.

원포(스마일) 임신진단시약을 쓰는 소비자들은 사용법을 정확히 지킨다. 아침에 일어나서 보는 첫 소변의 중간 줄기를 스트립 검사선이 넘지 않도록 깨끗한 종이컵에 받아서 3초 담그고 3분후에 판독하며 5분이 지난 결과는 무효로 하는 등 정성스럽게 임신 여부를 판명한다.

슈얼리 임신진단시약

같은 스트립 형이지만 작용시간에 있어 차이가 있다.

아침에 일어나서 보는 첫 소변의 중간 줄기를 스트립 검사선이 넘지 않도록 깨끗한 종이컵에 받아서 5초간 담그고 5분후에 판독하며 10분이 지난 결과는 무효로 한다.

반면 임신진단시약 구매의 절대다수를 차지하는 일반 소비자들은 편리한 스틱형(미드스트림형) 진단시약을 단지 소변줄기에 가져다대고 얼른 임신이 아니라는 결과만을 얻고 싶어한다.

· 검사 지금하면 안되요? 꼭 아침 첫소변으로 해야하나요?

· 회사 다른 걸로 임테기 두 개 주세요.

· 그냥 소변에 대고 있기만 하면 되는거죠?

· (조용히 눈치보며)임테기 주세요.(설명을 듣고 싶어하지 않고 얼른 나가려함)

슈얼리 임신진단시약

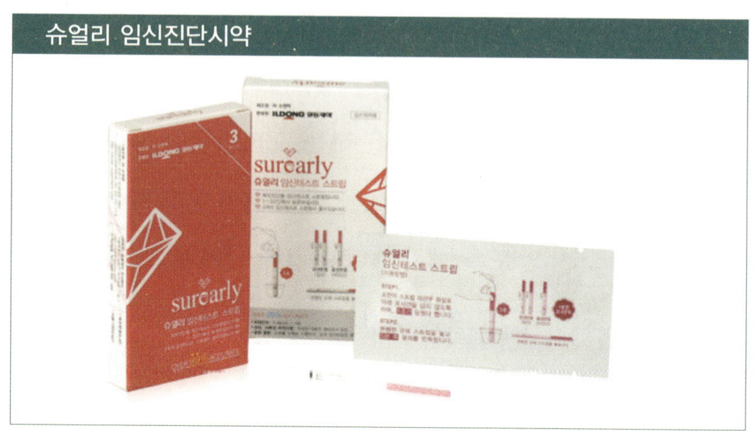

원포 임신 진단시약

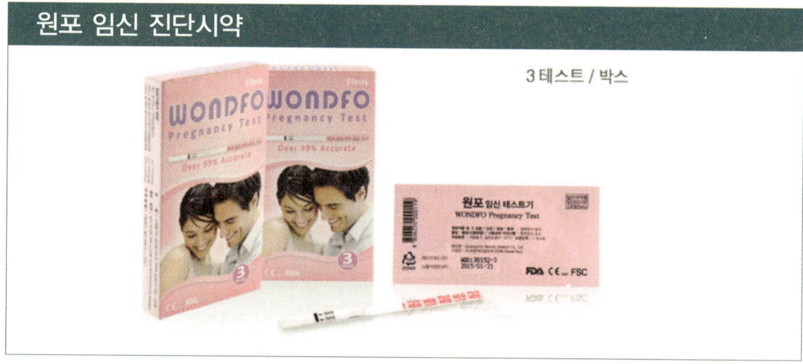

3 테스트 / 박스

클리어블루 디지털 임신진단시약

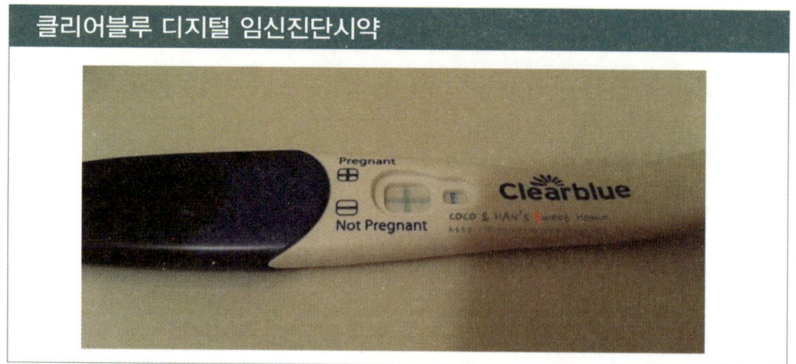

비처방 임신진단시약 키트

성분명	hCG 감도	제품의 특징
First Response Early Result	6.3mIU/mL 미만	스틱형. 감도와 신뢰성의 가장 뛰어난 조합. 생리예정일 4일 전부터 이용 가능.
ClearBlue Easy +/– Result	25mIU/mL	스틱형. 생리예정일 4일 전부터 이용 가능. 디지털 화면이 장착된 ClearBlue Easy도 출시되어 있음.
Store Brand	100mIU/mL	스틱형. 일부 CVS용 샘플은 제대로 작동하지 않았음
E.P.T	100mIU/mL	스틱형.일부 샘플은 제대로 작동하지 않았음. E.P.T Certainty는 디지털 화면이 장착되어 있음.
Accu-Clear	100mIU/mL 이상	스틱형 또는 카세트형. 샘플 중 1%는 제대로 작동하지 않았음.
Fact Plus	100mIU/mL 이상	스틱형 또는 카세트형. 스틱형은 생리예정일 4일 전부터 이용 가능.

미국내 대표적인 임신진단시약*

미국내 대표적인 임신진단 시약 제품들 중에서 First Response Early Result 가 제일 감도가 높으므로 임신 4주 이전전부터 검출이 가능한 제품이다.(표 '비처방 임신진단시약 키트' 참조) 우리나라 예비 임산부들이 해외 직접구매로 많이 사는 제품은 First Response Early Result 와 Clear blue Easy 디지털 제품이다. 원

* 비처방약 핸드북 17개정판 참조

포 임신테스트기의 경우 해외직접구매로 구매하게 되면 임신진단시약의 구매단위가 100스트립 정도여서 상당히 양이 많다.

진단 결과가 위양성이 나올 수 있는 경우

- 임신이 되었을 경우 hCG 농도는 임신 10주에 최대값에 이르렀다가 임신 15주 전후에 농도가 감소하게 된다. 그 이후 점점 줄어들게 되어 임신 20주 경부터는 임신초기상태로 소량만 몸에 남아있게 된다. 그리고 출산이후에는 hCG가 더 이상 분비되지 않지만 몸에서 완전히 hCG가 없어지는데는 4주 정도가 걸리기 때문에 분만이나 수술 후 얼마지나지 않아서 임신진단시약을 사용하면 위양성 반응이 나올 수 있다.약물에 의한 유산도 마찬가지이다.
- 배란촉진주사제나 hCG주사제 등의 약물요법을 받는 경우 처럼 유사한 호르몬을 사용하는 경우에도 위양성으로 나올 가능성이 있다.
- 자궁외임신. 융모성 질환및 비임신성종양(생식선암 등)에 의한 위양성 판정이 가능하다.
- 피임약은 진단결과에 영향을 미치지 않는다.

진단 결과가 위음성으로 나올 수 있는 경우

임신 4주 정도여서 음성으로 나온 경우 임신진단시약 사용법이 잘 되었는지 테스트과정을 다시 살펴보고 1주 있다 한 번 더 검사를 한다. 임신 진단시약의 특성상 완전체 hCG를 검출하는데 임신초기에는 H-hCG(Hyper glycosylated hCG)의 농도가 많아서 감지가 힘들기 때문에 민감도가 떨어지는 것을 감안해야 한다. 진단결과 음성판정이 나와서 1주일 있다가 한 번 더 검사하여 다시 음성으로 결과가 나왔음에도 여전히 생리가 나오지 않으면 병원진찰을 받도록 한다. 전날 술이나 물을 많이 먹은 경우에도 위음성으로 나올 수 있다.

혈중 β -hCG 검사를 해야 할 경우

임신진단이 난 이후 자궁 하혈이 있거나 복통이 있는 경우 혹은 이전에 유산을 경험한 임산부의 경우는 혈중 β-hCG 검사를 하게 되고 임신 주수에 따라서 초음파 검사를 하여 임신의 상태를 확인한다.

β-hCG농도가 정상보다 높거나 낮으면 2~3주 후 재검을 하게 된다. 낮은 β-hCG의 경우는 자궁외임신이거나 유산 , 임신주수 계산이 너무 빠른 경우이고 높은 β-hCG 의 경우는 다태아를 임신했거나 역시 임신 주수를 너무 늦게 잡은 경우이다.

임신 주수에 따른 체내 hCG 농도의 변화

hCG-related molecule	정상임신 3~6주	정상임신 7주	포상기태	융모성함	기타종양
Intact hCG (완전형 hCG)	+ +	+ + +	+ + +	−	−
H-hCG (다당쇄 hCG)	+ + +	+	+	±	−
Nicked hCG	− −	+	+	+ + +	+
hCG missing b-subunit C − terminal peptide	− −	− −	±	+	±
Free b-subunit	+	+	+	±	±
Urine b-core fragment (urine only)	+	+ + +	+ +	+	±

정상 임신에서 hCG 변화

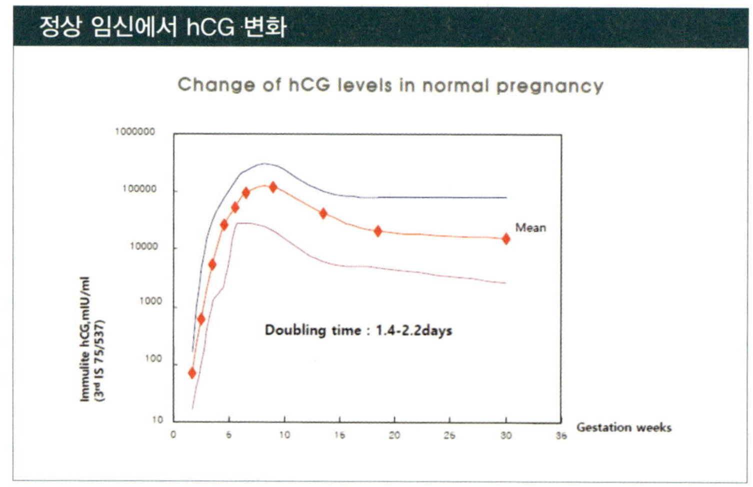

그렇다면 약국에서 취급해야 할 임신 진단시약은 어떤 것이 있는가?

다른 편의점과의 차별을 두기 위해서 제일 낮은 농도에서도 감지가 가능한 Fortel Ultra Sensitive pregnancy test(First Responce Early Result 와 감도가 동일하면서 지금 판매가능한 제품)와 가격은 고가이지만 디지털 임신테스트기를 구비하는 것이 좋다. 지금 한국에서 취급할 수 있는 제품으로는 수젠텍 회사의 슈얼리 디지털 임신진단시약이 있다.*

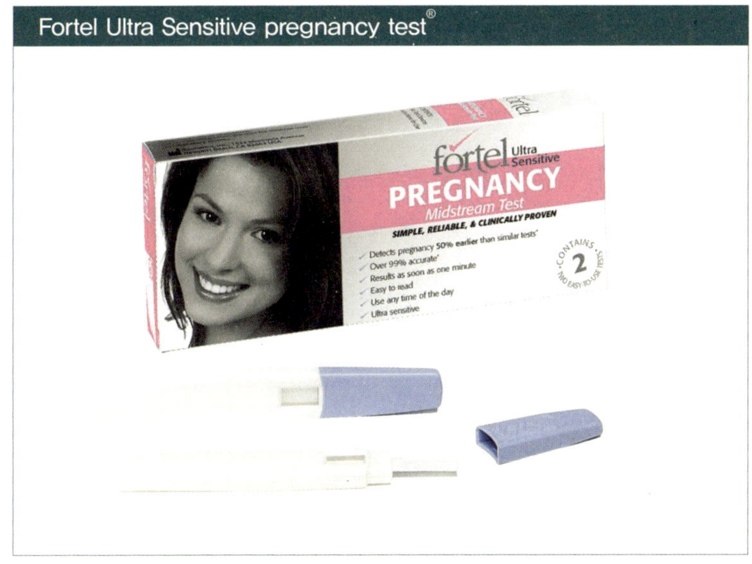

Fortel Ultra Sensitive pregnancy test®

* 수젠텍 홈페이지 참조 원포 임신진단시약은 중국에서 제조한 반면 슈얼리제품은 국내제조상품

슈얼리디지털 임신진단시약

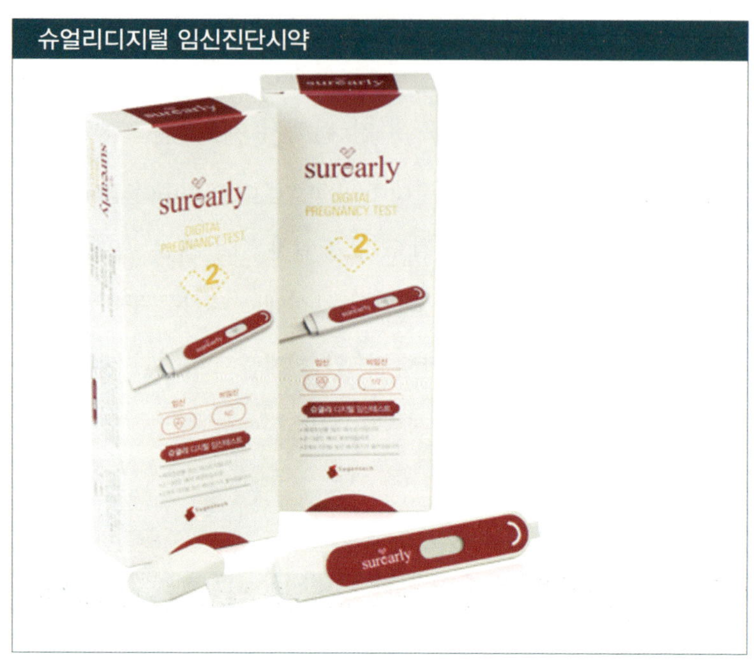

슈얼리 디지털 임신진단시약은 전원을 켠 후(물방울무늬 표시로 확인) 흐르는 소변에 5초간 스트립을 담그고 3분 후 YES, NO로 임신여부가 표시된다. 그리고 위에서 언급한 저가 스트립형 제품(원포, 스마일, 슈얼리 스트립)도 반드시 구비한다.

2

배란 진단 시약

여성의 사회적 지위가 높아지면서 결혼 연령이 점점 높아지고 임신에 어려움을 겪는 여성이 늘고 있다. 일반적으로 여성의 나이가 35세를 넘게 되면 임신 능력이 급격히 저하되는 것으로 알려져 있다. 3개월마다 정자가 만들어지는 남성과 달리 여성은 출생 이전에 만들어졌던 난자가 배란과 쇠퇴를 거듭하면서 소모될 뿐, 새로이 만들어지지는 않기 때문에 여성의 연령이 증가할수록 난자 또한 노화되어 수정될 확률이 감소하여 임신하기 힘들다.

불임이란 피임을 시행하지 않은 부부가 정상적인 성생활을 영위했음에도 불구하고 1년 이내 임신에 이르지 못한 경우를 말한다.

실제로 20세 이전에 결혼한 여성의 불임율은 약 4.5%인데 반해 35~40세의 불임율은 약 32%, 40~45세의 불임율은 70%이고, 45세 이후에 결혼한 여성은 대부분 임신할 수 없다고 한다.*

이러한 여성들이 가임의 확률을 높이기 위해서 배란을 예측하는 여러 가지 방법을 사용하였다. 예전에는 생리예정일에서 거꾸로 14일을 어림잡아서 배란일을 예측하거나 부인용체온계

* 서울 아산병원 건강칼럼 참조

에 의해 기초체온을 재는 방법을 이용하였고 지금은 이와 함께 배란진단시약을 주로 이용하고 있다.

한 때 타액을 현미경으로 검사하여 배란일을 예측하는 레디큐라는 제품이 출시되었으나 검사의 신뢰성 문제로 지금은 판매가 중지된 상태이다. 그러나 온라인시장에는 외국서 수입된 제품이 버젓이 팔리고 있다.

배란의 생리

배란일의 호르몬 분포를 알아보기 위해서 FSH, LH의 변화를 다시 살펴보자.

여포기에 접어든 FSH는 분비가 지속적으로 증가하면서 여포

생리주기와 난포의 발달*

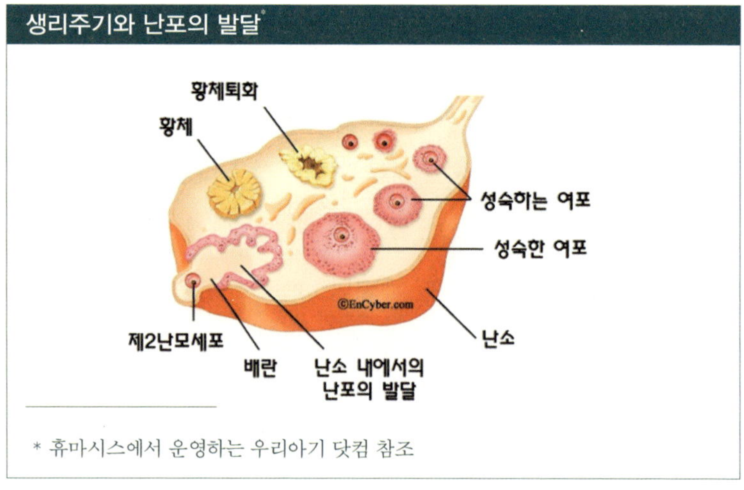

* 휴마시스에서 운영하는 우리아기 닷컴 참조

난소에서 배란되고 있는 난자*

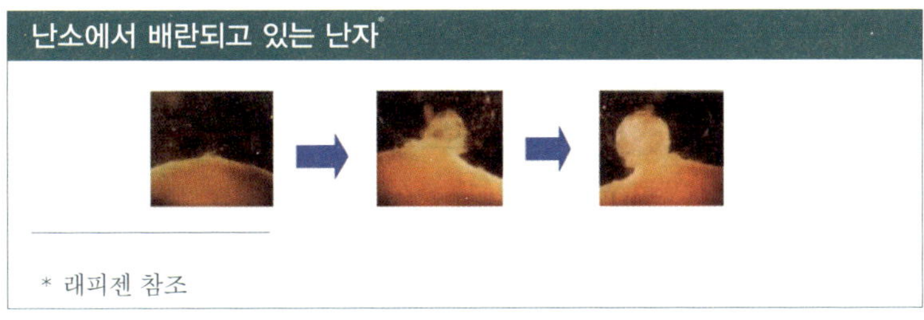

* 래피젠 참조

그림으로 이해하는 배란기*

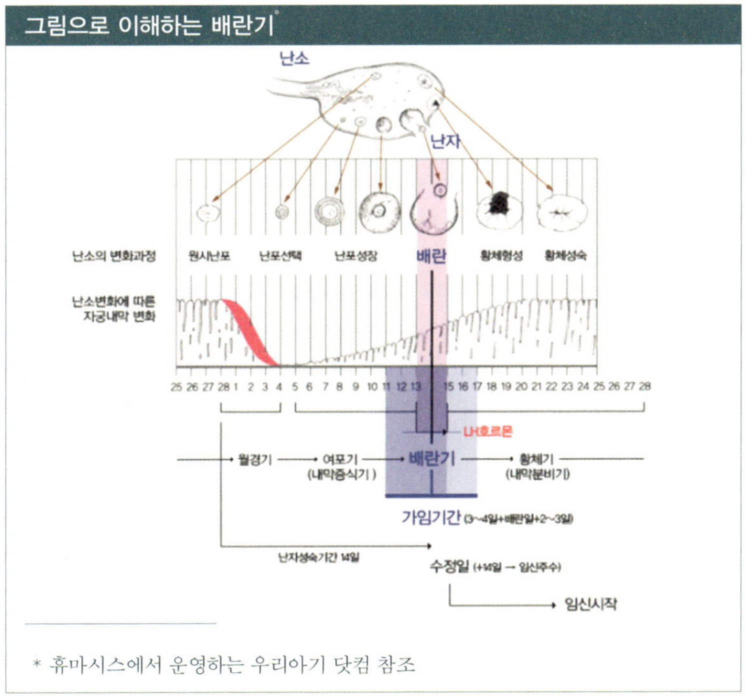

* 휴마시스에서 운영하는 우리아기 닷컴 참조

세포를 성장시키며 여포세포는 에스트로겐을 분비하여 자궁벽을 두텁게 하고 LH의 분비가 급등한 이후 후 배란이 일어난다. 배란 이후 남겨진 여포세포는 황체가 되어 프로게스테론을 분비하여 자궁벽을 더욱 두텁게 한다.

배란일을 측정하는 여러가지 방법

배란일을 예측하는 방법은 생리주기 프로그램 계산법, 경관점액법, 기초체온법, 배란통, 음문 상태 체크, 병원난포크기 예측, 배란 진단시약 사용 등의 방법이 있다.

- **생리주기 계산법** : 주기가 일정하고 매우 정확한 주기의 여성이 자신의 주기를 입력하면 예상배란일이 자농으로 계산되는 방법이다. 통상 28일이 생리주기라면 다음 생리 예정일전 14일이 배란예정일이다.

- **기초체온법**: 평상시 체온보다 배란이 되고 나면 약간 체온이 올라간 고온(0.25~0.5도 정도)이 생리일까지 지속된다. 따라서 자신의 체온을 매일 기록하면 배란일의 체온변화가 그래프로 나타나므로 쉽게 배란일을 알 수 있다.

- **병원에서 배란일을 측정하는 방법**
  - 초음파로 확인: 병원에서 난포크기를 직접 초음파로 관찰하여 배란일을 예측하는 방법. 개인에 따라 난포크기가 일정하지 않아서 정확성은 좀 낮지만 다른 정보와 병행하면 정확하게 배란일을 예측할 수 있다.
  - 자궁내막 생검
  - 혈중 호르몬 농도 확인

- 배란진단시약 사용법: 약국에서 배란진단시약을 구입하여 확인하는 방법으로 정확도가 가장 높다. 배란직전에 LH농도가 높아지므로 LH호르몬을 항원 〈-+-〉항체 방법으로 검출하여 배란되었음을 예측한다.

- 배란통 예측법 : 월경주기 중간에 느끼는 우측 하복부의 통증으로 난포로부터 난자가 튀어나오는 그 순간에 날카로운 통증을 느낀다고 한다. 그런 통증을 정보로 입력하여 배란일을 예측하는 방법이다. 정확도가 떨어지며 개인의 편차가 커서 많이 이용되지 않는다.

- 음문상태 확인법: 대부분의 여성이 생리초기에는 음문이 거의 부풀어 오르지 않지만 특정시기에 음문이 많이 부풀어 오르는 것을 발견하고 그런 증상들을 정보로 입력하여 배란일을 예측한다. 아주 주관적이고 부정확하다.

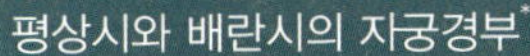
평상시와 배란시의 자궁경부*

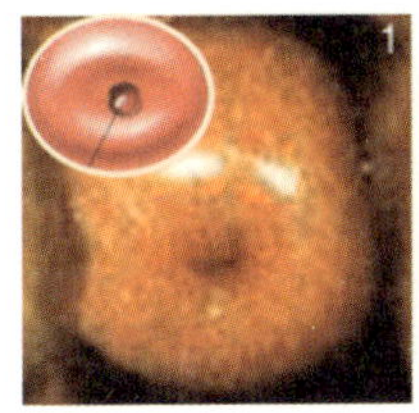

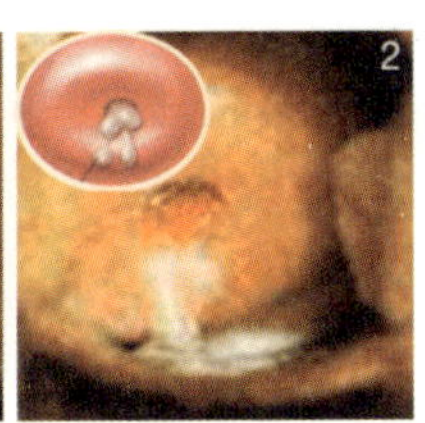

* 연세 앙즈로 산부인과의 홈피에서 발췌

- 경관점액법: 여성의 특정 배란시기에 분비되는 점액을 관찰하는 것으로 점액의 단계를 관찰하여 정보를 입력하여 배란일을 예측한다. 이 때 맑고 끈기 있는 질 분비물이 나온다고 한다.

- 타액에 의한 배란테스트기: 대표적인 것이 레이디큐로 배란직전 침에 호르몬이 검출되는 것을 발견하고 배란일을 예측하는 방법으로 독일 등에서 개발되어 널리 알려졌다. 배란시기에 침을 관찰해보면 눈꽃 모양의 그림이 보인다고 한다. 반영구적으로 활용할 수 있으며 건전지 하나로 일 년을 사용하는 등의 장점이 있다. 다만 효과가 미미하여 지금은 정식으로 수입된 제품은 없고 비공식적으로 수입된 제품만 있다.

오픈마켓에서 팔리고 있는 타액에 의한 배란테스트기(세르비아산)*

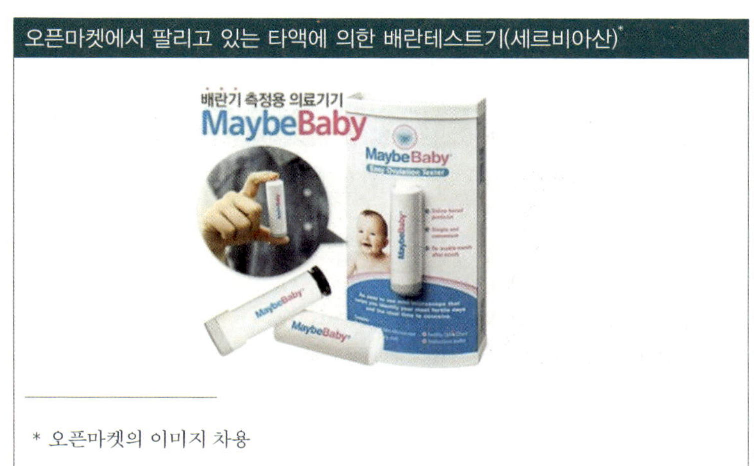

* 오픈마켓의 이미지 차용

배란진단시약

배란진단시약의 원리

소변을 이용한 배란진단시약들은 소변 속의 황체호르몬(LH) 농도를 탐지하기 위하여 LH에 특이적으로 결합하는 항체를 이용한 면역크로마토그라피법을 이용하여 발색의 정도를 파악한다. 진단시약내의 검체선의 색상강도는 소변 샘플속의 LH 농도와 비례하므로 LH가 갑자기 급등(LH surge)한 것을 LH surge 전날의 황체호르몬 발색정도와의 색상 비교로 알 수 있다. 이 때 검사선의 색이 대조선의 색보다 진해야 정확한 배란이 이루어 진 것이다. 배란 진단시약의 검출한계는 40mIU/mL이다.

판매되고 있는 주요 배란진단시약

- 스트립형 : 원포 바이오텍의 배란 진단시약과 원포사의 제품을 재포장한 스마일 배란 진단시약, 그리고 제품은 원포 배란진단 시약과 동일하지만 사용법에 있어 소변컵과 기록하는 노트를

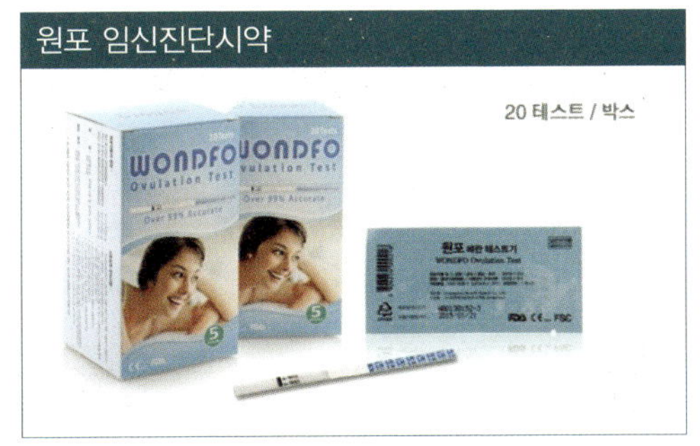

원포 임신진단시약

르쥬임신진단시약

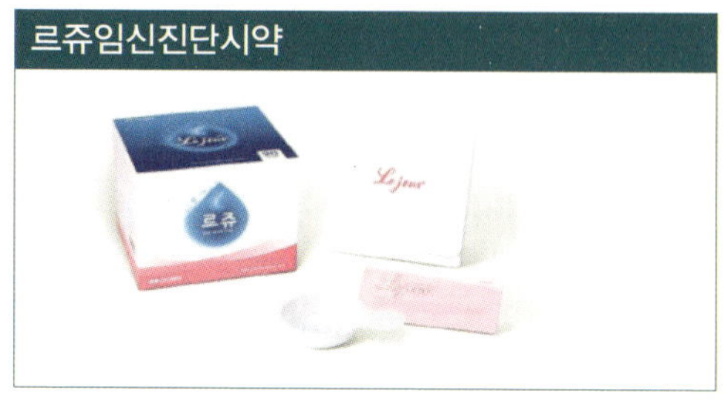

제공하는 하이터치 방식의 신신제약 르쥬, 국내에서 생산된 슈얼리 배란진단시약이 있다.

- 미들스트립형 : 휴마시스의 비포 배란진단시약이 출시되어 있다. 스틱형 임신진단시약과 동일한 모양이다.
- 디지털 배란진단시약 : 수젠텍의 디지털 배란진단시약과 해외에서 직접 구매한 클리어블루배란진단시약이 있다.

슈얼리 디지털 배란진단시약과 배란진단결과 OK

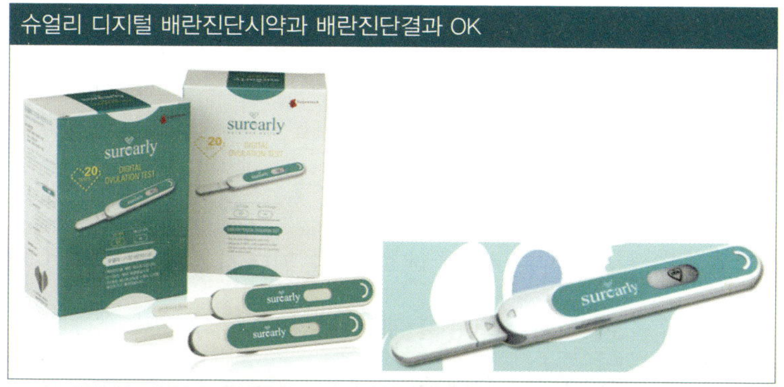

클리어블루 디지털 배란진단시약

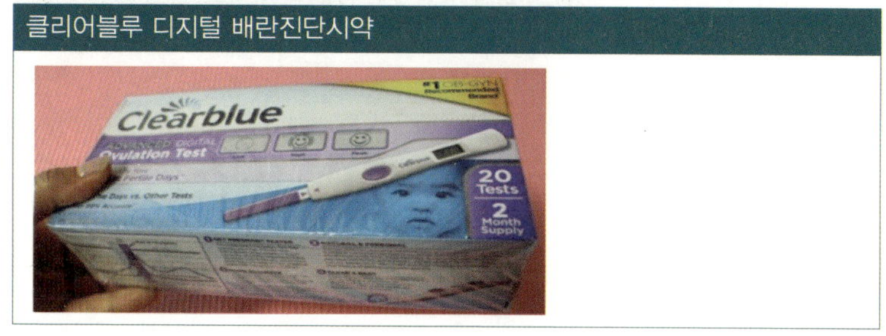

배란진단시약의 사용법

배란진단시약은 배란 시기에 증가되는 LH 농도를 정성 분석하는 시약이다.

생리주기	호르몬의 분비양상		
	FSH	LH	E2 (estradiol)
여포기(follicular phase)	2.2~13.0 mIU/ml	1.5~13.0 mIU/ml	30~120 pg/ml
배란일(Ovulatory peak)	5.0~40.0 mU/ml	17.7.~70.3 mU/ml	90~330 pg/ml
황체기(Luteal phase)	1.0~11.0 mIU/ml	0.6~14.9 mIU/ml	65~180 pg/ml
폐경기(menopause phase)	20.0~140.0 mIU/ml	15.0~70.0 mIU/ml	10~50 pg/ml
임신(pregnant)	0.3 mIU/ml 미만	0.1~1.5 mIU/ml 미만	
남성(Adult male)	1.0~13.0 mIU/ml	1.6~10.0 mIU/ml	15~80 pg/ml

자료 출처 : http://cpl.yonsei.ac.kr/ria/r_item_lh.htm
Hery JB. Clinacal diagnosis & management by laboratory methods, 18th

위의 표는 생리주기에 따른 호르몬의 분비양상을 보여주는 표이다. 아래의 표는 LH호르몬 분비에 이상이 있는 경우이다.

LH 호르몬이 정상보다 높은 경우는 조기폐경, 터너증후군, castration(난소가 제거된 상황) 등이며 정상보다 LH 호르몬 분비가 적은 경우는 성선자극 호르몬 결핍, 과 프로락틴 혈증, 섭식장애, 뇌하수체기능 저하증, 시상하부 억제 등이 문제가 된다.

High LH levels	Low LH levels
Premature menopause	Kallmann syndrome
Turner syndrome	Hypothalamic suppression
Castration	Hypopituitarism
Swyer syndrome	Eating disorder
Certain forms of CAH	Hyperprolactinemia
Testicular failure	Gonadotropin deficiency

개시일 정하기

- 배란진단시약은 배란예측2~4일 전부터 측정하기 시작해야 한다. 각 제품의 설명서에 따라 언제부터 측정해야 할 것인지 결정하면 된다.

  대부분의 직전 3번의 생리주기 평균을 바탕으로 결정하는데 생리주기가 매달 3~4일 이상 차이가 난다면 그 중 가장 짧은 생리주기를 측정 제 1일로 삼아서 배란판정이 나올 때까지 매일 1~2회 검사한다.

  레피젠 배란진단시약의 경우 생리주기 11일 정도부터 측정을 권유하고 있고 원포 배란진단시약의 경우는 다음 생리예정일의 19일(생리주기 10일전) 측정을 권유하고 있다. 또한 제품설명서에는 각 생리주기별로 테스트를 시작하는 날도 정해놓고 있어 참조하면 된다.

  슈얼리 배란진단시약의 경우에는 홈페이지에서 계산을 통하거나 최근에 만들어진 앱을 통해서 배란일을 확인하면 된다.

- 최근에 경구피임약을 복용 중단했거나 모유 수유를 하는 경우는 두 번의 자연스런 생리 주기(21~42일)가 지난 후 검사를 시작한다.

측정시간

- 시간은 제품마다 차이가 있을 수는 있겠지만 임신진단시약과 달리 농도가 진한 제일 첫 소변을 피하고 10시~오후 8시 사이의 소변으로 측정을 한다. 발색정도를 진하게 하고 싶으면 두 시간이상 소변을 참은 후 배란진단시약을 사용한다.
- 매일 연속해서 검사할 경우 되도록 같은 시간대에 검사하도록 한다.

측정 방법

- 카세트형 : 소변 3방울을 검체 주입구에 떨어뜨리고 3~10분간 기다린 후 결과 판정
- 미드스트림형(스틱형) : 흐르는 소변을 막대 끝부분에 10초이상 충분히 적신 후 결과표시창이 위로 오게 하여 편평한 곳에 두고 제품 설명서에 적힌 대로 시간이 경과한 후 결과를 판독한다. 휴마시스 비포 배란진단시약은 5분 경과 후 결과를 보고 래피젠의 제품은 10분 경과 후 결과를 판독하는 등 제품에 따라 사용방법이 다르므로 제품 설명서를 숙지한다.

- 스트립형 : 원포 배란진단시약은 중간 소변을 소변컵에 받은 후 3초간 소변을 담그고 5분 후에 결과를 판독한다.

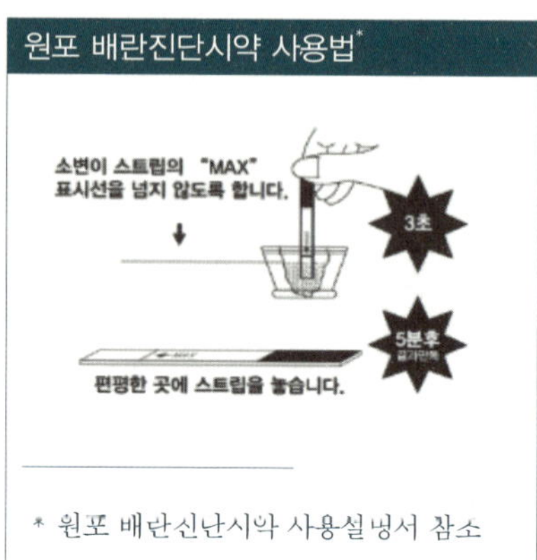

슈일리 배란진단시약의 경우는 5초간 소변을 담근 후 5분후 판독하도록 한다. 대조선(C)이 나타나지 않는 경우는 무효이므로 재시험을 해야 한다.

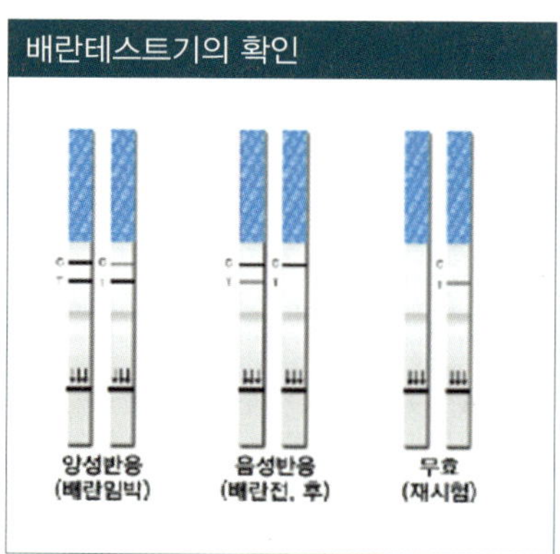

검사선(T)이 대조선(C)보다 색깔이 흐리면 음성반응이고 검사선(T)이 대

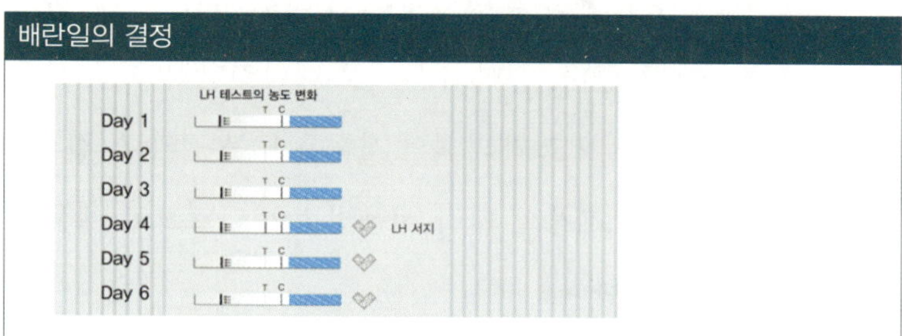

조선(C)과 색이 같거나 대조선(C)보다 색이 짙을 때 배란진단 양성반응로 판정한다.

또한 매일 배란진단 검사를 하여 갑자기 검사선의 색이 짙어지는 날이 배란일이므로 위의 경우 검사제 4일, 5일, 6일이 가임 가능성이 높은 날이다.*

- 디지털형 : 앞에서 소개한 슈얼리 디지털 배란진단시약은 기계와 20개의 스트립으로 포장이 되어 있다.

  사용법은 우선 스트립을 끼운 후 배란진단기기의 전원을 켜고 흐르는 소변에 3초간 스트립을 적신다. 그리고 평평한 곳에 배란진단기기의 뚜껑을 닫고 놓아두어 3분간 기다리면 YES, NO 의 표시가 나온다.

  YES 표시가 나온날, 다음날, 그 다음날이 가장 임신 확률이 높은 날이다.

배란진단시약 사용 결과 위양성을 나타내는 경우

- 배란촉진제(클로미펜 등)의 약물복용
- 폐경이나 다낭성 난소증후군을 나타내는 경우
- 임신한 경우

---

* 슈얼리 홈페이지 참조

소비자에게 판매되는 제품에 대해 어떤 설명을 할 것인가?

- 배란진단에 소요되는 시간
- 진단시약의 타입: 스트립형, 미드스트림형(스틱형), 디지털형
- 진단시약의 포장단위
- 결과를 읽는 방법 : 각 제품에 따라 사용방법이 다르므로 판매하기 전 확인이 필수이다.

배란 진단시약에 대해 많이 받는 Q&A

Q LH 시약의 정확도는 얼마나 되나?

A 99%이상이다.

Q 하루에 여러 번 검사하여 검사결과를 비교할 필요가 있나?

A 3~5일 동안 같은 시간에 검사를 하면 된다. 하루 동안 재검사를 한 결과를 비교할 필요는 없고 일일단위로 검사한 결과를 비교한다.

Q 10일간 연속검사를 해도 양성반응(surge)으로 판정되지 않는데?

A 여성의 90%정도는 검사 시작 후 8~10일 이내에 배란 양성결과가 나온다. 따라서 양성반응이 나오지 않는 결과는 이번 달에 배란이 되지 않았거나 이달의 생리주기가 짧아 검사를 시작하기 전 배란이 되었을 수도 혹은 생리주기가 길어서 아직 배란이 되지 않았을 수도 있다. 이렇게 생리주기가 변동되는 것은 아주 정상적이므로 다음 달에 다시 배란진단 검사를 해본다. 또한 생리주기가 매달 3일 이상 차이가 있다면 검사 개시일을 다시 설정하여 검사한다.

뿐만 아니라 LH의 분비량 및 분비유형이 개인에 따라 차이가 있고 스트레스, 감정의 변화, 복용약, 신체적 변화 등에 의해 배란기의 변화가 있을 수 있으므로 될 수 있는 한 매 생리 주기마다 검사한다.

Q 3개월 동안 배란진단시약을 사용했으나 아직 임신이 되지 않았다, 무엇이 잘못되었나?

A 임신이 가능한 기간에 관계를 가진 경우에도 임신 성공 여부에 영향을 주는 요소는 여러 가지가 있다. 수개월간 좋은 결과를 얻지 못했다면 전문의와의 상담을 통해서 임신을 준비하는 것이 좋다.

Q 피임약 복용이 배란진단검사 결과에 영향을 미치는가?

A 먹는 피임약은 호르몬체계를 변화시킨다. 따라서 다시 안정적인 호르몬체계가 되기 위해서는 시간이 소용되므로 2~3개월 기다려 호르몬체계가 규칙적으로 돌아온 후 LH 검사를 하도록 권장한다.

Q 생리주기가 불규칙한데?

A 생리주기가 3일 이상 차이가 나도록 불규칙하다면 최근 3개월 동안의 평균주기를 계산한다.

Q 임신 가능성을 높이려면?

A 난자는 배란이 일어난 후 12~24시간동안 생존하고 정자는 48~72시간 동안 생존한다. 따라서 정자가 여성 생식기 안에 살아있는 기간을 고려하여 배란 전 LH양성 반응 당일부터 3일 안에 부부관계를 가지는 것이 가장 임신 가능성이 높은 것으로 알려져 있다. 그러나 배란은 여러 가지 요인에 의해서 달라지므로 지속적으로 이 주기를 파악하는 것이 중요하다.

Q 자신의 생리주기를 아는 것이 왜 임신하는데 있어서 중요한가?

A 배란이 일어나는 시기가 생리주기에 따라 달라지기 때문이다. 즉 임신 가능성이 가장 높은 날을 알기 위해서는 자

신의 신체와 생리주기를 알면 도움이 된다. 생리주기란 생리시작일로부터 다음 달 생리 시작 전날까지의 기간이다. 배란 테스트를 진행하기 전에 본인의 생리 주기를 안다면 배란진단검사를 시작하는 시기를 정확히 선택할 수 있어서 배란일을 놓치지 않는다. 생리주기는 개개인에 따라서 다르며 23~35일 사이이다.

Q 배란과 가임기의 차이는 무엇인가?

A 배란이 일어날 때와 그 전날(LH surge 가 있는 날)에 가장 임신 가능성이 높다. 반면 가임기란 피임을 하지 않고 부부관계를 가졌을 때 임신을 할 수 있는 모든 날을 말한다. 정자의 생존기간을 감안하면 가임기는 배란일과 그 전5일을 포함한 6일이다. 이를 이용해서 선택적인 피임 방법으로 사용할 수는 있으나 완전한 피임법이 되기는 힘들다.

미국에서 판매되는 배란진단시약

미국 Consumer Report에 따르면 배란감도가 가장 높고 판독이 쉬운 제품은 Clearblue Easy OvulationTest Pack이라고 한다. (다음 페이지 표 참조)

비처방 배란예측 키트 및 기구*

성분명	반응시간	제품의 특징
Clearblue Easy Ovulation Test Pack	3분	7일용, 소변검사용 스틱, 24~36시간 내에 배란을 예측해 줌. Consumer Reports에서 실시한 테스트에 의하면 가장 감도가 높다고 함, 판독이 쉬움
Clearblue Easy Digital Ovulation Test	3분	7일용, 소변검사용 스틱, 판독이 명확하고 쉬우며 따로 해석할 필요가 없음(웃는 얼굴로 표시됨)
Clearblue Easy Fertility Monitor	5분	재사용이 가능한 본체, 소변검사용 스틱, 임신 가능성이 가장 높은 시기(1~5)를 예측해 줌, 매일의 측정 정보가 저장됨, 판독이 쉬움, LH와 에스트로겐의 대사체인 E3G를 측정함
Answer 1-Step Ovulation	5분	7일용, 소변검사용 스틱, 24~36시간 내에 배란을 예측해 줌
Accu-Clear Early Ovulation Predictor Test	3분	5일용, 소변검사용 스틱, 24~48시간 내에 배란을 예측해 줌
First Response 1-Step Ovulation Predictor Test	5분	7일용, 소변검사용 스틱, 24~36시간 내에 배란을 예측해 줌
BD Basal Thermometer	1분	디지털 체온계, 마지막 결과가 자동 저장됨, '삐' 소리를 통해 작동중임을 알려 줌, 측정 완료 시 표시가 나타남, 화면이 크고 밝음
OV-Watch	염소 이온(Cl-)을 30분 간격으로, 최대 12회까지 측정	수면 중 착용하는 가벼운 시계형, 배란 4일 전부터 탐지가 가능함, 사용과 판독이 쉬움

* 비처방약 핸드북 참조

OV Watch

OV watch는 생리주기 중 땀에서 탐지되는 전해질의 농도변화를 보는 것이다. 특히 전해질 중에서도 염소이온의 농도는 생리주기 동안 여러 번 변하는데 배란 5일전(LH와 에스트로겐의 농도가 급등하기 전)에 최고치에 도달하는 것으로 알려져 있다.

OV watch는 바이오센서가 장착되어 있어서 피부를 통해 염소이온 농도의 변화를 감지하는 것이다. 이 장치를 통해 배란을 예측하려면 생리 주기의 첫째 날 둘째 날, 혹은 셋째 날부터 이 장치를 착용하는데 보통 자기 전에 착용하게 되면 매 30분마다 염소이온의 농도를 자동적으로 측정하여 저장한다.

한국의 체외진단 시장이 의료기기로 전환되는 것은 해외직구로 들어오는 제품까지 정식 수입하게 되는 계기가 되고 이로 인해 정상적인 체외진단 의료기기 시장규모가 엄청나게 커질 것

OV Watch

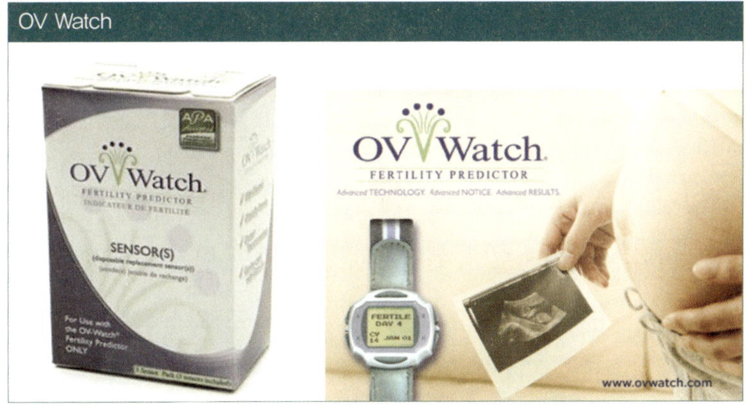

으로 본다.

기초체온계

주로 부인용 체온계를 이용하여 기초체온을 재었었는데 수은 중독의 문제와 중국 수은제품의 안전성 때문에 지금은 거의 사용하지 않는다. 디지털 체온계를 이용하여 기초체온을 재는 것도 가능하다.

기초체온 측정법*이란 생리주기 초반인 난포기의 체온은 정상체온보다 낮고 배란이 된 직후인 황체기부터는 0.25 ~ 0.5℃가 올라 정상과 같거나 조금 높은 정도의 체온이 유지되는 것을 매일 측정하여 배란일을 확인하는 방법이다. 기초체온은 6 ~ 8시간의 숙면을 취한 뒤 매일 아침 일정한 시간에 눈을 뜨자마자 일정한 부위(입, 직장, 질)의 온도를 재어서 기록하여 이용한다. 배란을 할 때 분비되는 프로게스테론이 기초체온을 상승시키는 요인이며 생리를 하게 되면 프로게스테론 분비량이 줄기 때문에 기초체온도 내려간다.

임신을 하게 되면 황체가 계속 유지되기 때문에 프로게스테론 분비와 기초체온도 계속 높게 유지되지만 임신 3개월이 지나면 황체의 기능을 태반이 대신하게 되면서 프로게스테론의 분비

---

* 네이버 두산백과 참조

량과 기초체온이 내려간다.

임신을 원한다면 가임의 가능성을 높이기 위해서 기초체온의 상승이 시작될 때 가능한 빨리 성관계를 가져야 한다.

기초체온용 디지털 체온계

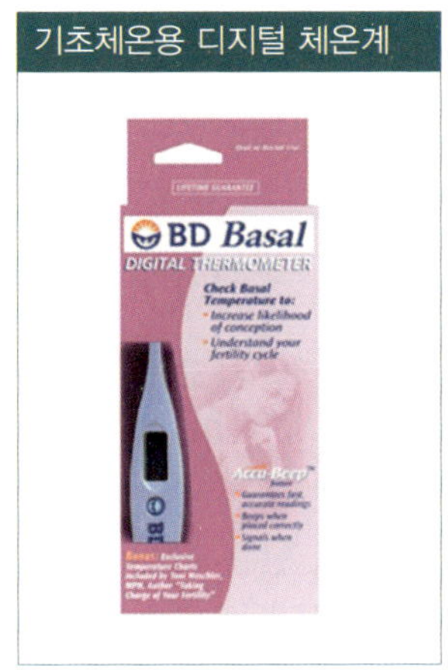

주의할 점

체온상승이 불과 0.2 ~ 0.6도 정도의 작은 차이밖에 나지 않기 때문에 정확한 판단을 하기 어려운 점이 있다. 따라서 일반체온계보다 정확하게 잴 수 있는 디지털체온계를 이용하여 세심하게 관찰하여야 배란일을 알 수 있다.

호르몬 농도와 기초체온 변화*

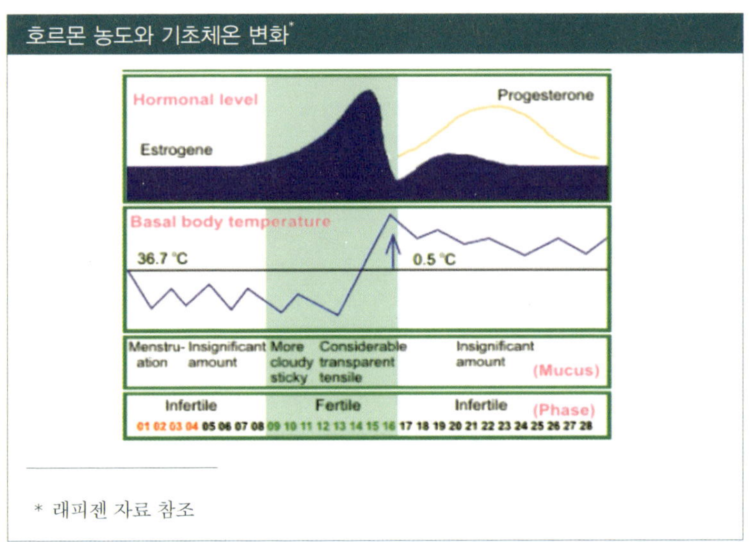

* 래피젠 자료 참조

기초체온을 잴 때 영향을 주는 점

스트레스, 화, 운동, 병원균 감염, 생리불순 치료제용 프로게스테론의 섭취 등이 기초 체온을 올릴 수 있고 전날 먹은 술도 영향을 줄 수 있다.

체온을 잴 때는 움직이지 말고 기초체온 측정 30분전부터 식사, 음주, 대화 , 흡연을 삼가야 한다.

열이 있을 때는 열이 가라앉을 때까지는 체온 측정을 중단하고 열이 사라진 후 생리주기의 첫째 날부터 다시 측정한다.

3

자궁 외 임신 진단시약

그간 자궁 외 임신 진단시약은 전문의약품으로 병원에서만 사용하던 제품이다. 따라서 이런 진단시약이 의료기기로 풀린다 하여도 약국에서 과연 팔리게 될까 하는 의문을 가지게 될 것이다.

앞장에서 배란진단시약에 대해 여러 각도로 다양하게 살펴본 이유는 배란진단시약 서론에 밝힌 것처럼 점점 결혼시기가 늦어지고 따라서 불임부부가 늘어나서 배란진단시약 시장이 성장할 가능성이 크기 때문이다.

이럴 때 약국의 경쟁력을 키우는 방법은 제품을 판매만 하는 것이 아니라 제품 판매 이후의 전문가적인 서비스를 제대로 제공하는 것이다. 그래서 배란진단에 부가되는 다양한 내용을 다루려고 한다.

노산의 또 다른 걱정거리는 수정이 제대로 된 경우에도 수정된 배아가 비정상적인 형태가 될 가능성이 높아지고 유산의 확률이 증가한다는 것이다.* 그리고 또 다른 형태인 자궁외 임신의 가능성이 높아진다.

---

* 네이버지식백과 노산편 서울아산병원 건강칼럼

자궁 외 임신이란?

수정란이 자궁조직외의 다른 곳에 착상하는 것인데 난관에 착상을 하는 경우가 95%이상을 차지한다. 정상적으로 태아가 자라기는 힘들고 대부분 유산으로 끝이 난다.

자궁 외 임신은 전체 임신의 1~2 % 정도인데 증가추세에 있고* 또한 가임기 여성의 사망률과 이환율** 증가의 중요한 원인이 되고 있다. 초기 임신중 사망률의 총 9%를 차지한다고 한다.***

자궁 외 임신이 일어날 가능성은 골반강 내 염증질환이나 난관염을 앓은 경우, 골반강 또는 충수돌기 절제술 같은 복부 수술을 받은 경우, 자궁내막증식증을 앓은 경우에 높다.

또한 각종 피임기구의 사용에도 불구하고 임신이 된 경우(특히 사후 피임약 복용이후), 불임 임부의 배란 촉진제의 사용 등에 의해 높아진다. 그리고 한번 자궁외 임신이 된 경우는 더욱 가능성이 높다.

자궁 외 임신의 확진은 아주 미묘하여 판단하기가 힘이 든다. 최종 월경일을 기준으로 4주쯤 후부터 비정기적인 질 출혈이 있는 경우, 임신이 확진된 후 인체 융모 성성 호르몬(Human cho-

---

* 네이버지식백과 자궁외 임신편 국가정보포탈

** 이환율=1년간의 환자수/인구

*** 자궁외임신 진단방법으로는 변형된 성선자극호르몬(CGRP)농도 측정이 유용성을 가진다.

rionic gonadotropin, hCG) 수치가 비정상적이거나 불규칙한 출혈이 있으면서 골반부위나 아랫부분의 통증을 경험한다면 자가테스트를 하거나 병원을 방문하여 자궁 외 임신 진단검사를 하여야 한다. 자궁 외 임신의 진단이 의심되는 환자가 골반부위의 통증과 압통, 불규칙한 질출혈, 내부 출혈의 증후 등을 보인다면 이것은 생명을 위협하는 응급상황이며 수술을 하여 태아를 빨리 제거하고 출혈을 수습해야 한다.

자궁외 임신시의 hCG 농도

자궁외 임신의 hCG는 정상임신의 hCG와 다르게 감지된다. 그래서 다시 hCG에 대해 다시 한번 알아보기로 하자.

hCG는 약 40,000달톤의 분자량을 가지는 당단백질로 보라색과 파란색 α와 β의 소단위로 구성되어 있고 이는 구조적으로 다른 뇌하수체호르몬인 FSH, LH, TSH 와 비슷하다.*

hCG호르몬의 구조

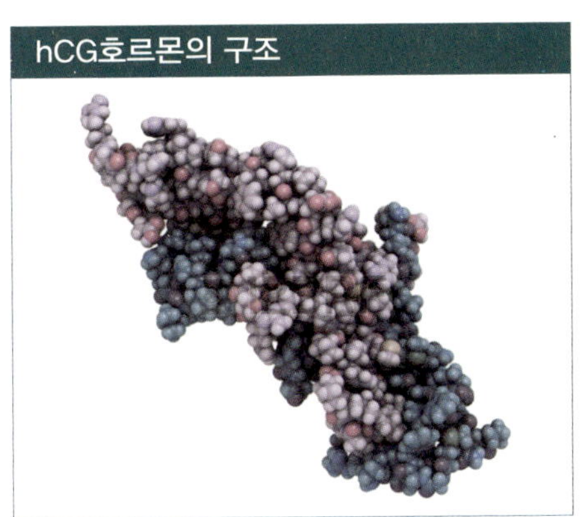

* 휴마시스 운영 우리아기 닷컴 참조

α 소단위보다는 β 소단위에 hCG만의 특이한 면역학적, 생물학적 특징을 갖는 염기서열이 있다.

hCG는 태반의 영양막세포에서 분비되는데 임신초기 3개월간 증가하여 최고에 이르고 이후 16주까지 점차 감소한다. 임신에 있어 hCG의 생리학적 역할은 임신기간 동안 황체의 유지와 임신초기 3개월간 에스트로겐과 프로게스테론의 생산을 촉진하고 태아의 생식관 분화에도 역할을 담당한다.

진단학적 입장에서는 이 hCG를 이용하여 임신여부, 자궁 외 임신, 유산 등을 진단하는데 쓰인다.

임신시 hCG와 hCG isomer의 분비양상

hCG-related molecule	정상임신 3~6주	정상임신 7주	포상기태	융모성함	기타종양
Intact hCG (완전형 hCG)	++	+++	+++	–	–
H-hCG (다당쇄 hCG)	+++	+	+	±	–
Nicked hCG	– –	+	+	+++	±
hCG missing b-subunit C – terminal peptide	– –	– –	±	+	±
Free b-subunit	+	+	+	±	±
Urine b-core fragment (urine only)	+	+++	++	+	±

정상 임신

혈액과 뇨에 intact(완전형hCG)가 월등히 많다. hCG의 농도는 임신 8주안에 150mIU/mL까지 도달하여 10주안에 최고치의 농도를 나타낸 이후 서서히 감소하여 임신기간 내내 최고농도의 1/5정도를 유지한다.

임신 기간 동안 intact hCG외에도 free β subunit(완전형 hCG의 1%이하), nicked hCG(완전체 hCG의 10%이하=변형된 성선자극호르몬 CGRP), hyperglycosylated hCG가 계속 분비된다. β-core fragment(임산부의 소변내 hCG 대사물)은 완전체 hCG 농도의 1/5에서 5배까지 소변에서만 분비된다.

자연유산, 포상기태

hCG농도는 생리 예정일 근처에 10~100mIU/mL 정도 분비되다가 급격하게 감소한다.

자궁외 임신

완전체 hCG가 매우 적게 분비된다.

평균적으로 자궁 외 임신일 경우 정상 임신일때 분비되는 완전체 hCG분비량보다 6주일 때 1/5, 8주에서 1/15배 낮게 분비된다. 그럼에도 자궁 외 임신일 경우 혈액이나 소변에서 대부분이 완전체hCG로 분비되며 hCG degradation(nicked hCG, free β subunit, β-core fragment)은 더욱 적은 비율로 분비된다.

적은 농도의 hCG분비량만으로는 자궁 외 임신을 확진할 수 없어서 완전체 hCG의 농도가 두 배가 되는 시점도 같이 비교한다. 정상 임신의 경우 임신 8주까지는 hCG doubling time은 2일이므로 hCG doubling time이 2일 이상 걸린다면 자궁 외 임신이라고 추측하는 또 하나의 진단 도구로 사용한다.

자궁외 임신 진단시약의 원리

분비되는 완전체 hCG보다 hCG degradation 부분의 분비가 더욱 적어지는 것을 이용하여 변형 hCG CGRP(=nicked hCG)와 완전체 hCG와의 비(CGRP/ intact hCG)를 구하여 정상임산부와 자궁 외 임신을 한 환자를 구분할 수 있다.

다시 말하면 자궁외 임신이면 비율이 더 낮아진다.

자궁외 임신진단시약

많은 회사에서 생산되고 있겠지만 여기서는 휴마시스의 이넥스스크린을 소개하고자 한다.

이넥스 스크린 사용방법

이넥스 스크린은 소변 4~5방울을 적용하여 5분 이후 임신여부와 자궁외 임신여부를 동시에 판별할 수 있는 기구이다.

이넥스스크린 검사방법 및 결과 판정

아래 표에는 이넥스 스크린의 검사 방법 및 결과 판정에 관한 방법이 나와 있다. 이 때 혈중 hCG의 검출한계가 25mIU/mL이고 hCG와 변형hCG를 동시에 잼으로써 반정량 분석이 가능하다.

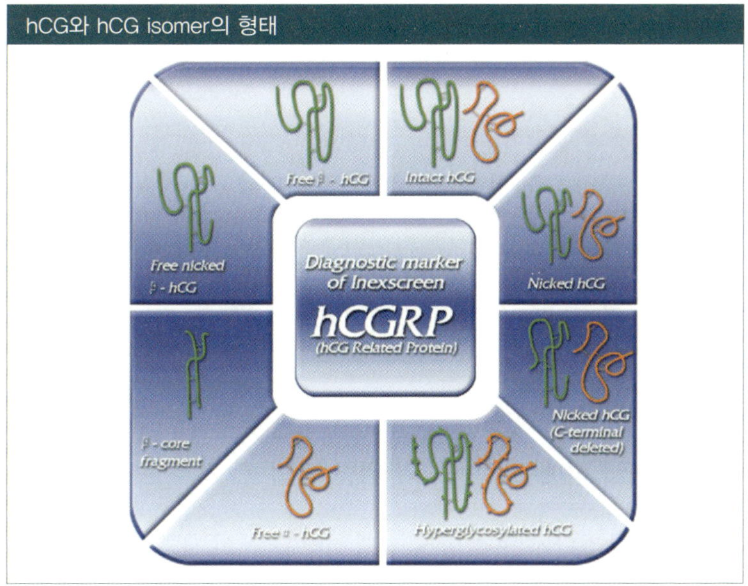

hCG와 hCG isomer의 형태

이넥스 스크린 사용방법

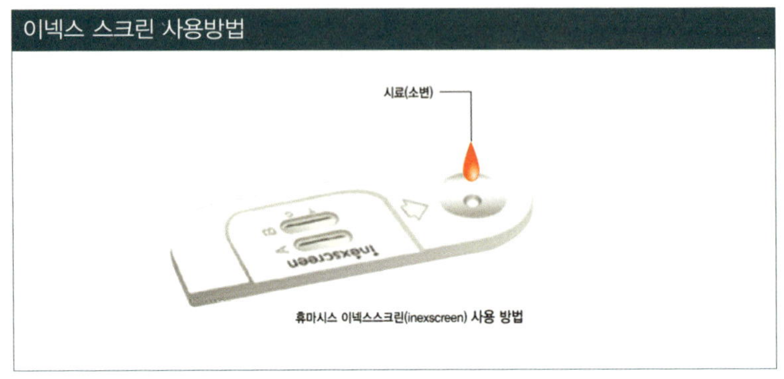

휴마시스 이넥스스크린(inexscreen) 사용 방법

이넥스스크린 검사방법 및 결과 판정

	검사 방법	뇨중 hCG 분비형태	결과선상의 면역반응		분석시간	결과판정
			A Window	B Window		
비임신	4~5방울	없음			15	음성
정상임신 (자궁내)		완전형 hCG / 변형 hCG				양성 1
비정상임신 (자궁외/유산)						양성 2

■ Symbols : Capture antibodies(Ab) / Detection Ab-gold conjugates

양성 1의 경우 자궁 내 정상임신을, 양성 2의 경우 비정상 임신(자궁외 임신 및 유산)을 의미하므로 양성 2의 경우는 1주일 후 재검을 하거나 추가적인 진단을 필요로 한다.

약국에서 판매에 적용하기 위한 방법

- 배란진단시약과 임신 진단시약을 같이 사가는 경우는 임

신을 원하고 있는 예비맘들이므로 이런 경우 자궁 외 임신진단시약으로 초기 임신여부도 확인하고 다른 이상이 없는지도 확인할 수 있어 초기임신진단의 필수품이다.

- 비정상임신을 한 임산부들을 조기에 선별하거나 모니터링하는데 이용할 수 있다.
- 임신의 경우는 99%의 정확성을, 자궁외 임신의 경우는 90%의 정확성을, 유산의 경우는 민감도 65%, 특이성 90%를 나타낸다.

한계점

현재 소비자용 진단시약이 출시되어 있지 않다.

시간이 걸리겠지만 소비자용 임상을 거치고 사용법을 더욱 간편하게 개선한 제품이 나오게 될 것을 기대하고 있다.

4

폐경 진단시약

일반의약품 체외 진단시약으로 그간은 병원에서 취급하였다. 시장에 출시되어 있어 지금 당장 취급 가능한 제품이다.

폐경이란?

대개 12개월 동안 생리가 없을 때 폐경으로 진단하는데 에스트로겐의 생성이 감소하다가 줄어들고 FSH의 농도는 증가한다.

폐경은 40대 중후반에 시작되지만 이보다 빠를 수도 있고 늦게 나타날 수도 있다.

폐경은 폐경 이행기(폐경 전 평균 4~7년, 전반적 FSH의 농도 증가. 생리주기 짧고 무배란 빈도 증가로 인해 생리주기 불규칙)로부터 폐경기로 이어지는 과정에서 나타나는 일련의 생리적인 변화를 통칭하는 용어로 불규칙 생리주기, 전신 열감, 질건조증, 감정의 기복, 불면증, 피로, 번열, 한출 등의 증상이 포함된다.

폐경이 일어나는 기전에 대한 다양한 설명이 있는데 일반적으로 관찰할 수 있는 첫 번째 변화는 인히빈(inhibin)* 감소와 난포자극 호르몬(Follicle Stimulating Hormone, 이하 FSH) 농도

* FSH의 분비를 억제하는 단백질성 호르몬

폐경 주변기 여성 호르몬의 변화*

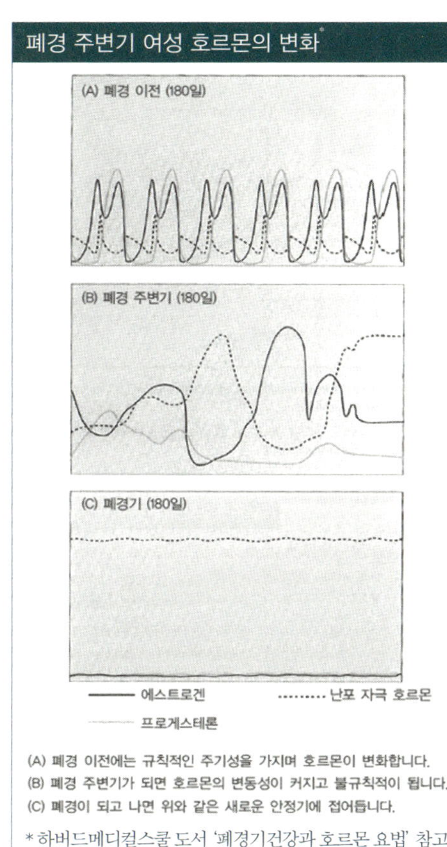

(A) 폐경 이전에는 규칙적인 주기성을 가지며 호르몬이 변화합니다.
(B) 폐경 주변기가 되면 호르몬의 변동성이 커지고 불규칙적이 됩니다.
(C) 폐경이 되고 나면 위와 같은 새로운 안정기에 접어듭니다.

* 하버드메디컬스쿨 도서 '폐경기건강과 호르몬 요법' 참고

상승이다. 폐경 이행기 초기에는 난소의 기질 부위에서 에스트로겐의 생산이 계속되고 난소 - 시상하부 - 뇌하수체 축도 유지된다. 그래서 난소 기능부전 따른 네가티브 피드백 시스템이 작동하여 뇌하수체는 난포를 자극하기 위해 좀 더 많은 FSH를 분비하게 되어 FSH가 상승한다. 난소에서는 대부분 세포노화에 따라 난소 난포가 줄어들게 되고 난소가 더 이상 뇌하수체 성선자극 호르몬인 FSH와 황체형성 호르몬에 반응할 수 없게 되면 에스트로겐이나 프로게스테론의 생산이 멈추어지면서 무배란 주기의 빈도가 늘어난다.

과거에는 호르몬 생성이 점진적으로 감소된다고 생각하였으나 연구에 의하면 폐경 이행기때는 성 호르몬의 변동이 심해지

Menopausal Cycle*

Menopausal transition		FMP		
Early	Late		Early	Late
Perimenopause			Postmenopause	
Variable(>7days different from normal)	≥2 skipped cycles and an interval of amenorrhea	Amenorrhea	None	
Variable		1year	4years	Variable
↑FSH			↑FSH	
↑Estrogen	↓Estrogen		↓Estrogen	
↓Inhibin B	↓Inhibin A		↓Inhibin A & B	
40's		50's	Over 50's	

* 폐경기 관련 우울증의 평가와 치료, 양수진, 김재민 생물정신의학 Vol. 16, No. 4, November 2009

※ FMP : final menstrual period, FSH : Follicle Stimulating Hormone, M : menarche

면서 간헐적으로 임상 증상이 발생한다.

FSH는 폐경전의 가임여성에서는 배란기를 제외하고는 15mIU/mL 이하의 농도로 분비되어 정상적인 생리주기를 유지시키지만, 폐경기에 가까워지거나 난소에 이상이 생기면 25mIU/mL 이상의 고농도로 지속적으로 증가된다.

FSH 농도*

	어린이(0~2세)		사춘기	남성	여성			
	남아	여아			난포기	배란기	황체기	폐경기
FSH mIU/mL	0.1~2.3	0.4~12.7	0.3~9.0	1.3~8.1	1.8~9.4	3.4~33.1	1.2~13.4	27.7~93.3

* 서울대학교 핵의학과 홈페이지의 정상FSH 범위를 표로 재구성

약국에서의 폐경진단시약의 적용

폐경진단시약의 적극적인 활용을 통한 상담의 활성화

그동안 약국에서는 문진과 증상청취를 통해서 환자를 상담해 왔는데 폐경진단시약을 이용해서 적극적으로 환자를 발굴할 필요가 있다.

홧병과 폐경과의 구분

폐경이 된지 10년 이후에도 열감과 우울증, 피로감 등을 호소하는 경우가 있다. 이럴 때 소변검사를 통해 상태를 확인하면 정확한 상담이 가능하고 환자의 신뢰도 높아질 수가 있다.

조기 폐경환자의 선별

조기 폐경이란 40세 이전에 폐경이 되는 것으로 40세 이전의 여성의 100명중의 1명, 30세 이전 여성의 1,000명중의 1명꼴로 조기폐경이 발생한다. 원인은 바이러스 감염, 방사선 노출, 자가면역질환, 스트레스, 과도한 다이어트로 인한 영양부족이나 만성질환이 원인이다.

조기 폐경은 생식능력의 상실이라는 정신적인 충격 외에도 골다공증이나 심혈관질환 발병빈도가 높아지는 것이 문제이다.

40대 이전에 폐경이 오면 현실을 인정하고 싶지 않아서 병원을 가기보다는 효능을 인정받지 못한 건강기능식품을 복용하면서 병원방문을 자꾸 미루게 된다.

그러나 조기 폐경은 우울증, 열감, 한출, 피로감 등의 증상이 극심할 뿐 아니라 동반되는 골다공증이나 심혈관질환 발병후의 예후도 좋지 않으므로 약국의 간단한 진단검사로 예비테스트를 한 후 반드시 병원으로 전원시킨다.

폐경기 진단시약의 작용원리

폐경진단시약은 FSH에 대한 단클론 항체를 이용한 면역크로마토그라피 법으로 측정한다. FSH가 25mIU/mL이상이면 양성으로 판정하는데 이는 곧 폐경을 의미한다. FSH 농도는 생리 주기 동안 변하기 때문에 결과를 확정짓기 위해 두 번의 검사가 필요하다. 두 번의 검사는 1 ~2주 간격으로 검사를 실시한다.

검사방법

- 아침 첫 소변을 사용하여 검사하는데 전날 밤 다량의 수분 섭취를 하거나 에스트로겐이 함유된 약물을 복용하면 FSH 수치에 영향을 미쳐 부정확한 결과가 나온다.

- 미드스트림(스틱) 타입 진단시약의 경우 흐르는 소변에 10초가량 적신 후 10분 후 결과를 판독하도록 한다.
- 60대 이상의 연령에서는 사용법이 서투를 수도 있기 때문에 컵에 소변을 받은 후 10초 동안 담그어 두도록 해야 정확히 진단이 가능하다.

검사 결과의 해석

- 1차 검사 결과가 음성인 경우, 혹은 1차 검사결과 양성이고 2차 검사결과가 음성인 경우

  뇨중의 FSH가 25mIU/mL이하이거나 높은 농도로 일정하게 유지되지 않음을 의미하며 폐경이라고 확진할 수는 없다. 그러나 폐경증상들을 같이 호소한다면 폐경의 가능성이 있으므로 골다공증관리와 폐경관리에 대해 전문가와 의논해야 하며 6~12개월 이후에 한 번 더 검사하도록 한다.

- 1, 2차 검사 결과가 모두 양성인 경우

  폐경전환기이거나 폐경 상태임을 의미하는 것이므로 폐경증상에 대한 상담이 필요하다. 또한 피임여부를 결정하기 위해 의사와의 상담이 필요하다.

폐경 진단시약에 관한 Q&A

Q 두 번의 검사에서 모두 양성이 나왔다. 피임약을 그만 먹어도 되는가?

A 폐경이행기에는 생리가 없더라도 난소에서 난포의 방출이 완전히 중단된 것이 아니므로 임신과 생리가 이루어질 수 있다. 따라서 피임여부는 의사와 상의하여 결정한다.

Q 폐경과 폐경이행기는 어떻게 다른가?

A 폐경이행기는 불규칙적으로 생리가 지속되면서 폐경기 증후가 불규칙하게 나타나는 시기이고 폐경 이행기가 4~7년 진행되다가 무월경이 되면 폐경이 된다.

Q 폐경진단이 왜 필요한가?

A 폐경이행기에는 여성호르몬의 불균형으로 가벼운 폐경기 증상이 나타난다하더라도 골다공증, 동맥경화, 자궁근종, 당뇨병, 치매 등의 다양한 합병증이 유발될 수 있다. 따라서 조기 폐경진단은 식습관등의 생활습관을 개선함으로써 폐경증상에 대한 예방이 이루어질 수 있다.

Q 폐경진단 검사를 할때 일반적인 약물복용은 어떤 영향을 미치는가?

폐경기 진단시약

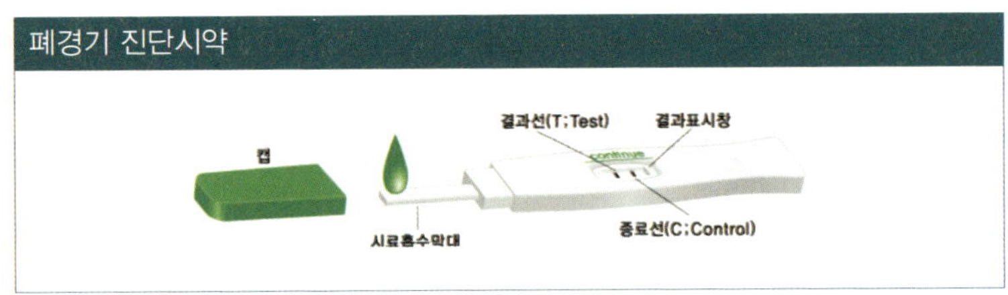

A 감기약, 영양제, 항생제, 드링크제 등은 검사결과에 아무런 영향을 미치지 않는다. 다만 경구피임약 복용이나 여성호르몬 치료로 인한 호르몬제의 복용은 검사결과에 영향을 미칠 수 있다. 경구피임약은 복용중지 6개월 이후에 검사를 실시하고 호르몬제 복용시의 FSH는 전문의와 상담한다.

미국의 폐경기 진단시약

폐경 진단을 위한 FSH 검사 키트*

상품명	판매처	반응시간
Early Detect Menopause Test	www.earlydetect.com; 일부 소매점	소변검사용 막대 2개
CARE Menopause Test	www.home-drugtest.com; 일부 소매점	소변검사용 카세트 2개, 점적기 2개, 소변채취용 접시 2개
RU25 Plus Home Menopause Test Kit	www.home-menopause-test.com; www.hormonecheck.com	소변검사용 스틱 2개

* 비처방약 핸드북 참조

5

다낭성 난소 증후군

2013년 국민건강보험공단의 보도자료에 의한 생리불순과 관련된 '무월경, 소량 및 희발 월경'의 건강보험 진료비 지급자료를 보면 총 진료인원은 2008년 35만 8천명에서 2013년 36만 4천명으로 늘어 연평균 0.4% 증가한 것으로 나타났고 20, 30대 가임기 여성의 100명 중 3.8명은 월경이 없거나 적다고 한다.

대국민건강보험 일산병원 산부인과 정재은 교수는 "20, 30대 미혼여성에서 나타나는 무월경 및 희발 월경의 주 원인은 다낭성 난소증후군과 스트레스나 체중 감소에 의한 시상하부 장애로 볼 수 있다. 다낭성 난소증후군은 과거에는 진단되기 힘들어

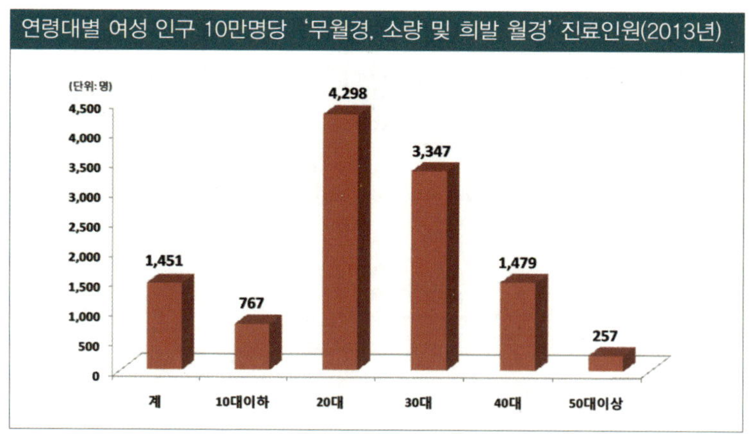

'결혼하고 아이 낳으면 좋아지는 생리불순' 정도로 치부된 부분이 없지 않았다"고 밝혔다.

다낭성 난소증후군이란 이름이 지금 우리에게는 낯설지만 약국의 진단시약 취급품목이 늘게 되면 분명히 약사들은 의심환자를 바라볼 수 있는 눈이 생길 것이다. 그런 의미에서 이 진단시약도 소개해 볼까한다.

다낭성 난소증후군의 정의

다낭성 난소증후군(polycystic ovary syndrome; PCOS)은 만성 무배란과 안드로겐 과다가 특징이며 흔히 월경이상과 불임 등으로 처음 인지된다.

여성의 난소 또는 부신에서 정상치 이상의 남성호르몬을 생

다낭성 난소증후군 환자의 다낭성 난소 상태

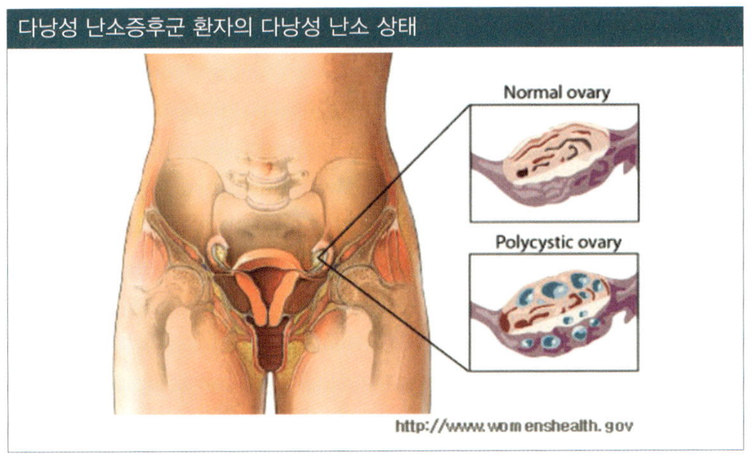

산하는 것과 체내 농도가 증가된 LH와 그 변화가 미미한 FSH에 의하여 난소의 다낭성 변화가 일어나는 것으로 추정된다.

난자의 성숙과 배란이 정상적으로 일어나지 못하고 난소 내부에 여러 개의 낭종이 생성되기 때문에 이런 이름으로 불리운다.

다낭성 난소 증후군을 가진 여성의 난소는 규칙적으로 배란을 하지 못하거나 배란을 하더라도 건강하고 생식 가능한 난소를 배란하지 못할 수 있다. 또한 정상적인 난자가 배란되어도 자궁이 수정란을 착상시킬 수 있는 준비가 되어 있지 못하여 결과적으로 임신에 실패한다.이 경우 모든 치료는 불임치료에 촛점이 맞추어 이루어지는 등 단기적으로 대응하고 있다. 다낭성 난소 증후군은 가임기 여성의 5~10%에서 발생하는 가장 흔한 내분비 질환중의 하나이며 무배란성 불임증의 주요한 인자이다. 1935년 Stein과 Leventhal에 의해 처음 제시된 질환으로 무월경, 다모증, 비만, 특징적인 다낭성 난소의 소견을 가지지만 임상양상은 아주 다양하고 인슐린 저항성이 다낭성 난소증후군의 병태생리를 설명하는 중요한 기전으로 이해되고 있다. 이 때 비만으로 인해 내장지방이 많아지거나 대사증후군이 생기면 증상이 더 악화된다.

PCOS는 사춘기 소녀에서는 고안드로겐 혈증에 의한 다모증, 여드름 등의 증상과 불규칙한 월경, 비만 등의 조기 대사이상을 나타내며 가임 연령기에는 월경이상, 부정출혈과 불임, 자궁내막증식증, 자궁내막암 등의 생식내분비적인 문제와 인슐린 저항성이 동반된 제2형 당뇨병과 임신성 당뇨(정상인의 2.89배), 고혈압, 이상지질혈증, 죽상경화증의 위험이 높은 대사 질환을 동반하며 폐경이후에는 악성 종양, 대사성, 심혈관계 질환의 발생 가능성을 증가시키는 등 여성의 일생동안 치료와 관리가 요구되는 증후군이다.

또한 정상인에 비해 자연유산(8.32배), 임신합병증의 위험이 높을 뿐 아니라 임신을 한 경우 태아가 거대해지거나 태아가 치료받을 위험성이 높아진다.

진단을 위한 임상증상

무월경또는 희발월경등의 월경이상, 다모증과 여드름, 비만, 인슐린 저항성, 고지혈증, 골반 초음파검사상 다낭성 난소, 혈중 androgen증가, LH/FSH 비율의 증가등이며 이런 여러 임상양상이 한 환자에게서 모두 나타나는 것은 아니므로 단일 진단기준을 정하는데는 어려움이 있다.

진단에 고려야 되어야 할 사항은 가족력, 과거력, 신체검진, 혈액검사 등이 있다.*

---

* 메디칼 옵저버 2008.08.18 털많고 뚱뚱하고 여드름나고 - 다낭성난소증후군 의심을 에서 참조

- 가족력 : 쌍둥이 연구를 통해 79%의 유전적 성향이 관찰되었고 PCOS 자매에서 인슐린 저항성과 고안드로겐혈증의 빈도가 높았다는 보고가 있다.

- 과거력: 저체중아와 이른 초경연령이 PCOS의 위험인자이다. 비만한 경우에는 수면무호흡증, 관절염, 당뇨, 비알코올성 지방간등의 질환도 영향을 미친다.

- 신체검진 : 체질량지수, 여드름, 다모증, 남성형 탈모, 겨드랑이나 허벅지 등 굴곡진 곳에 갈색 피부 병변이 생기기도 한다. 혈압 측정, 갑상선 촉진과 함께 남성화증상이 얼마나 진행되었는지 확인한다. 남성화증상이 있다면 부신이나 난소의 안드로겐 분비종양과의 감별이 필요하다.

다낭성 난소 증후군환자의 과다한 안드로겐으로 인한 다모증 점수표*

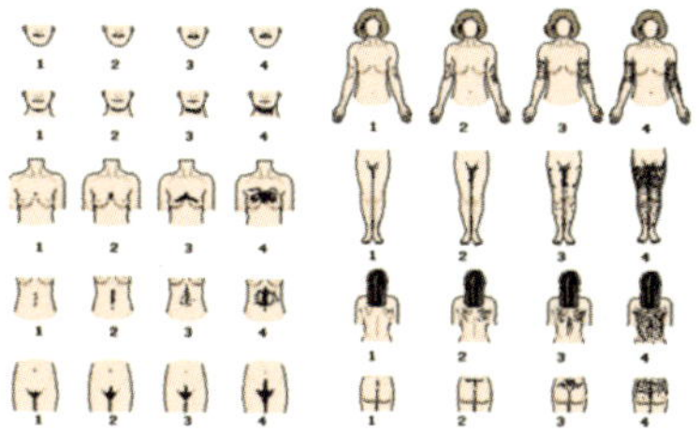

* 다모증의 정도와 분포를 보는 Ferriman-Gallway score를 통해서 다모증을 평가하는데 성인여성의 경우 8점 미만이면 정상으로 본다. 서양인에게서 다모증이 흔하며 우리나라는 6점 정도 나온다고 한다.

- 혈액검사 : 불규칙한 월경주기를 보이거나 갑상선 종괴가 관찰된다면 갑상선 기능검사를 해보도록 권유하고 남성 호르몬 수치(특히 유리 테스토스테론 수치)를 재도록 한다.

다낭성 난소증후군의 진단 기준

- National Institutes of Health(NIH).1990 : 남성호르몬 과다증상 혹은 고안드로겐 혈증, 희발배란
- 미국생식 내분비학회/유럽간생식-태생학회, 2003년 로테르담 : 희발성 배란 또는 무배란, 고안드로겐혈증의 임상적 그리고/또는 생화학적증거, 초음파상의 다낭성난소
- Androgen Exdess Society(AES).2006년 : 고안드로겐 혈증(다모증 그리고 /또는 남성호르몬 과다증상), 난소장애(희발, 무배란성 월경 그리고 /또는 다낭성 난소)

이 중에서 2003년에 개정된 유럽/미국 생식 내분비학회 연합의 기준을 진단기준으로 삼아 만성 무배란, 임상적 또는 생화학적 고안드로겐혈증, 그리고 커진 난소의 가장자리를 따라 10여개의 작은 난포가 염주모양을 하고 있는 양상의 3가지 기준 중에서 두 가지 이상을 만족하는 경우에 다낭성 난소증후군으로 정의한다.

증상

- 만성무배란으로 인해 무배란성 월경이 규칙적으로 나타

나는 경우도 있고 기능성 자궁출혈의 형태로 나타날 수 도 있는데 임신을 시도하는 여성에게서는 불임이 나타난다.

- 임상적 고안드로겐성 혈증의 증상은 젊은 여성에게 나타나는 다모증이나 여드름, 나이든 여성에게는 탈모증으로 나타난다. 다모증은 약 60%의 PCOS 여성에게서 보고되고 있지만 동양인에게서는 그 발생빈도가 낮다.
- 비만 : 환자군의 50%, 높게는 70%의 여성이 비만에 해당되는 것으로 보고 되고 있다.

PCOS 합병증

치료하지 않고 방치하게 되면

- 자궁내막증식증이나 자궁내막암의 발생 위험이 증가한다.
- 당뇨병(정상인의 3~7배까지 발병증가)이나 대사증후군으로 인한 심혈관질환으로 진행
- 젊은 여성에 있어 제일 큰 문제가 되는 것은 불임이다.

PCOScreen

- 휴마시스에서 나오는 PCOS 진단시약이다.
- PCOS의 선별이 가능한데 LH와 FSH를 동시에 검사하여 LH/FSH 비율이 2.1 이상일 경우 양성으로 감지하게 된다.
- 검체는 소변으로 간편하며 검사 소요시간은 10분이다.
- hCG나 TSH등에 의해 영향을 받지 않는다.

약국에서의 취급

약국에서 적극적으로 환자를 개발할 수 있는 좋은 진단시약이라고 생각한다.

가족력이나 과거력은 동네약국으로서의 기능이 강화될 때 약사가 제일 잘 알 수 있는 부분이며 겉으로 파악할 수 있는 신체적인 특징(털이 나고 비만이며 여드름있는)까지 감안한다면 환자가 느끼기 이전에 환자의 가려운 부분을 긁어줄 수 있을 것이다.

당장은 시장성이 없어 소비자용 진단시약이 나오는데 시간이 걸리겠지만 활용도에 따라서 약국의 상담기능이 활성화되는데 큰 몫을 할 것이다.

6

남성 생식능력검사

지금까지 여성의 각종 호르몬 검사에 대한 얘기를 하였고, 지금부터는 남성호르몬에 관한 논의를 하고자 한다.

실제 약국에서 꼭 필요한 진단시약중의 하나는 남성 갱년기 진단을 위한 테스토스테론 함량에 관한 진단시약인데 남성 갱년기에 대한 관심이 낮은 사회분위기를 반영하듯이 한국에는 아직 개발된 것이 없다.

여기서 소개할 남성 호르몬에 관한 진단시약은 최근 미국에서 발매된 남성 생식능력에 관한 진단시약이다.

남성 생식능력 진단시약은 불임이나 난임 부부가 늘면서 수요가 시작된 것인데* 1992년 덴마크 코펜하겐 대 닐스 스카케벡 교수의 주장에서 시작되었다. 스카케벡 교수에 따르면 남성들의 정자 수가 1940년 1mL당 1억1300만 마리에서 1990년 6600만 마리로 50년 만에 45% 감소했고, 기형 정자가 증가하고 있다고 밝혔다. 당시 학계에서는 남성 정자 수는 변하지 않는다'가 정설이었기 때문에 그의 주장이 받아들여지지 않았다.

그 후로도 남성의 정자가 병들고 있다는 연구결과가 잇달아

---

* 2014.11.05 조선일보 라이프 〈임신 못시키는 정자 해마다 12% 늘고 있다〉편 참조

나오면서 남성들의 정자에 문제가 있다는 주장이 우세하게 되었다. 정자의 질이 낮아지고 수도 줄어들어 생식능력이 떨어진다는 것이다. 이러한 경향은 최근의 초저출산 경향과 맞물려 사회의 관심이 되고 있다.

난임 환자 증가율

(단위 : 명)

성별	2008년	2009년	2010년	2011년	2012년	연평균 증가율
전체	**162,459**	**165,590**	**186,026**	**193,337**	**191,415**	**4.2%**
남성	26,496	27,892	35,680	40,216	41,407	**11.8%**
여성	135,963	137,698	150,346	153,121	150,008	**2.5%**

* 건강보험 급여실적 기준(국민건강보험공단)

연령대별 난임환자의 증가율

(단위 : 명)

연령	성별	2008년	2009년	2010년	2011년	2012년	연평균 증가율
20-24세	**전체**	**93**	**87**	**83**	**79**	**70**	**-7.0%**
	남성	9	9	10	9	11	4.9%
	여성	184	172	163	156	135	-7.5%
25-29세	**전체**	**876**	**833**	**837**	**830**	**720**	**-4.8%**
	남성	106	109	122	144	134	6.1%
	여성	1,691	1,606	1,604	1,568	1,352	-5.4%
30-34세	**전체**	**1,827**	**1,879**	**2,107**	**2,184**	**2,160**	**4.3%**
	남성	518	522	661	739	746	9.5%
	여성	3,212	3,308	3,638	3,713	3,658	3.3%
35-39세	**전체**	**814**	**896**	**1,108**	**1,216**	**1,295**	**12.3%**
	남성	381	417	564	656	695	16.2%
	여성	1,272	1,404	1,684	1,807	1,920	10.8%
40-44세	**전체**	**254**	**278**	**344**	**372**	**404**	**12.3%**
	남성	146	164	213	239	266	16.2%
	여성	368	398	482	509	549	10.5%
45-49세	**전체**	**66**	**72**	**78**	**83**	**88**	**7.5%**
	남성	46	52	61	68	74	12.8%
	여성	87	93	96	98	103	4.3%

* 건강보험 급여실적 기준(국민건강보험공단)

난임의 원인

삼성 서울병원 이성원교수에 따르면 정자 수를 감소시키고 기형 정자를 만드는 원인은 다음과 같다.

- 환경적 요인 : 환경오염과 전자장비
- 환경호르몬 : 치약, 샴푸내의 트리클로산, 플라스틱속의 비스페놀 A. 식품 첨가물

- 스마트폰, 노트북의 전자파
- 대기오염
- 꽉 끼는 청바지나 운동복을 입거나, 사우나나 의자에 6시간 이상 앉아 있기(고환의 온도를 높여 정자 생성을 줄인다. 고환온도는 36.5도 보다 3~4도 낮은 것이 좋다)
- 베이컨과 술 : 가공 육류는 정자의 질을 떨어뜨린다
- 스트레스
- 클라미디아 성병등의 감염으로 불임이 된다.
- 만혼

남성 생식능력진단검사란?

건강한 정자는 앞의 그림에서 보듯이 머리와 목, 경부, 꼬리가 모두 존재하며, 머리의 길이가 5~6㎛(100만분의 1m)이다. 건강하지 않은 정자는 꼬리가 2개거나, 머리가 울퉁불퉁한 것처럼 모양이 비정상적이다. 움직임도 중요하다. 정자는 자궁에 도달 · 수정될 수 있도록 1분에 1~4㎜의 속도로 직진해야 한다. 정자 수는 정액 1mL당 정자가 2000만 개 이상이어야 한다.

물론 정자의 농도는 남성의 생식능력을 판단하는데 사용되는 다양한 요인들 중 하나이다. 남성의 불임을 초래하는 요인은 다양하므로 정자 수 검사에서 양성 판정이 나왔다고 해서 생식능

력이 보장되는 것은 아니다. 정자의 생성은 신체적, 감정적, 심리적 요인들에 의해 영향을 받고 호르몬 농도, 스트레스, 고열, 운동, 여행, 수술, 약물, 그리고 식습관의 변화에 의해 정자수가 감소할 수가 있다.

남성 생식능력진단검사는 정액1mL당 정자수 2000만개 이상인지 이하인지 판정하는데 '1mL 당 정자수 2,000만개'는 WHO가 정한 정자결핍증의 판단기준이다. 3일 이상 7일 미만 간격으로 실시한 두 번의 검사에서 모두 '정자수 부족'으로 판정받으면 해당 남성은 생식능력이 없는 것으로 판명된다.

정자가 거의 없으면 무정자증으로 판명된다. 무정자증은 남성의 1%에서 발견되며 불임 남성의 10~15%에 해당된다.

작동원리

- 생식능력 검사는 정액속에 존재하는 정자의 특정 단백질(항원SP-10)농도를 탐지하고 이를 근거로 정자수를 산출하는 방식이다.
- 전체적인 정확도는 96%라고 한다.
- 부정확한 결과를 방지하기 위해 마지막 사정후 2~7일 사이의 정액샘플을 채취한다.
- 정자를 컵에 사정한 뒤 20분 이상을 기다려 정액이 액화

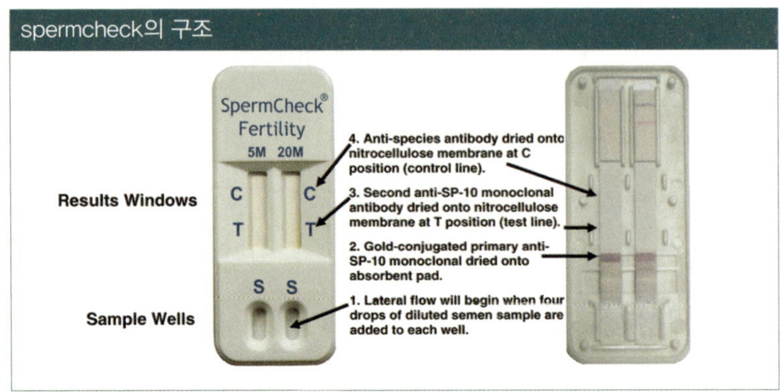
spermcheck의 구조
SpermCheck® Fertility
5M 20M
Results Windows
C C
T T
S S
Sample Wells
4. Anti-species antibody dried onto nitrocellulose membrane at C position (control line).
3. Second anti-SP-10 monoclonal antibody dried onto nitrocellulose membrane at T position (test line).
2. Gold-conjugated primary anti-SP-10 monoclonal dried onto absorbent pad.
1. Lateral flow will begin when four drops of diluted semen sample are added to each well.

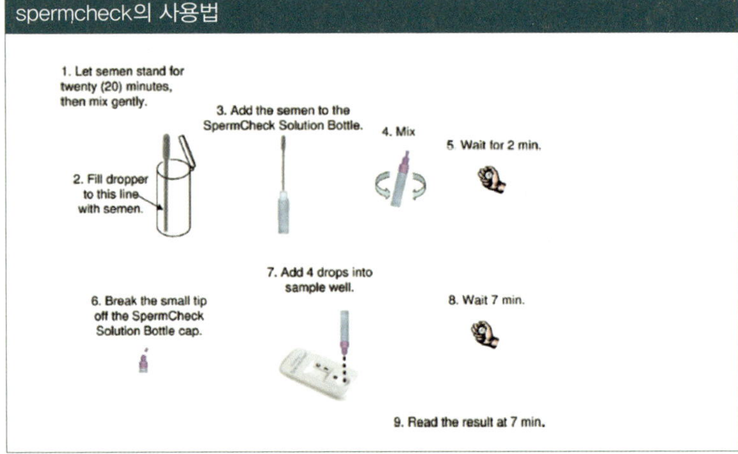
spermcheck의 사용법
1. Let semen stand for twenty (20) minutes, then mix gently.
2. Fill dropper to this line with semen.
3. Add the semen to the SpermCheck Solution Bottle.
4. Mix
5. Wait for 2 min.
6. Break the small tip off the SpermCheck Solution Bottle cap.
7. Add 4 drops into sample well.
8. Wait 7 min.
9. Read the result at 7 min.

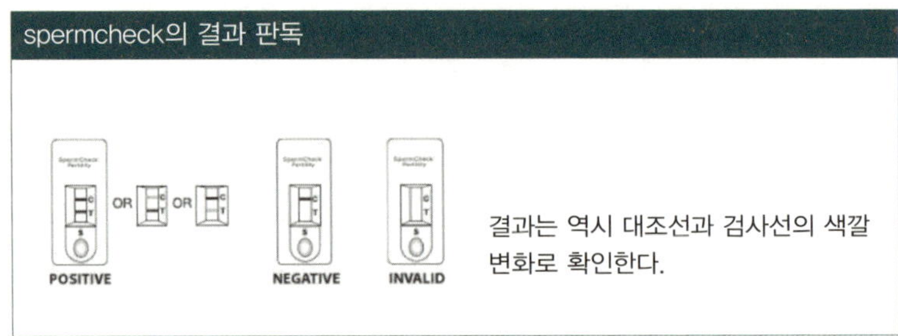
spermcheck의 결과 판독
OR
OR
POSITIVE
NEGATIVE
INVALID
결과는 역시 대조선과 검사선의 색깔 변화로 확인한다.

된 것을 확인한 후 검사를 시작한다. 묽은(액체상태의) 정액만을 검사에 사용한다.

- 수집된 정액 샘플은 3시간 이내에 사용한다.

약국에서의 적용

이 제품이 수입되거나 생산된다면 남성 난임의 간이테스트로서 의미를 지닌다. 우선 검사 후 산부인과를 내원하거나 정자수를 낮추는 여러 가지 행동들은 12주 이상* 하지 않은 후 다시 검사를 하도록 할 수 있다.

* 건강한 정자가 만들어지는데 12주가 걸린다고 한다.

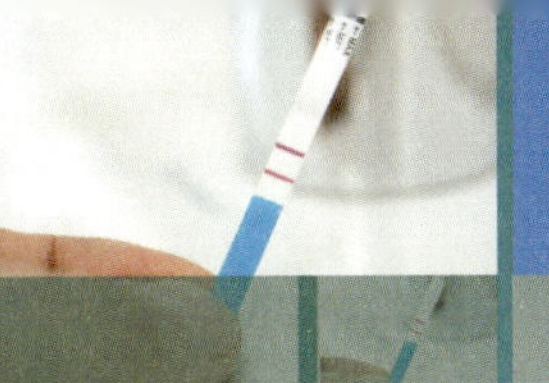

| 6장 |

감염 진단시약

호흡기 감염 진단시약

– 인플루엔자, 신종플루 진단시약

인플루엔자 발병 개요

인플루엔자* 는 A형 또는 B형 인플루엔자 바이러스에 의한 전염성이 높은 급성 호흡기 질환이다. 매년 겨울철(10월~4월)에 유행하여 건강인에서 업무상의 차질을 일으키고 노인, 만성질환자, 영유아, 임신부 등의 고위험군에서 이환율및 사망률의 증가를 초래한다.

---

* 질병관리본부 감염증 인플루엔자편 참조

인플루엔자가 유행하게 되면 지역사회에서 결근과 결석이 증가하게 되고 합병증으로 인한 폐렴, 또한 인플루엔자 유사질환(influenzalike illness)에 의한 입원과 사망률이 증가한다. 이는 의료비의 지출, 노동력의 상실, 사회안전망 구축 등 사회경제적인 비용의 증가로 인해 막대한 경제적 손실을 유발한다.

만성질환에서는 폐렴 합병으로 인한 병원 입원 또는 사망에 이를 수 있고 당뇨, 심장질환, 만성 폐질환, 만성 신부전 및 면역억제제 복용자 등은 인플루엔자에 걸리면 합병증이 생길 위험성이 클 뿐 아니라 기존 질환의 악화로 병원에 입원할 가능성이 높아진다. 따라서 인플엔자는 만성질환자 사망의 직간접적인 원인이 된다.

인플루엔자는 표면항원인 hemagglutinin (H)과 neuramidase (N)의 유전자 변이를 통하여 항원변이를 일으켜 매년 유행하는 것이 특징이다. 인플루엔자 바이러스의 항원 소변이(antigen drift)에 의해 매년 겨울철에 인구의 10~20%가 감염된다.

또한 10~40년 주기로 전세계적으로 발생하는 A형 인플루엔자의 대유행은 항원 대변이(antigen shift)에 의한 것으로 인류에게 커다란 위협이 된다. 실제 2009년 4월 미국, 멕시코에서 시작된 신종인플루엔자는 H1N1바이러스의 대변이에 의한 21세기 최초의 대유행으로 전세계적으로 큰 피해를 입혔다.

인플루엔자는 급성 인플루엔자 환자가 기침이나 재채기를 할 때 분비되는 호흡기 비말을 통해 주로 전파되며 폐쇄공간 내의 밀집된 집단에서는 공기감염도 가능하다. 또한 건조한 점액에서도 몇시간이나 생존할 수 있기 때문에 인플루엔자 바이러스에 오염된 물건이나 환경을 만지고 나서 눈이나, 코, 입 등을 만지는 경우 접촉 감염이 발생한다.

인플루엔자 바이러스의 전파는 성인의 경우 증상 발생 1일 전부터 증상 발생후 약 5일간 가능하며 소아의 경우 증상 발생 후 10일 이상까지도 가능하다. 따라서 인플루엔자 유행기간 중 가장 발병률이 높은 5~18세 소아군이 지역사회 인플루엔자 전파에 있어 가장 중요한 감염원 역할을 하고 있다.

38℃ 이상의 갑작스런 발열, 두통, 근육통, 피로감 등의 전신증상과 인후통, 기침, 객담등의 호흡기 증상을 보이며 드물게 복통, 구토 경련 등이 발생할 수 있다.

진단시약

인플루엔자A/B형과 신종플루 진단시약은 그간 병의원에서 인플루엔자 A형, B형, 신종플루 등의 항원에 대해 면역크로마토그라피를 이용해 간이 진단을 했던 시약이다.

검체체취는 환자의 비강이나 인후부에서 채취한 검체를 사용하므로 시료채취가 간단하고 진단시간도 15분만에 검출하므로

인플루엔자 진단시 시료를 채취하는 부위

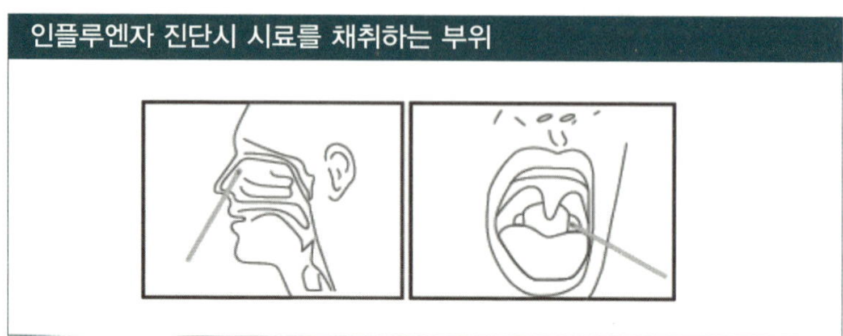

편리하다.

다만 미리 분주된 추출액에 혼합한 후 검사를 해야 하므로 당장 약국에서 적용하기는 어렵지만 시간이 지나서 다시 인플루엔자의 대유행이 있을 때는 분명히 약국에서도 진단의 한 축을 담당하게 될 것이다. 그러나 래피드 진단시약의 결과는 혈청 항원을 분석하는 법에 비해 정확도가 60~90%사이로 제품별 검사자별로 차이가 크기 때문에 간이 검사로서 이용하는 것이 바람직하다.

인플루엔자 감염진단시약 사용법

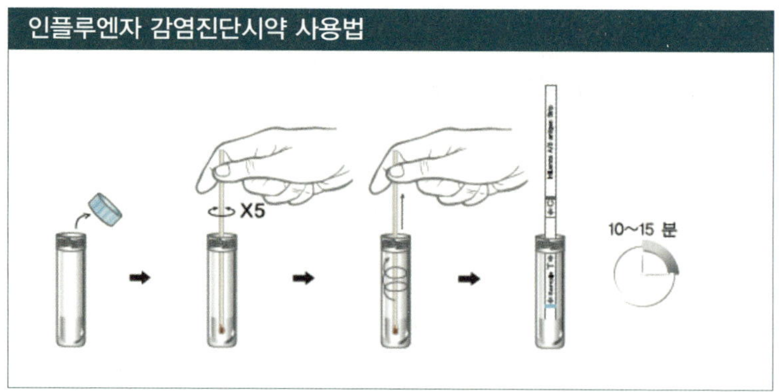

2

위장관계 진단시약

– 헬리코박터 파이로리 진단시약, Rota/Adeno virus 진단시약

헬리코박터 파이로리 진단시약

질병의 개요

1983년 Warren과 Marshall 에 의해 Helicobacter pylori(이하 H.pylory)발견된 이후 소화기질환의 병태생리와 H. pylory의 연관성에 대한 많은 연구가 이루어져 왔다.

H.pylory는전세계의 반수 이상이 감염되어 세계적으로 가장 많이 그리고 가장 널리 분포하고 있는 균이면서 특히 우리나라의 경우 무증상 성인의 약 67%가 감염되어 있다. H.pylory가 만성위염 , 소화성 궤양, 위선암, MALT 림프종의 원인이라는 것이 알려진 이후 H.pylory감염을 진단하기 위한 수많은 검사법들이 개발되었다.

H.pylory는 위장 전정부 점막의 표면이나 위장의 점액에서 주로 발견되는데 감염자가 비감염자에 비해 위암발병률이 2배 이상 많다고 한다. 특히 한국은 위암 발생률과 사망률이 매우 높아서 위암의 예방과 치료를 위해 H.pylory 감염에 대한 정확하

고 적절한 조기 진단은 매우 중요하다. H.pylory의 제균은 위궤양과 십이지장 궤양의 발병률을 5%까지 떨어뜨리고 또한 절제한 위암에 있어서도 H.pylory균의 제균은 암의 재발을 막는데 중요한 역할을 한다. 또한 2촌이내에 위암이 있었던 경우 H.pylory의 제균으로 예방이 된다고 한다.*

진단

병원에서 H.pylori 감염을 진단하는 방법은 크게 내시경을 이용한 침습적인 방법과 비침습적인 방법으로 분류할 수 있고 검사의 편리성, 각 검사의 특이도와 민감도를 고려하여 H.pylory 감염 진단법을 결정하게 된다. 약국에서 사용할 수 있는 방법은 대변 항원검사가 있지만 환자와의 상담을 위해서 자세한 검사법을 살펴보자.

침습적 방법은 내시경을 이용하여 위점막 조직을 얻은 후 H.pylory 존재를 확인하는 것으로 신속 요소 분해 효소검사, 균배양검사, 중합효소연쇄반응검사 등이 있다.

비침습적 방법이란 내시경을 통하지 않고 검체를 얻어 검사하는 방법으로는 대변항원검사, 요소호기 검사와 같아 H.pylory 자체의 존재를 검사하는 직접검사법과 H.pylory의 항체를 측정하는 혈청검사, 소변 검사와 같은 간접 검사법이 있다.

---

* 네이버 백과사전 헬리코박터편 참조

H.pylory의 각종 검사법

Test	Sensitivity (%)	Specificity (%)	Comments
Invasive			
Rapid urease test	80-95	95-100	Requires endoscopy
Histology	90-95	95-98	Requires endoscopy
Culture	80-90	100	Requires endoscopy
Noninvasive			
Serologic tests (ELISA)	80-95	80-95	Unsuitable for F/U
Urea breath test	90-95	86-95	Good for Dx & F/U
Stool antigen test	90-95	90-95	Good for Dx & F/U

Dx, diagnosis; F/U; follow up

국내의 경우 위내시경검사를 이용한 침습적인 검사 중 신속요소분해검사 및 조직검사가 많이 이루어지고 있고 내시경검사가 상대적으로 고가인 외국의 경우는 위암발생률도 낮기 때문에 체중감소, 토혈, 빈혈등의 경고증상이 없는 젊은 환자들에게 비침습적인 방법을 권장한다.

각종 검사법*

침습적(invasive) 방법

H.pylory균에 관한 신뢰도가 가장 높은 검사법이다.

- 신속요소분해 효소검사(Rapid urease test)

위 생검 조직내에 H.pylory가 존재하면 H.pylory가 생산하는

* Helicobacter pylori 감염의진단, 김주성, 강정묵 서울대학교 의과대학 내과학 교실, HANYANG MEDICAL REVIEWS Vol. 27 No. 2, 2007

요소분해효소에 의해 요소검사 시약이 분해되어 암모니아가 만들어진다. 생성된 암모니아는 산도를 증가시켜 검사지의 색깔을 변화시키고 이것을 phenol red가 검출한다. 이 중에서 대표적인 것이 CLO검사(Hpfast)인데 조직 생검으로 채취한 한 개 또는 두 개의 조직을 진단키트에 넣고 24시간이내에 노란색에서 주황색 혹은 진한 분홍색으로 변하는 경우를 감염양성으로 판성한다.

CLO검사(Hpfast)

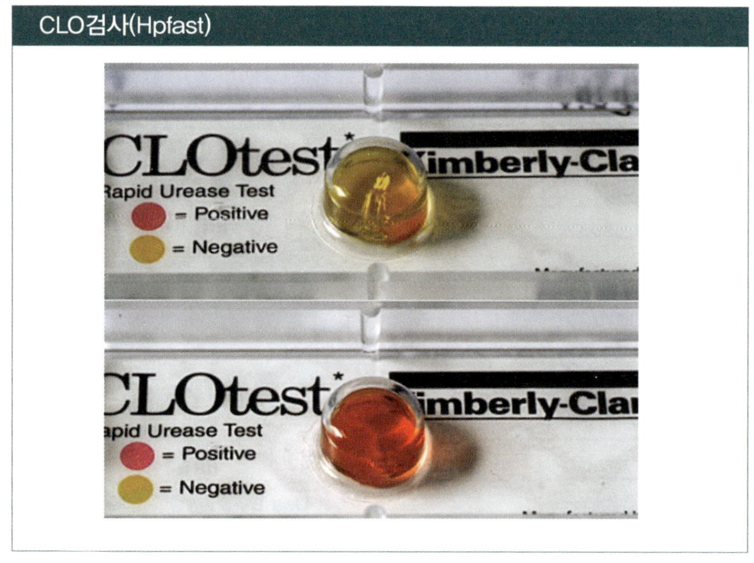

간편하고 빠른 검사결과를 얻을 뿐 아니라 가격이 저렴한 장점도 있으나 점막 염증 정도는 알 수가 없다. H.pylory 균주의 수에 따라 영향을 받아 PPI(프로톤 펌프억제제)를 복용중인 환자는 검사의 정확도가 떨어진다. 고령의 환자로서 최근 경고증상(소화기 증상, 출혈, 체중감소의 소견 등)이 있었다면 우선적으로 검사할 수 있다.

• 조직검사

장점으로는 높은 민감도와 특이도이며 조직검사에 의한 H.pylory의 진단은 점막의 형태변화, 염증 정도, 위축이나 장상피화생여부, 이형성, 암 등의 정보를 동시에 제공하므로 매우 유리하지만 판독에 시간이 걸리고 결과를 판독하는 의사나 생검 위치에 따라 민감도가 달라질 수 있다.

• 배양검사

생검조직을 이용한 세균배양법은 항생제 감수성을 평가할 수 있어 치료에 실패한 경우나 항생제에 대한 내성변화추이를 보는 목적으로 시행할 수 있다.

• 중합효소연쇄반응검사(polymerase chain reaction)

검체로 위조직 이외에도 대변, 위액, 치석, 타액에서도 검사가 가능하고 10~100개의 균만 존재하여도 검사에서 양성으로 검출되는 장점이 있다.

비침습적(invasive) 방법

요소 호기검사와 대변항원검사와 같이 현재 H.pylory감염을 증명하는 직접 검사와 혈청검사, 소변항체검사와 같은 단지 H.pylory의 노출력을 알려주는 간접 검사로 나누어볼 수 있다.

- 요소호기검사

H.pylory는 많은 양의 요소분해 효소를 생산하면서 생존하는데 이 효소는 요소를 암모니아와 CO_2로 분해한다. 이러한 원리를 이용해서 탄소동위원소가 포함된 요소가 위장 안에 존재하는 H.pylory요소분해효소에 의해 분해되면 이때 생성된 탄소동위원소가 포함된 이산화탄소가 혈액내로 흡수된 뒤 폐를 통해 배출되는 양을 spectrometer, spectrophotometer 또는 레이저를 이용한 ratio 분석기 등을 통해 측정하는 것이다.

요소호기검사

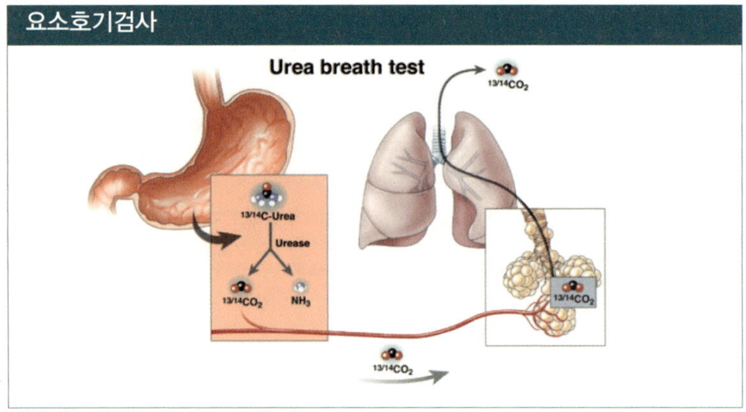

H.pylory 제균여부를 알아보는데 가장 추천되는 검사법으로 항생제나 PPI제제, 비스무스제제는 2주전부터 복용하지 말고 검사 1시간 이전 금식을 한 후 검사를 해야 정확한 결과를 나타낼 수 있다. 제균요법의 성공 여부를 확인할 경우는 치료 종료후 4주 후에 검사를 하는 것이 권장된다.

- 혈청검사

가격이 비교적 저렴하며 빠르고 쉽게 검사할 수 있다는 장점이 있다. 혈청검사의 제한점은 지역에 따라 민감도 및 특이도가 다양하게 나오므로 H.pylory 감염의 표준적인 진단법으로 사용하기 힘들다. 또한 H.pylory감염으로 혈청 내 생성된 항체에 대한 면역반응 진단이므로 현재의 활동성 감염과 과거의 감염을 구분할 수 없어 과거에 치료를 받아 제균이 된 이후 수 개월 혹은 수 년동안 위양성으로 나타날 수 있다. 따라서 H.pylory 감염의 선별검사로 이용하고 있다.

- 대변을 이용한 항원검사(H.pylory stool antigen, HpSA)

대변 내에 있는 H.pylory 항원을 검출하는 방법으로 진단이나 치료 후 성공여부를 확인하는데 사용되고 있다. 검사가 간편하고 신속하기 때문에 제균요법 전후에 요소호기 검사법 다음으로 사용이 권고되고 있다. 단점은 환자가 검체채취를 불편해 하거나 PPI 사용후의 위음성률이 30%정도 발견되는것이다. 그러나 요소호기검사시행이 어려운 성인이나 영유아에서 사용가능한 장점이 있다.

- 소변을 이용한 항체검사

검체를 얻기 쉽다는 장점이 있다. 소변용 H.pylory 래피드 항체키트인 RAPIRUN(오츠카)이 개발되어 있다.

약국에서 취급하게 될 헬리코박터 파이로리 진단시약

시간이 지나면 비침습적 방법의 대변을 이용한 항원검사와 전혈을 이용한 항체 측정방법을 취급하게 될 것이다.

- 대변을 이용한 항원검사

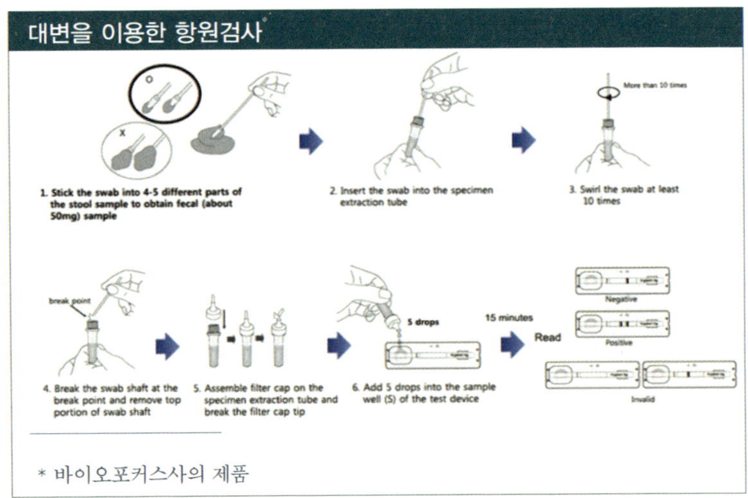

* 바이오포커스사의 제품

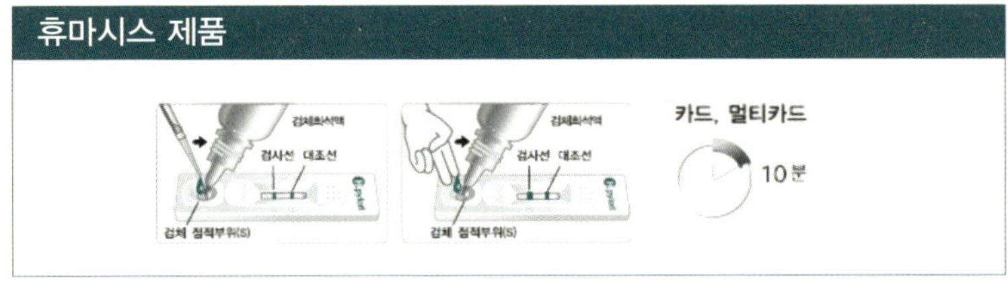

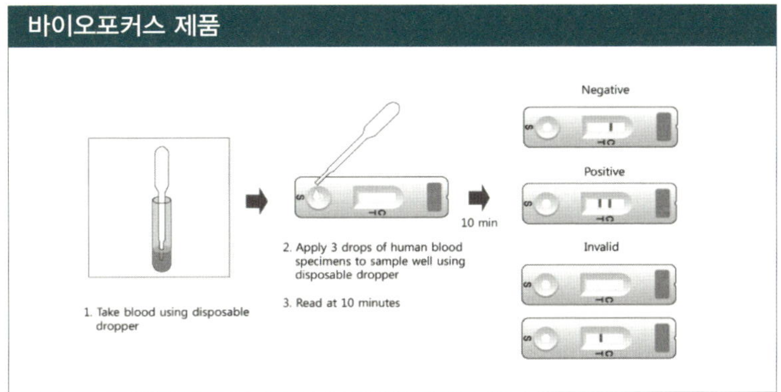

- 전혈을 이용한 H.pylory 항체 검사법 : 전혈이나 모세혈 50㎕과 버퍼를 검체부위에 떨어뜨리고 10분 지난 후 확인한다. 모세혈의 채혈량이 많은데 시간이 지나면 모세혈 채혈량도 줄어들고 버퍼이용도 편리해져 손쉽게 이용할 수 있을 때가 올 것이다.

Rota/Adeno virus 진단시약

장염의 원인이 되는 바이러스들이다.

그룹 A형 로타바이러스란?

로타바이러스는 5세 이하의 영유아에서 급성 감염을 유발하여 설사, 복통, 구토 등의 위장관염 증세를 일으키는 병원체이다. 급성 위장관염을 유발하는 바이러스들 가운데에 영유아에서 가장 발생빈도가 높은 것으로 보고되어 있다. 선진국이나 개발도상국을 불문하고, 5세 이하에서 설사증으로 입원하는 소아의 1/3이 로타바이러스에 의한 것으로 생각된다. 6개월에서 2세의 연령층에서 발생률이 가장 높으며 2~3세까지는 모두 감염된다. 우리나라와 같은 온대지방에서는 사계절 내내 환자가 발생할 수 있으나 흔히 겨울철에 유행한다. 최근 수년간 국내에서의 로타바이러스 발생 현황을 계절적으로 분석해보면 봄철에도 많이 발생하는 양상을 보이고 있다.

분변 -경구 경로(fecal-oral route) 로 전염되며 일부는 호흡기 감염도 가능하다. 따라서 소아병동이나 놀이방 등에서 집단유행이 발생할 수 있고, 신생아와 이들과 접촉한 성인에서도 발생할 수 있다. 증상이 없는 불현성 감염도 많이 발생하며 재감염도 자주 발생하지만 재감염시에는 증상이 훨씬 가볍다. 임상질환이 발병하기 전과 발병 후 10-12일에도 분변에 바이러스가 분비되며, 특히 면역억제 환자는 30일 이상 바이러스를 배출한다.

적은 수의 바이러스만으로도 감수성 있는 사람에게 감염을 일으킬 수 있다. 생후 6개월에서 2년의 유아가 가장 감수성이 높고, 3개월 미만의 유아에서는 설사가 드물다. 면역억제 환자는 장기간에 걸쳐 감염이 지속되고 간헐적으로 설사증상이 생기기도 한다.

성인에서도 로타바이러스 감염, 재감염이 일어나지만 임상증상이 전혀 나타나지 않거나 또는 가볍게 나타나며 병원 내 감염에 의한 로타바이러스 감염증이 빈번한 것으로 알려져 있다. 일반적으로 출생 후 6개원까지의 영아는 모체에서 받은 항체를 가지고 있어 로타바이러스에 감염되지 않는다고 알려져 있으나 신생아나 6개월 이내 영아도 로타바이러스에 많이 감염된다.

로타바이러스에 감염되면 48시간 이하의 잠복기를 거쳐 중등도의 발열과 구토로 시작되며, 이어서 수양성 설사가 시작된다. 이런 특징적인 임상 양상 때문에 설사-발열 구토 증후군으로 불리기도 한다. 39℃를 넘는 발열이 30%에서 나타나고 대변에서 혈액이나 백혈구는 볼 수 없다.

구토와 발열은 2일째에 호전되나 설사는 흔히 5~7일간 지속된다. 설사가 심하면 탈수가 되며 특히 영아와 만성 위장관 질환이 있는 소아에서 잘 일어난다.

장관내 감염을 일으키는 아데노 바이러스는?

아데노바이러스 중 2가지 유전자형인 40형과 41형의 아데노바이러스는 일반적인 아데노바이러스가 호흡기 감염을 일으키는데 반해 장관내 감염을 유발하여 설사, 복통, 구토 등의 위장관염 증세를 유발하는 것으로 알려져 있다. 이러한 장관아데노바이러스는 급성 위장관염 환자 중 약 5%이하의 감염빈도를 보이는 것으로 조사되어 있다. 장관 아데노바이러스는 일반적인 아데노바이러스와 동일한 형태학적인 특징을 가지며 유아에서 설사, 구토 등 위장 증상을 동반하여 유아 설사증의 원인으로 중요하며 장중첩증과도 관련이 있다. 합병증이 없으면 2~5일 만에 회복된다.

아데노바이러스의 주요 감염경로는 분변 - 경구 경로(fecal-oral route)이며 연중 발생하고 계절에 따른 감염빈도의 차이는 별로 없는 것으로 보고되어 있다. 아프리카, 아시아, 유럽, 중동, 미주지역에서의 조사에 따르면 장관 아데노바이러스는 설사질환의 5~20% 정도에 관여하는 것으로 밝혀졌다. 장관 아데노바이러스는 주로 3살 미만의 어린아이, 면역억제 환자, 골수 이식을 받은 환자에게서 급성 위장염을 많이 일으키는 것으로 보고되어 있다. 잠복기는 약 7~8일이며, 증상은 5~12일 동안 지속되어 다른 설사 바이러스에 비해 증상지속기간이 다소 길지만 증상은 경미하다. 가장 중요한 임상적 특징은 묽은 설사변과 설사

1~2일 후에 나타나는 구토이다. 장관 아데노바이러스의 다른 임상 증상으로는 2~3일간 지속되는 낮은 발열, 탈수, 호흡기 증상이다.

호흡기증상은 전체 장관 아데노바이러스 감염 사례 중 약 20% 미만에서 나타난다. 전 세계적으로 40형과 41형이 거의 동등한 빈도로 출현하고 있었으나 최근의 조사에 따르면 40형의 유행이 감소하고 41형의 유행이 증가하고 있는 것으로 나타났으며 국내에서 검출된 장관 아데노바이러스 분석결과도 41형이 대부분을 차지하며 40형 이외에도 31형이 흔히 검출됨을 확인하였다.

진단시약 사용법

검체 채취는 분변으로 가능하다. 버퍼에 검체가 담긴 면봉을 10여회 저어 희석한 후 처리된 검체로 검사를 하고 20분 후 판독을 한다.

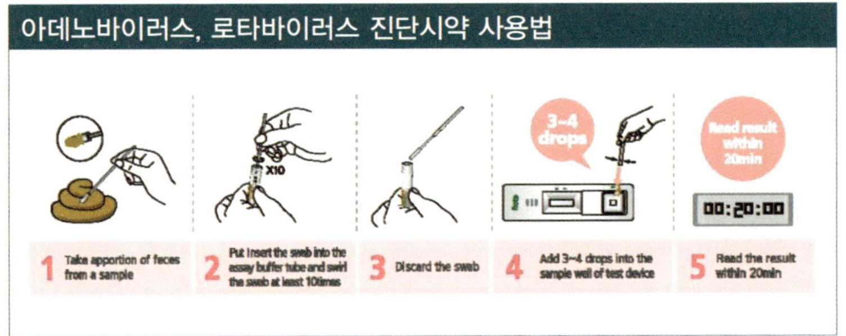

③

간염 진단시약

– A형 간염, B형 간염, C형 간염

HAV IgG 진단시약

A형 간염이란?

간염 바이러스의 한 종류인 A형 간염 바이러스(hepatitis A virus, HAV)에 의해 발생하는 간염으로 주로 급성 간염의 형태로 나타난다. A형간염 바이러스는 1973년 사람의 변에서 처음 발견되었는데 감염경로가 대변-구강경로로 전염되는 전염성이 매우 높은 질환이다. 대변 - 구강 경로로 전염되기 때문에 공중위생과 밀접한 관련이 있어 우리나라도 경제수준이 낮았던 과거에는 낮은 연령부터 A형 간염 바이러스에 노출되어서 항체를 획득하였다. 일반적으로 6세 이하에서는 HAV에 감염되어도 70% 이상이 무증상이어서 과거에는 A형 간염이 크게 문제가 되지 않았다.

그러나 지난 30년간의 경제발전으로 공중위생 및 생활환경의 개선되면서 낮은 연령층에서의 A형간염 바이러스에 대한 노출이 줄어들면서 청소년 및 젊은 성인층에서의 A형간염 항체율이 낮아지게 되었다 이로 인해 현증A형 간염의 발생위험도가 증가

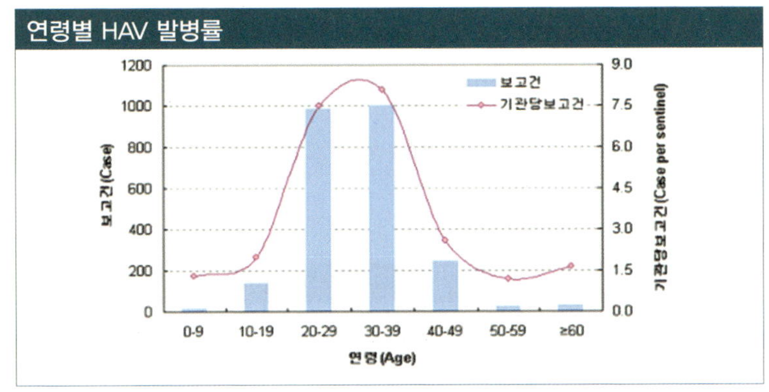

하였는데 1998년을 기점으로 꾸준히 증가하고 있는 실정이다. 연령별로 보면 20~30대의 청장년에서 발생률이 급증하고 있다.

A형 간염은 B형이나 C형 간염과 달리 만성화하지 않는다.* A형 간염 바이러스에 오염된 음식이나 물을 섭취하거나 A형 간염 바이러스에 감염된 환자와 접촉한 경우에 감염이 되고 드물지만

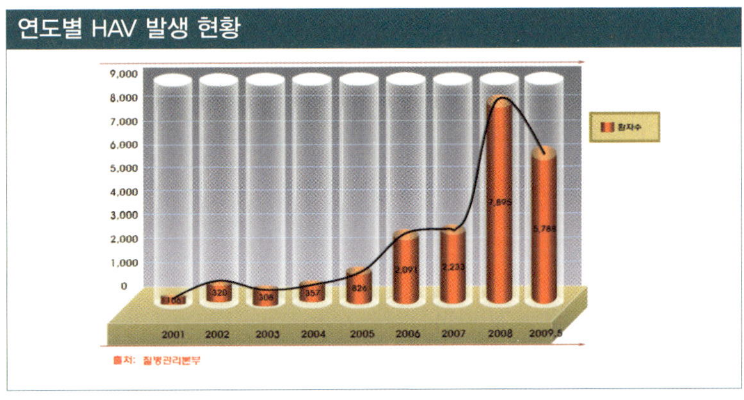

* 네이버 지식백과 A형 간염편 서울대학교 병원 제공

국가 정보포탈, 연도별 HAV 보고수

구분	2001년	2002년	2003년	2004년	2005년	2006년	2007년	2008년	2009년
보고수(건)	105	317	312	355	798	2,081	2,233	7,895	15,231
기관당 보고수	2.2	5.1	5.6	6.2	9.9	15.0	12.9	30.8	42.0

나이별 HAV 항체 생성률

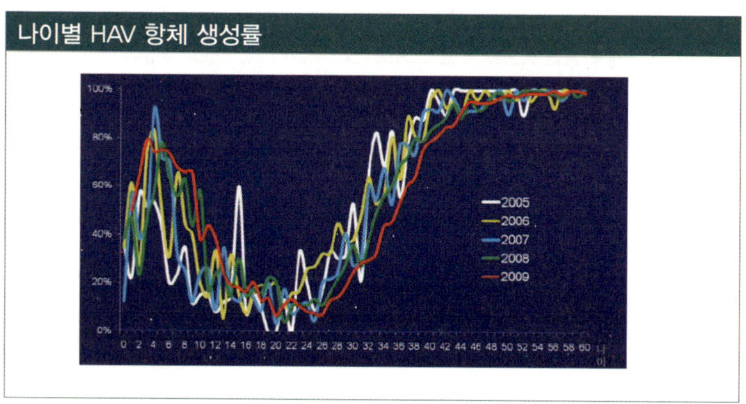

수혈이나 동성애 관계에서도 전염된다.

대부분 성인의 85%는 3개월 이내에 회복되는 경우가 많지만 만성 B형 간염등의 만성 간질환을 보유하고 있는 경우에는 전격성 간염(B형간염에 새로 A형간염이 감염되어서 발생)으로 진행되기도 해서 A형간염으로 인한 사망 및 간이식을 받는 사례도 증가하고 있다.

또한 A 형간염의 감염률이 해가 갈수록 기하급수적으로 늘고 있는데 A형 간염 항체를 보유한 비율은 50대 이상 연령대에서야 높은 것을 볼 수 있다.

약국에서의 HAV IgG 진단시약 접근법

항체를 보유하지 않은 50대 이하 전체인구를 대상으로 예방 접종을 실시하기에는 너무 많은 예산이 들고 20~40대는 백신 접종을 기피하는 연령대이므로 우선 사전 검사로 HAV IgG을 검사해서 항체가 없는 사람만 백신을 맞는 것이 현실적이다.

또한 피로감, 메스꺼움, 구토, 식욕부진, 발열, 우측 상복부의 통증 등 일차적인 전신현상이 나타난 이후 황달이 나타나는 특징적인 A형간염의 양상이 있다면 우선 병원으로 전원을 시킨다. HAV IgG로는 항체 형성을 볼 수 있다.

HAV IgG을 재는 이유

HAV IgM의 경우*는 감염초기(증상의 급성기)때 나타나는 항체로 증상이 있을 때는 99%양성으로 나타나고 3~4개월은 꾸준히 나타난다.(12개월까지 나타나기도 한다.)

반면 HAV IgG의 경우는 HAV 감염이 어느 정도 회복될 때 나타나는 항체이고 이 면역글로불린은 한번 형성되면 평생 지속되므로 차후 재감염에 대한 면역능력이 획득되는 것으로 본다.

---

* 약국을 내원한 환자 중 최근 들어 갑자기 피로, 열, 복통, 메스꺼움 , 설사, 식욕부진, 의기소침, 황달, 복부통증, 체중감소를 느끼고 있다면 HAV IgM 진단시약을 사용할 것을 권장할 수 있다.

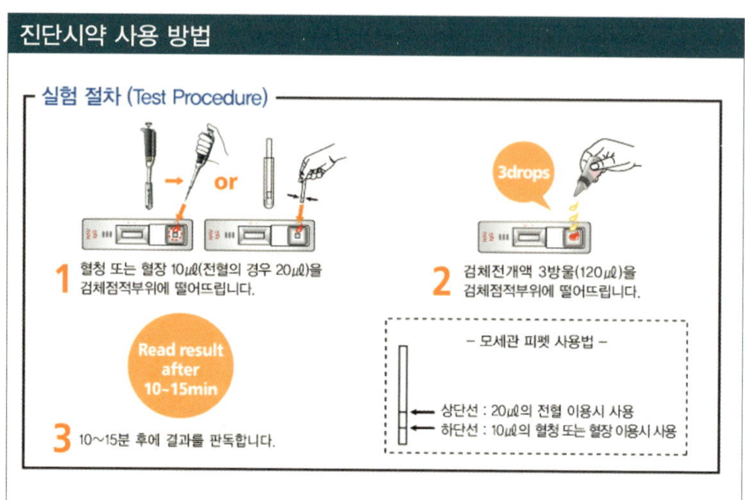

진단시약 사용 방법

사혈침으로 모세혈관혈을 채취해야 하는 번거로움이 있으나 백신에 대한 두려움이 있거나 건강을 걱정하는 환자군을 대상으로 HAV IgG 진단시약을 권장해볼 수 있다.

HBV 진단시약

B형 간염이란?

B형 간염은 B형 간염 바이러스(hepatitis B virus, HBV)에 감염된 경우 바이러스에 대한 우리 몸의 면역반응으로 인해 간에 염증이 생기는 질환을 의미한다. 현재 세계인구 중 20억명이 감염되어 있고, 3억5천만명이 간경화증과 간암을 앓고 있으며, 매년 약 50~70만명이 사망하는 것으로 추정된다.

우리나라는 HBV에 감염에 의한 만성간질환, 간경변증, 간암 등의 유병률이 높은데 그 원인은 B형간염 산모로부터 출생한 자녀가 감염되는 수직감염*이 우리나라 B형간염의 주된 감염경로라는 점과 밀접한 관련이 있다.

B형간염의 만성화는 감염당시의 나이와 상관관계가 있어

B형 간염의 보고율

구분		2001년	2002년	2003년	2004년	2005년	2006년	2007년	2008년	2009년
급성 B형	보고수(건)	410	391	539	537	650	1,211	1,588	1,612	1,746
	기관당 보고수	4.6	5.4	8.2	6.9	6.8	9.3	13.8	10.9	12.2
산모 B형	보고수(건)	2,529	4,601	8,668	9,192	7,339	6,985	6,980	5,584	3,813
	기관당 보고수	8.4	8.1	12.1	11.8	10.7	10.8	11.7	11.3	9.5
주산기 B형	보고수(건)	5	6	7	2	9	18	6	6	7
	기관당 보고수	1.0	1.2	2.3	1.0	1.5	1.6	1.5	1.0	1.2

※ 기관당보고수 = 보고수/ (1번이상 신고에 참여한 의료기관수)

* 모체의 혈액이나 분비물에 존재하는 바이러스가 출산시 혹은 출산 직후 자녀에게 전염되는 것

성인이 되어서 감염되면 약 5%정도에서 만성화되지만 1세에서 5세 사이에 감염되는 경우 25~30%, 1세 미만에서 감염(수직감염)되면 약90%까지 만성 간염으로 이행된다.

이렇게 높았던 우리나라 만성 B형간염 유병률 변화의 전환점은 1991년 신생아 예방접종, 1995년 국가 예방접종 사업이다.

B형 간염표면항원 양성률*은 백신 상용화 이전인 1980년대에는 남성 8~9%, 여성 5~6% 수준이었으나 백신접종 확대 후 많이 감소하였다. 그럼에도 2005년 국민건강영양조사 결과 10세이상 인구 중 남자 4.4%, 여자 3.0%이며, 연령별 항원양성률은 10대(1.3%), 20대(3.9%), 30대(4.5%), 40대(4.2%), 50대(5.8%), 60대(3.4%)로 여전히 전체인구의 3.7%는 B형간염 바이러스 감염자이다. 또 국내 만성 B형간염의 주요 감염경로인 수직 감염율은 1995년 3.4%, 2006년3.2%로 크게 줄어들지 않았고 산발적 급성 B 형간염의 경우 2006년 급증한 이후 지속적인 증가추세를 보이고 있다.

B형 간염 검사의 각종 지표

- HBs 항원**

HBs 항원은 B형간염바이러스에 감염되면 간세포의 세포질

---

* 메디칼 옵저버 국내 만성 B형간염 유병률 2013.08.08에서 인용

** 질병관리본부의 B형간염 자료에서 인용

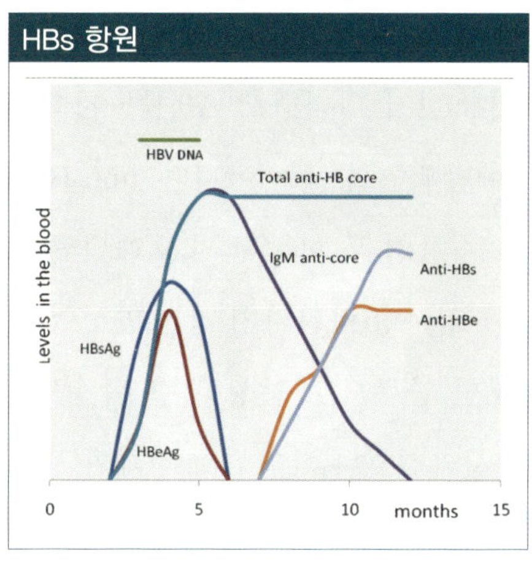

에서 만들어지는 바이러스의 표면항원이다. 급성감염의 경우에 나타나며 간혹은 만성 보균자에서도 발견되는데 이것 자체가 감염력을 가지지는 않지만 감염을 알려주는 지표로 사용된다. HBs 항원은 보균자의 혈액, 소변, 타액, 정액, 질분비액, 초유, 위액 등에서 발견된다.

감염경로는 오염된 혈액의 수혈과 주사바늘에 찔리는 경우이며 수직감염, 성적접촉등에 의해 발생한다.

- HBs 항체

HBs 항원에 대한 항체이고 간염의 임상증세가 나타날 때 생기기 시작해서 평생동안 지속된다. B형 간염 바이러스의 감염을 예방하는 역할을 하는데 간염 예방 접종자에게는 이 항체만 생긴다. 만일 이 항체와 HBc 항체가 같이 있으면 발견되면 과거에 B형간염에 감염된 적이 있고 현재는 회복된 상태라고 생각하면 된다.

● HBc 항체

HBc 항체는 HBs 항체보다 먼저 나타나서 수년간 지속된다.HBs 항체와 달리 감염이 예방되는 항체는 아니다. anti-HBc IgG 만 단독으로 양성인 경우는 감염 후 회복된 지 오래된 환자이거나 간염바이러스는 있거나 검사상 나타나지 않는 만성 보균자의 경우이다. anti-HBc IgM만 단독으로 양성인 경우는 최근 감염의 지표이며 HBs 항원은 사라졌으나 아직 HBs 항체가 생기기 이전의 이행기에 있는 환자일 수도 있다. anti-HBc IgM는 급성 감염시 높은 수치를 보이다가 6~8개월이 지나고 나면 감염이 완치되던지 만성 간염으로 가던지의 여부와 상관없이 사라진다. 만성간질환자에게 anti-HBc IgM이 다시 나타나게 되면 바이러스의 재활동을 의미하며 환자의 증세가 악화된다.

● HBe 항원

HBe 항원이 혈액속에서 발견되면 현재 바이러스가 계속 증식하고 있다는 것을 뜻하는데 이러한 혈액은 감염력이 높다.

● HBe 항체

HBe 항원에 대한 항체이고 회복기에 들어섰음을 의미한다. 이 항체가 생기면 대부분 바이러스의 증식은 줄어들고 간기능 검사도 정상으로 돌아온다.

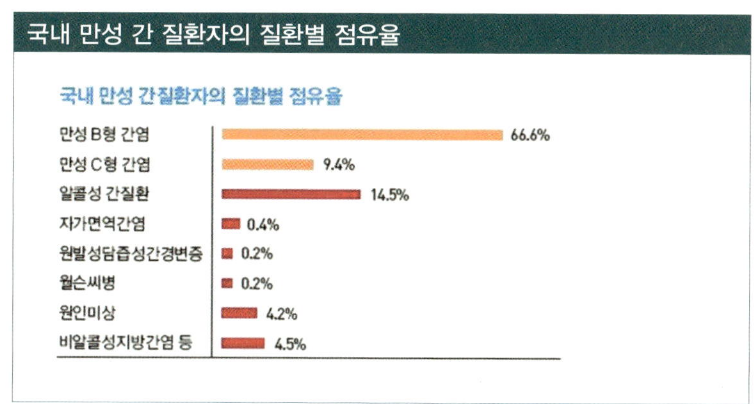

만성간염

혈액에서 B형간염바이러스를 나타내는 표지자인 B형간염바이러스 표면 항원(HBs Ag)이 6개월 이상 존재하는 경우 만성적으로 B형간염 바이러스를 가지고 있다고 진단할 수 있다.

B형 간염 바이러스에 의한 감염을 이야기할 때 구분해야 할 것은 '만성B형 간염*'과 '비활동성 간염보균자** '이다.

B형 간염 바이러스는 우리나라 만성 간질환***의 가장 흔하고

---

* HBs Ag이 6개월 이상 존재하면서, 혈중 HBV DNA가20,000 IU/mL 이상 존재하고 지속적 혹은 간헐적인AST/ALT 상승을보이거나 간조직 검사에서 중등도 이상의 염증 소견이 보이는 경우

** HBs Ag 양성인 상태가 6개월 이상 유지되기는 하지만 e 항원(HBe Ag) 음성, e 항체(HBe Ab) 양성이면서HBV DNA〈2000 IU/mL, 지속적인 AST/ALT 정상인 경우에 진단

*** 고려대학교 의과대학 내과학 교실 김지호교수님 블로그에서 발췌

중요한 원인이다. 우리나라 성인에서 만성간염과 간경변증의 약 73%, 원발성 간암의 약 77%에서 B형간염 바이러스의 지속적 감염이 보고되어 있다.

B형간염과 C형 간염의 비교

B형간염 바이러스의 복제와 C형간염 바이러스의 복제상의 차이점*

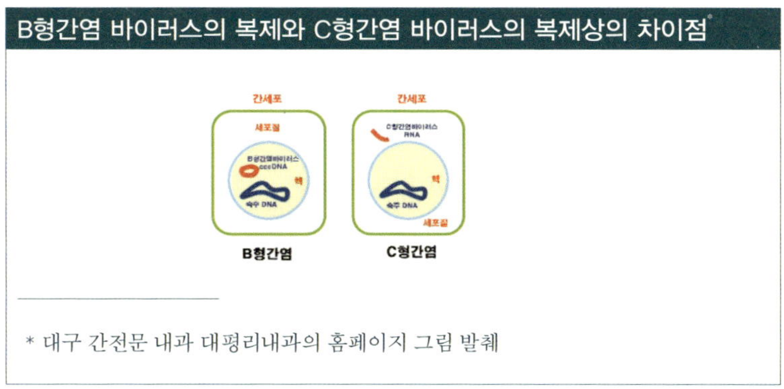

* 대구 간전문 내과 대평리내과의 홈페이지 그림 발췌

HBV 진단

HBV 진단은 임상 및 역학 양상, 검사실 결과로 이루어진다. B형간염은 임상증상만으로는 감별이 불가능 하므로 확진을 위해서는 혈청학적 검사를 시행해야 하는데 혈청학적 B형간염 표지자는 감염상태에 따라 다양하게 나타난다.

- **급성 B형 간염의 임상증상** : HBV에 감염된 뒤 잠복기간은 60~150일(평균 90일)이며 각종 간염 증상과 마찬가지로 피로감, 식욕부진, 구역, 구토, 우상복부 통증, 미열, 두통, 근육통, 피부발진, 관절통 및 관절염 등을 나타내며 황달증상은 5세 미만<10%, 5세 이상 30~50% 정도이다. 합병증으로는 전격성 간염, 만성 간염, 간경변, 간세포암 등이 있는데 아래 그림과 같이 전체 간암중 HBV 간암이 차지하는 비율이 75% 정도이다.

우리나라 간암환자 간염 바이러스 발생률

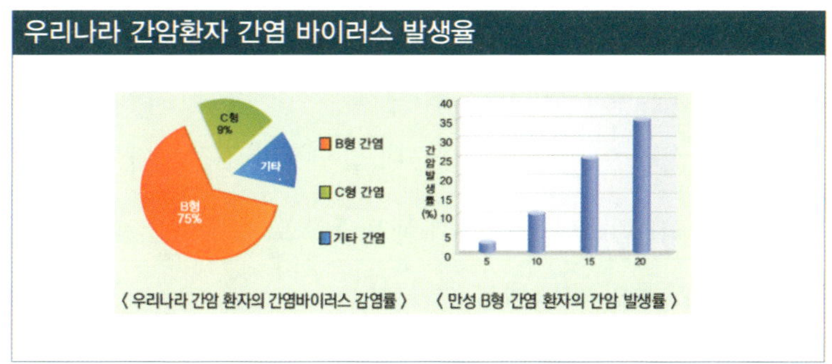

〈 우리나라 간암 환자의 간염바이러스 감염률 〉 〈 만성 B형 간염 환자의 간암 발생률 〉

- **HBsAg 진단시약** : B형 간염 표면항원(HBsAg)은 급만성 HBV 감염에 있어 혈액 속에 존재한다.

  바이러스 감염 후 평균 4~12주 후에 환자의 혈액에서 나타나는데, 일반적으로 간염의 임상적 증후가 나타나기 전에 혈액 검사로서 HBsAg 확인이 가능하므로 급성 B형간염의 가장 초기 표지자로 이용할 뿐 아니라 만성 간염환자를 확인하는 기본검사이기도 하다.

회복기 동안은 혈액에서 검출되지 않는다. B형 간염 표면항원은 바이러스의 유전적 변이로 인해 다양한 구조적 변이성을 나타내고 있다. 지금까지 알려진 표면항원의 변이성을 혈청학적으로 분류해 보면 adw, ayw, adr, ayr 4종의 아형(subtybe)이 대부분을 차지하는 것으로 보고되어 있다. 진단시약의 분석 민감도는 1ng/mL의 HBsAg를 검출할 수 있고 분석시간은 30분이 걸린다.

- **anti-HBs 진단시약** : B형 간염 표면항원에 대한 표면 항체 검사는 B형 간염의 임시적 진행 상태를 확인하거나, 백신 접종 여부를 결정하는데 필수적인 검사이다.

HBV 표면 항원에 대한 반응으로 생성되는 항체로 회복기 동안 혈액에서 증가한다.

HBV의 이전 노출을 감지하는데 사용되는데 성공적인 예방접종을 했다면 양성으로 진단된다. 따라서 예방접종의 필요성을 결정하는데 사용되거나 감염으로부터 회복되고 나서 재감염을 막을 수 있는 면역력이 생겼는지 확인하는데 사용된다.

진단시약의 분석 민감도는 30mIU/mL의 anti-HBs를 검출할 수 있고 분석하는 시간은 30분 정도 걸린다

약국에서의 적용

약국에서 진단시약을 사용하기 위해서는 전혈을 사용해야 하는데 아직 우리나라 진단시약들은 혈청이나 혈장 100μl를 사용하도록 되어 있다. 따라서 시간이 지나 기술 발전이 되어 소량의 모세혈을 이용해서 검사를 할 수 있을 때까지는 기다려야 한다.

HCV Ab 진단시약

C형 간염

C형 간염*은 C형 간염 바이러스(hepatitis C, HCV, RNA 바이러스)에 감염되었을 때 이에 대응하기 위한 신체의 면역반응으로 간에 염증이 생기는 질환을 의미한다.

2009년도에 국내 29개 검진센터에서 20세 이상 성인 검진자를 대상으로 보고된 HCV 유병률은 0.78%였고, 나이에 따라 증가하는 양상을 보여 20대와 30대의 유병률은 0.5%로 낮았지만 60대에서 1.5%, 70대에서 2%가 넘게 나왔다. 또 지역에 따른 유병률의 차이를 보이고 있는데 부산 · 경남 · 전남이 나머지 지역에 비해 유의하게 높은 유병률을 보였다. 그러나 실제로 HCV로 진료를 받는 환자의 수는 0.12%에 불과하다. 즉 그만큼 HCV에 대한 인지도가 낮고 진료기회를 놓치고 있다고 보아야 한다.

급성 C형 간염에서 자연 치유되는 경우는 약 30%정도이며 70%가 만성으로 진행하는데 이들 중 매년 약 2.5%가 심각한 질환상태, 즉 간경변증이나 간암으로 진행된다. 감염기간이 5년일 때 약 13%의 진행률을 보이며 10년이 넘어가면 26%의 진행률을 보인다. 또 20대보다 40세 이상이면 더 빨리 진행이 되는 것을 볼 수 있다.

---

* 네이버 지식백과 C형 간염편 참조 서울대학교병원 제공

연도별 HCV 보고건수

구분	2001년	2002년	2003년	2004년	2005년	2006년	2007년	2008년	2009년
보고수(건)	3,000	1,927	2,033	1,657	2,843	4,401	5,179	6,407	6,406
기관당 보고수	34.1	29.2	33.3	24.4	30.6	34.9	33.0	41.3	34.8

즉 나이가 들수록 질환 진행이 가속화될 수 있다. 또 남자, 음주자, 다른 바이러스 중복감염, 인슐린 저항성이나 비만이 있는 분들, 면역 억제자, 장기이식 수혜자, ALT라는 간의 염증수치가 상승된 경우 및 유전적인 요인들이 C형 간염의 질환진행에 영향을 미친다. 알코올 섭취가 높고 비만할수록 C형 간염에 감염이 될 요인들이 늘어나는 것이다.

그럼에도 불구하고 항바이러스 치료를 받는 경우 질환진행이 억제된다. 특히, 치료 성공 시 5년 누적질환진행률은 약 4%로 줄어든다. 즉, 일찍 발견하고 치료하면 완치율이 높고 질병부담이 감소한다.

만성 HCV는 서구와 일본에서는 만성바이러스간질환의 주요 원인이며 우리나라에서도 만성 간질환 환자의 10~15%가 HCV 간염이며 특히 최근 우리나라의 HBV간염이 줄어들어 그 중요성이 더 커지고 있다.

C형 간염이 우리 몸에서 자연적으로 제거되는 경우는 연간 1%미만으로 드물며 한번 감염되면 대부분이 만성 C형 간염으로

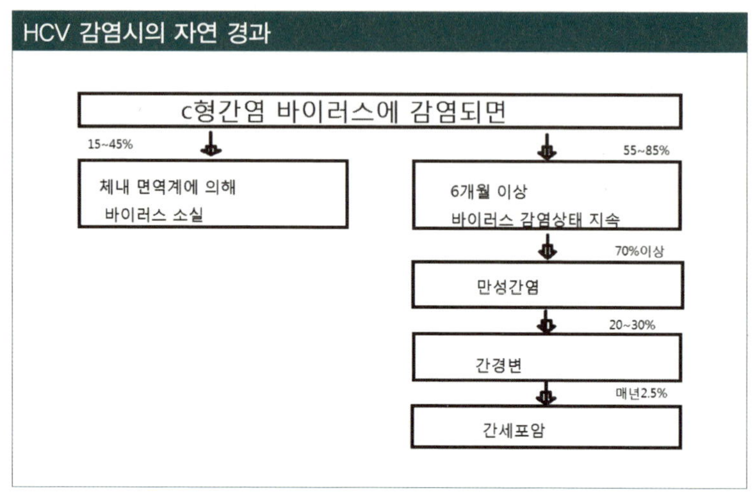

진행된다. 이러한 경우 간경변증및 간세포암종(간암)이 발생하여 사망에 이르게 된다.

감염 경로

C형 간염의 전염은 혈액을 통해 이뤄진다. HCV에 오염된 혈액, 혈액제제의 수혈이나 장기이식, 정맥주사 약물남용, 불안전한 주사, 오염된 주사기나 바늘에 찔리는 경우, 소독이 적절히 되지 않은 피어싱 · 침술 · 문신, 소독이 적절히 시행되지 않은 외과수술 · 내시경검사 · 치과치료 등의 의료시술, HCV 감염자와의 성접촉, HCV에 감염된 산모로부터 신생아로의 수직 감염 등이 있다.

최근 우리나라의 2회 이상 헌혈자대상에서 C형 간염 발생률은 2001년 10만명당 6.8건, 2009년 0.8건으로 감소하고 있어 현재 수혈로 인해 C형 간염이 전염될 가능성은 거의 차단되어 잘 관리가 되고 있음을 알 수 있다

HCV는 감염 이후 혈액내로 들어와서 주로 간세포 내에 존재하게 된다. 우리 몸의 면역체계는 감염된 이들 바이러스를 제거하기 위해서 면역반응을 일으키게 되는데 이로 인해 간세포가 파괴되면서 간에 염증이 생긴다. 간 효소수치가 정상이어도 간의 손상과 염증은 지속되는데 40세 이상은 간경변증, 60세 이상은 간암의 발생 위험도가 높아진다.*

진단방법

C형 간염의 진단은 C형 간염 바이러스에 대한 항체(anti-HCV Ab)나 C형 간염 바이러스의 RNA를 검출하는 혈액검사를 통해서 진단할 수 있다. 간기능검사도 자주 시행해야 한다.

약국에서 사용하는 래피드 진단시약의 경우는 anti-HCV Ab를 검사하는 것이다.

---

* 세종내과 영상의학과 홈페이지 자료 참조

각종 간염과 간암의 누적 발생률

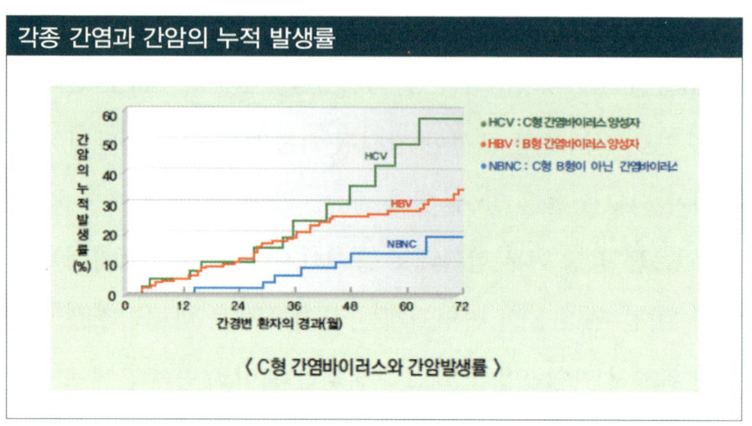

〈 C형 간염바이러스와 간암발생률 〉

약국에서의 접근법

최근 들어 평균수명이 길어지면서 우리나라는 만성화된 B형 간염보다 만성화된 C형 간염의 위험성이 더 커지게 되었다.*

우리나라는 성인에서 일반 및 생애전환기 건강검진 항목 중에서 C형 간염은 포함되어 있지 않다. 따라서 감염자도 자신이 감염자인지 모르는 경우가 많으며, 대부분 감염자들이 대부분 사회경제적으로 낮은 계층인 경우가 많아서 이에 따라 감염자의 치료 접근성이 낮다.

이런 이유로 진단시약코너에 HCV간염 진단시약을 비치한다면 평소 간 건강을 염려하던 고객들은 관심을 가지게 될 것이다.

---

* B형간염의 경우는 간경변이나 간암으로 가는 시기가 짧아 중장년층의 만성 간질환이 많지만 간암으로 사망하는 확률은 낮은 반면 C형간염의 경우는 만성으로 진행되는 시기가 길어 노년층에 이르러 만성간질환에 이르게 되지만 간암으로 사망하는 확률이 훨씬 높다. 평균수명이 길어지면서 C형간염 관리에 적신호가 켜진 것이다.

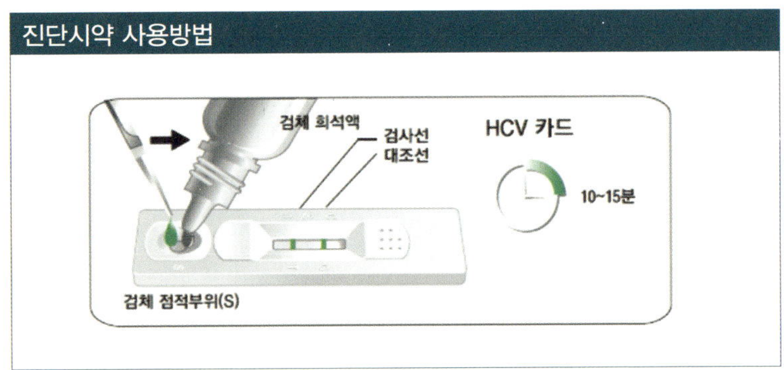

당장 취급할 수 없다 하더라도 지속적인 관심을 기울일 필요가 있다. 일간지의 헬스란에 나온 HCV에 관한 건강관련 칼럼이나 기획기사를 스크립하여 같이 비치한다면 큰 도움이 될 것으로 생각한다.

진단시약 사용방법

구체적인 사용법은 HAV와 동일하다. 이때 사용되는 전혈의 양은 20μl 정도이고 결과 판독시간은 10~15분이면 충분하다.

4

기타 감염 진단시약

요로감염 진단시약

요로감염이란

비뇨기계의 한부분이 세균에 감염된 것을 요로감염이라고 한다. 소변에는 물, 염분(소금), 노폐물등 다양한 물질이 섞여있지만 세균은 없는데 방광이나 신장에 세균이 들어가 소변속에 번식하게 된 것을 요로감염이라고 부른다. 이러한 요로감염은 주로 여름철에 많이 발생한다.*

2013년 현재 우리나라의 방광염환자는 160여만 명으로 2009년에 비해 11%가 늘었다. 미국의 경우 매년 400만명 정도가 요로감염을 앓는다고 한다. 주로 앓는 요로감염증은 방광염, 신우신염, 요도염 등의 3가지 종류로 장으로 부터 요로를 따라 상행감염을 일으키므로 남성보다 요도가 짧은 여성에게서 더 자주 나타난다.

요로 감염의 발병 위험을 높이는 요인으로는 임신, 당뇨병, 요로 결석, 전립선 비대에 의한 요로폐색, 요도 카테터사용, 요로

---

* 2014. 7. 30 국민건강보험공단 블로그 내용 참조

감염의 병력등을 들 수 있다.

- 하부요로감염(방광염, 요도염) : 방광과 요도에 세균이 침범하여 생기는 질환으로 요도로부터 방광으로 올라가는 상행성 감염이 대부분이다. 여자가 더 걸리기 쉽지만 남자, 여자 모든 연령대에서 걸릴 수 있다. 가장 흔한 세균성 방광염은 장으로부터 요도를 통해 방광으로 들어오는 장내박테리아(대장균)가 주 원인이다. 요도염의 경우는 성교에 의한 상행성 세균감염에 의해 주로 발생하는데 임균, 클라미디아, 마이코플라즈마, 대장균등 여러 균에 의해 발병한다.

- 상부요로감염(신우신염) : 신우신염은 하부 요로감염에 의해 이차적으로 발생하는데 방광에서 신장으로의 상행성 요로감염이며 주 원인균의 85%는 대장균이다. 신우신염은 흔한 질병으로 매년 10,000명의 여성 중에 12~13명, 10,000명의 남성 중에 3~4명이 발병한다. 일반적으로 성생활의 정도와 발병률이 높은 상관관계를 가지기 때문에 젊은 여성에서 발병률이 가장 높다. 어린이와 노인은 해부학적인 이상과 호르몬 수치 때문에 발병률이 높다. 요로감염은 번거롭더라도 신속하게 의사의 치료를 받아야 신우신염으로 진행되는 것을 막을 수 있고 잦은 신우신

염의 재발은 신장기능에 악영향을 미치게 된다.

또한 급성 신우신염은 옆구리 통증과 오한이 대표적인 증상이다. 방치하면 몸살로 착각하기 쉬울 정도로 39도 안팎의 고열과 오한, 전신 근육통이 동반되는데 소변이 자주 마려운게 몸살 증상과 다른 점이다. 특히 화장실을 자주 가더라도 소변량이 많이 않고 개운하지 않다. 긴급뇨, 배뇨통 등이 동반되기도 한다.

요로 감염진단시약 현황*

래피드 진단시약형태의 요로감염 진단시약은 한국에는 발매되지 않았다. 소변으로 간이 검사하는 형태가 나와 있다.

요로감염 진단시약의 세 가지 주요 용도

- 재발성 요로감염의 병력이 있거나 요로감염의 위험인자를 보유한 환자가 감염을 조기에 알고자 하는 경우
- 요로 감염으로 인해 항생제 치료를 받고 있는 환자가 요로감염의 완치여부를 확인할 때
- 요로감염 치료시 치료 정도를 파악할 때

---

* 비처방의약품 핸드북 참조

미국에서 시판되는 요로 감염진단시약

90% 정도의 정확도를 보인다.

- UTI(urinary track infection)검사 : 소변 속의 질산염이 그람음성균에 의해 환원되는 원리를 이용하여 소변 속의 아질산염을 탐지해낸다. 스트립에 포함된 아르사닐산(arsanilic A)은 소변속의 아질산염과 반응하여 디아조늄(diazonium)화합물을 형성한 후 스트립속의 다른 물질과 결합하여 분홍색을 나타낸다. 양성반응을 나타내려면 소변 속의 세균농도가 10^5마리/mL가 되어야 한다. 이 검사는 소변속의 단백질도 탐지해내는데 요단백질 역시 요로감염의 징후이다.

  고령자,임신부, 비뇨기계 환자의 경우 검사의 정확성이 높다. 단백질 검사와 결합하면 검사의 감도 및 특이성이 높아지고 위음성 판정의 가능서이 낮아진다.

요로감염진단 시약과 요로감염검사 결과

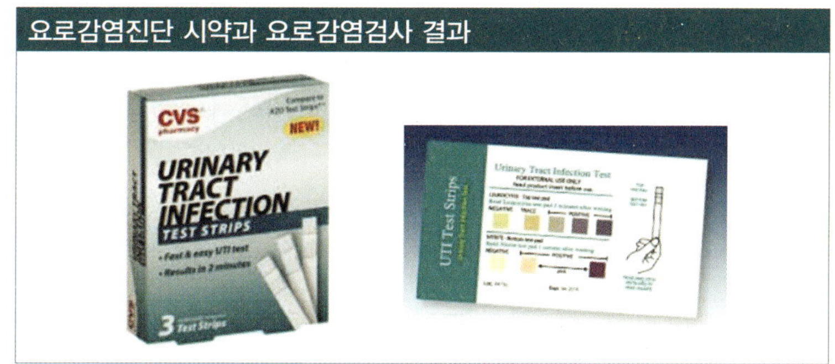

아조검사스트립

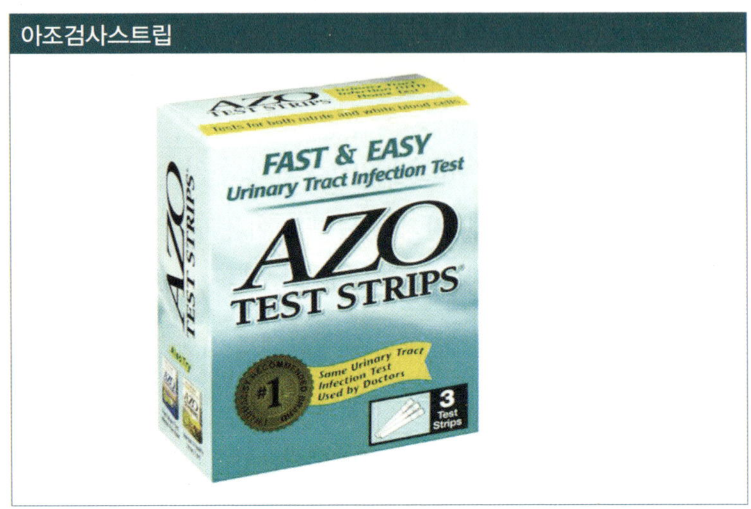

- 아조검사스트립 : 아질산염과 백혈구에스테르화 효소 두가지를 모두 탐지한다. 염증이므로 소변에 백혈구가 발견된다. 검사의 감도 및 특이성이 높고 위음성 판정의 가능성이 낮다.

검사의 방해요인

- 엄격한 채식식단은 위음성판정의 가능성을 높인다.
- 비타민C 250mg이상 복용하는 경우 – 10시간 동안 요로검사를 실시하지 않는다.
- 비타민C 500mg이상 복용한 경우 – 24시간 이내 검사시 위음성 판정의 가능성이 높다.

질염진단시약

질염이란

가렵거나 분비물이 생기는 등의 질 관련 증상은 가임기 이후의 여성에게 가장 흔한 질환 중의 하나이다. 질에 관련된 증상의 70% 정도는 가장 흔한 세균성 질증, 칸디다성 질염, 트리코모나스 질염 등의 한 가지에 의한 것이고 혹은 하나 이상의 원인균에 의해 복합 감염증이 발생하기도 한다.

- **칸디다 질염** : 칸디다 질염은 칸디다(Candida albicans)가 일으키는 질염이다. 장기간 항생제를 사용하는 사람이나 임산부, 당뇨병환자등에서 잘 생긴다. 칸디다 질염은 여성의 70%이상이 일생동안 한번 이상 걸릴 정도로 가장 흔한 형태의 질염이다. 흰색의 걸쭉한 냉과 심한 가려움이 특징인데 가려움으로 인해 자기도 모르게 손이 가기도 한다. 질 내 pH의 변화는 크지 않다. 염증성 질염과 위축성 질염의 두 가지 형태로 나타난다.
  - 염증성 질염 : 염증성의 상피세포가 떨어져나오면서 고름 같은 냉이 많이 생기며 질과 외음부의 화끈거림, 성관계시 느끼는 통증이 있다.
  - 위축성 질염 : 폐경 이후의 여성에게 주로 나타나는

데, 이는 여성호르몬인 에스트로겐의 결핍으로 인하여 질벽이 얇아지면서 다량의 냉을 유발하며 질상피 세포의 위축으로 인해 건조감이 생기고 성관계 후에는 소량의 출혈을 일으키기도 한다.

- 트리코모나스 질염 : 트리코모나스 질염은 Trichomonas vagi -nalis라는 균에 의한 감염으로, 주로 성교를 통해 전파되는 성인 질환이다. 트리코모나스 감염증의 원인인 트리코모나스균은 길이 5~15μm 정도 되는 짚신 모양의 원충으로, 4개의 편모를 가지고 있다.

트리코모나스 원충은 현미경으로 쉽게 진단되며, 물에서 움직일 수 있는 능력이 있어 목욕탕, 수영장 등에서 감염되기 쉽고, 의복, 수건, 불결한 위생조건, 성교 등이 발병요인이다. 트리코모나스 감염으로 인한 요도염은 비임균성 요도염의 많은 부분을 차지한다.

트리코모나스는 대부분 성관계를 통해 전염되지만 원인이 되는 원충은 소변이나 흐르는 물에서도 몇 시간 또는 며칠 동안 살 수 있기 때문에 변기나 타월에 의해서도 감염될 수 있다. 질을 통해 누런색의 농 같고 거품이 나며 악취가 나는 냉이 흐르는 것이 특징이며, 질구가 따끔거리거나 가려움을 느낄 수 있다. 질 내 pH가 5이상으로 증가한다.

- 세균성 질증 : 질내 정상적으로 존재하는 99%의 젖산균이 소실되고 1%미만 존재하던 혐기성 균의 과다증식(1000배 이상)으로 인한 자극감, 염증 그리고 다른 임상적인 증세가 나타난 상태이다. 여성의 어느 연령에서나 발생할 수 있다.

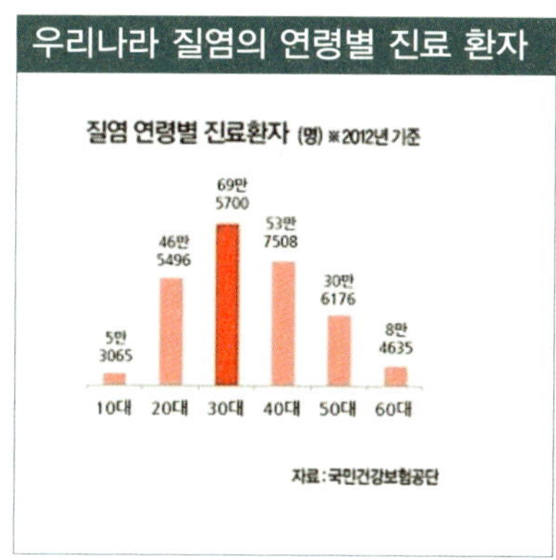

질 분비물의 화학적 조성 등의 변화로 음부작열감이나 자극감, 분비물증가(냄새가 남), 배뇨곤란, 성교통, 음문의 부종이나 홍반을 호소하기도 한다. 질내 pH가 5이상으로 증가한다.

세균성 질증과 칸디다성 질염의 경우 초기 치료를 약국에서 하기도 하는데 약사가 질 분비물의 상태를 문진함으로써 두 가지 질염을 감별하기도 하지만 환자 스스로 질 분비물의 pH를 색깔 비교로 판별하여 두 가지 질염을 구별하기도 한다. 이러한 pH test가 한국에는 시판되고 있지 않다.

미국에서 시판되는 pH test

Vagisil Screening Kit 로 질 분비물의 pH를 검사하는 진단시

Vagisil Screening Kit와 질의 pH를 비교해보는 비교표

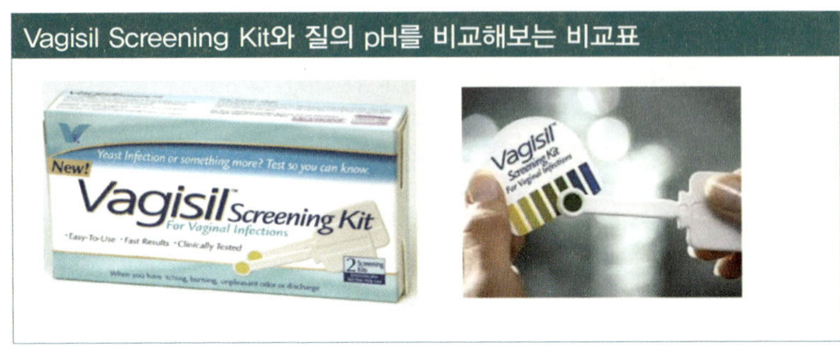

약이다. pH4.3이면 정상상태, pH가 4.5정도이면 진균감염을 시사하고 pH가 5이상이면 세균성 질증 또는 트리코모나스 질염을 의미한다.

각종 pH를 알기 쉽게 표현해 놓은 그림*

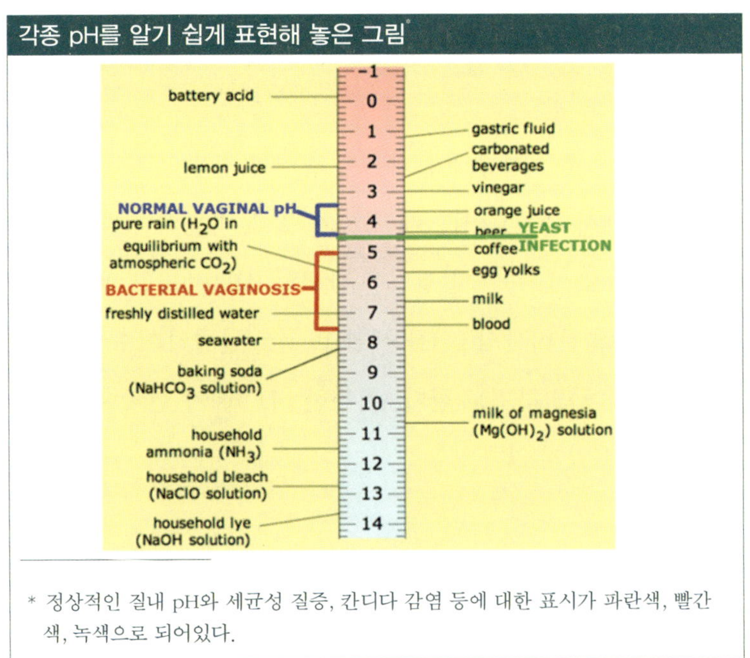

* 정상적인 질내 pH와 세균성 질증, 칸디다 감염 등에 대한 표시가 파란색, 빨간색, 녹색으로 되어있다.

HSV 검사시약*

두 가지 용도로 사용할 수 있다.

임신시의 HSV 감염

임신중 HSV(Herpes simplex virus)에 감염된 경우에는 헤르페스 융모양막염, 자연유산, 조기 진통, 질식 분만 시 신생아의 점막 및 피부 병변을 초래할 수 있으며 산모의 HSV IgG항체가 신생아 감염을 조절하는 주요 인자로 작용하게 된다. 단순포진 바이러스 감염의 진단은 혈청학적 방법으로 IgG, IgM 항체를 검출하거나 산모와 태아의 혈액이나 양수를 이용하여 HSV 유전자를 추출하여 유전자를 검출하는 방법이 주로 이용되고 있다.

HSV 성병의 조기 진단

헤르페스 바이러스(Herpes virus)에 의한 감염으로, 유럽에서 발생해 전 세계에 퍼진 전염성이 높은 질환이다. 병원체는 헤르페스 바이러스 1형과 2형인데 주로 점막과 피부를 통해 감염된다.

헤르페스 바이러스는 DNA를 함유하는 바이러스로 1형(HSV1)과 2형(HSV2)이 있다. 1형은 구강이나 입술 주위에 미세

* 엑세스바이오 홈페이지 참조

한 수포가 생기게 해서 키스를 통해서 전염이 된다. 헤르페스 바이러스 2형은 성교 시의 접촉 경로를 통해 생식기 감염을 일으킨다. 때로는 1형도 성기 주위에 감염되기도 한다.

HSV 성병에 감염되면 남자는 음경의 표면이나 포피의 안쪽에, 여자는 소음순의 안쪽과 그 주위 또는 질 내벽, 심한 경우에는 자궁경부까지 수포가 발생해 속옷이 닿아도 심한 통증을 느낀다. 처음에는 좁쌀알 같은 수포의 집합체가 국부에 발생하여 가벼운 통증을 수반하며 2, 3일간 계속되다가 수포가 터져 장액이 흘러나오고 때로는 사타구니의 림프선이 부어올라 보행에 불편을 느끼기도 한다.

그러나 감염되었다고 증상이 모두 나타나지는 않고 면역이 약한 일부 환자에서 성접촉 후 2~10일 경과 후 홍반성 피부 병변과 수포가 생기며 궤양으로 이행된다.

HSV시약의 현황

그러나 2013년에 식약청에서 HSV 허가심사 가이드라인을 발표한 만큼 아직 대중화되지 못하였다. 래피드 진단시약으로 나오는데는 아직 시간이 걸릴 것이다.

현재는 외국에서 HSV 1. 2형에 대해 각각 IgM. IgG를 측정할 수 있는데 ELISA(정량 효소 면역학적 진단)법으로 진단하는 시약들이 나와 있다.

말리리아 진단시약

말라리아란?

말라리아는 Plasmodium 속 원충이 적혈구와 간 세포내에 기생함으로써 발병되는 급성 열성 감염증으로 인체의 적혈구내에 기생하면서 적혈구가 파괴되어 주기적인 열 발작, 빈혈, 비종대 등의 전형적인 증상을 나타내게 된다.

세계인구의 약 40%에 달하는 24억 인구가 말라리아 유행지역에 살고 있으며, 매년 약 3~5억의 말라리아 환자가 발생하며 그 중 100만 명 이상이 사망하고 있는 중요한 기생충 감염으로 세계보건기구(WHO)가 선정한 6대 열대병 중에서도 가장 중요한 질환으로 인정되고 있다. 사람의 말라리아는 전 세계적으로는 삼일열 원충과 열대열 원충이 95% 이상을 차지하고 있으며, 우리나라의 말라리아는 삼일열 원충(Plasmodium vivax) 감염에 의하여 발생한다.

말리리아는 얼룩날개모기 속의 암컷 모기가 인체를 흡혈하면서 원충, 즉 포자소체(sporozoite)를 주입함으로써 감염되고 혈액을 따라 이동하다 간과 적혈구에서 증식하면서 잠복기를 거친 후 증상을 일으킨다. 드물게는 수혈 등의 병원 감염이나 주사기 공동사용에 의해 전파된다.

잠복기는 열대열 원충은 평균 12일, 삼일열 원충과 난형열 원

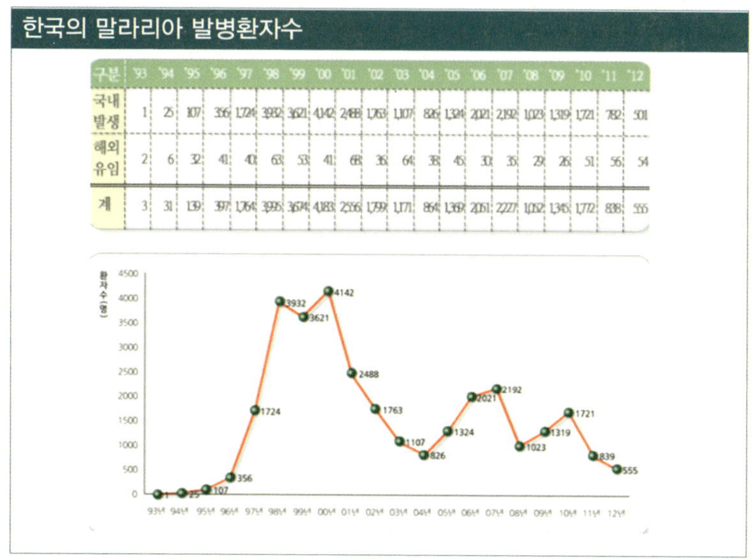

한국의 말라리아 발병환자수

구분	'93	'94	'95	'96	'97	'98	'99	'00	'01	'02	'03	'04	'05	'06	'07	'08	'09	'10	'11	'12
국내발생	1	25	107	356	1,724	3,932	3,621	4,142	2,488	1,763	1,107	826	1,324	2,021	2,192	1,023	1,319	1,721	782	501
해외유입	2	6	32	41	40	63	53	41	68	36	64	38	45	30	35	29	26	51	56	54
계	3	31	139	397	1,764	3,995	3,674	4,183	2,556	1,799	1,171	864	1,369	2,051	2,227	1,052	1,345	1,772	838	555

충은 단잠복기(평균 14일), 장잠복기(6~12개월)로 나뉘는데 온대지방의 삼일열 말라리아는 6~12개월의 장잠복기를 보이기도 하는데 국내 삼일열 말라리아가 여기에 속한다.

말라리아는 Plasmodium falciparum (Pf. 열대열 원충), P. vivax(Pv.삼일열 원충), P.malariae(Pm. 사일열 원충), P.ovale (난형열 원충)의 네 종류가 알려져 있다. 아프리카에서 주로 발생하는 열대열 원충(Pf)은 매우 병원성이 강해 치사율도 높다.

한국의 경우 경기 북부, 강원도 북부 지방을 중심으로 삼일열 말라리아 환자 발생이 보고되고 있고 최근 발병빈도가 증가하고 있다.

약국에서의 적용

- 말라리아 예방을 위해서 대부분 라리암을 처방받아서 오는데 약을 먹는 방법이 복잡해서 잘못 챙겨먹거나 출국일에 너무 임박해서 약을 타는 경우 약 복용에 문제가 생기기도 한다. 이럴 경우 말라리아 진단시약을 외국에 미리 준비해가서 문제가 있을 때 조기에 진단하도록 하면 된다.*
- 말라리아의 가능성이 있는 곳으로 출국할 때 조기진단을 위해서 구비하도록 한다.
- 강원도, 경기도 등 국내 말라리아 감염지의 경우 pLDH (4종 말라리아 검출), HRP2 (열대열말라리아 검출)의 두 항원에 대한 항체를 이용하여 현장에서 신속 하게 말라리아 환자를 검출하도록 개발된 말라리아 진단시약을 이용한다. 누구라도 용이하게 진단할 수 있으므로 간이테스트로 이용한 후 현미경으로 확진 할 수 있는데 도서 지역 등 현미경 검경이 용이하지 않는 경우에 말라리아 의심 증상이 있다면 의사의 판단 하에 신속진단키트에 의해서 확진을 할 수도 있다.**

---

* 임산부의 경우 엑세스 바이오에는 임산부용 진단시약이 따로 나오니 안심하고 사용할 수 있다.

** 질병관리본부의 감염편 말라리아편의 지침을 발췌

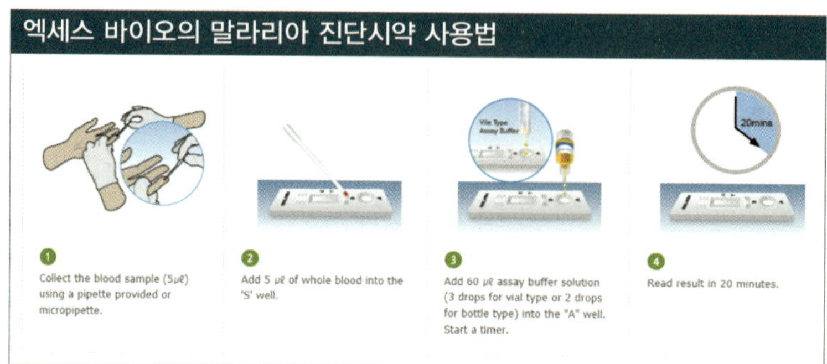

진단시약 사용법

- 검체로 전혈을 사용할 수 있기 때문에 약국에서 취급이 가능하다. 그러나 채혈해야 하는 모세혈관혈의 양은 제품마다 다르다. 또한 진단시약 사용법도 각 회사마다 차이가 있으므로 잘 읽어보고 설명서의 지시에 따른다.
- 카세트형 진단키트에 모세혈관 전혈과 buffer 용액을 섞은 후 정해진 시간이 지나서 판별을 하는데 대조선의 위치와 검사선의 위치도 잘 확인하여 음성 양성을 확인해야 한다.

뎅기열진단시약

뎅기열이란?*

뎅기열은 뎅기 바이러스가 사람에게 감염되어 생기는 병으로 고열을 동반하는 급성 열성 질환이다. 뎅기 바이러스를 가지고 있는 모기가 사람을 무는 과정에서 전파된다. 이 모기는 아시아, 남태평양 지역, 아프리카, 아메리카 대륙의 열대지방과 아열대 지방에 분포한다. 전 세계적으로 뎅기 유병률이 급격히 증가하는 추세이며 세계보건기구에 의하면 매년 5,000만명이 감염되고 약 22,000명이 사망하는데 사망자 중 대부분은 어린이인 것으로 추정된다.

우리나라에는 없는 병이지만, 최근에는 유행지역에 다녀온 후 발병하는 경우가 매년 30여 명씩 보고되고 있다. 뎅기 바이러

2013년 해외서 유입된 감염병

질병	발병 건수
장티푸스	15
세균성 이질	66
장출혈성 대장균감염증	3
A형 간염	18
말라리아	49
뎅기열	269

자료 : 질병관리본부

* 뎅기 바이러스를 가진 모기(Aedes aegypti, Aedes albopictus 등)에 의해 전파된다. 우리나라에는 흰줄숲모기 (Aedes albopictus)가 서식하고 있다.

연도별 뎅기열 발생자수

구분	2001년	2002년	2003년	2004년	2005년	2006년	2007년	2008년	2009년
보고수(건)	6	9	14	16	34	35	97	51	59
발생률 (10만명당)	0.01	0.02	0.03	0.03	0.07	0.07	0.20	0.10	0.12

스를 전파하는 모기는 집 주위에 서식하는 모기이며, 보통 비가 고인 폐타이어나 물웅덩이에 서식하고, 주로 낮에 활동한다.

최근에는 일본 현지에서 뎅기열 바이러스가 발견되어 공원 출입이 통제되기도 했다.

잠복기는 3~8일이고 갑작스런 고열, 두통, 근육통, 발진, 관절통, 백혈구감소증, 혈소판감소증, 출혈 등이 나타나고 종종 쇼크와 출혈로 사망한다. 출혈이 있으면 뎅기출혈열, 출혈에 혈압까지 떨어지면 뎅기쇼크증후군이라 하는데, 소아에서 특징적으로 나타나고 성인에서는 잘 나타나지 않는다. 최근 WHO에서는 뎅기열과 중증 뎅기열로 구분법을 변경하였으며 호흡곤란, 중증의 출혈, 장기 손상이 있는 경우를 중증 뎅기열로 정의하였다. 체온의 감소와 함께 심한 복통, 지속적인 구토, 빈호흡, 잇몸 출혈, 피로감, 불안증, 토혈 등의 증상이 발생하는 경우 중증의 뎅기열로 이어질 수 있다. 그러나 사망은 드물다.

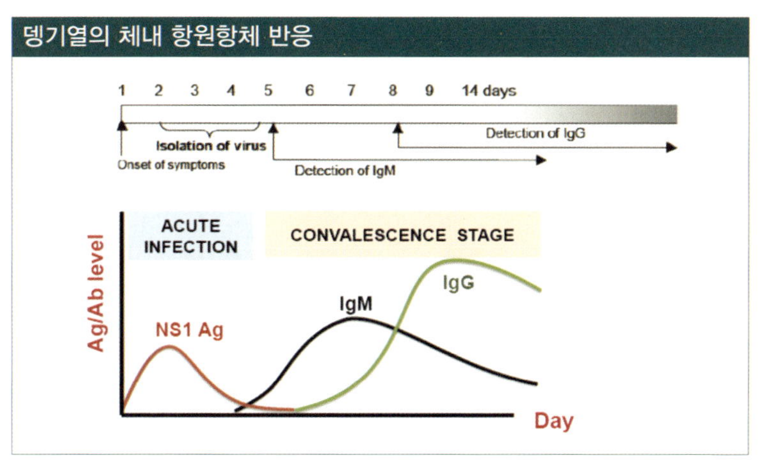

약국에서의 적용

환자가 두통, 근육통, 발열, 임파절 비대, 식욕부진, 홍반 등을 호소할 때 감기나 몸살로 생각해 대증요법만 사용하지 말고 최근에 어디 다녀온 곳은 없는지 확인하고 조기에 원인을 탐지하여 치료를 미루지 않도록 하는데 목적이 있다.

잠복기 이후의 환자를 만나서 진단을 해야 하는 것이므로 항체의 IgM 을 진단하면 된다.

뎅기열 진단시약

- 뎅기열 바이러스의 항원을 진단하거나 항원+항체를 동시에 진단, 또는 뎅기열 바이러스의 항체의 IgG/IgM를

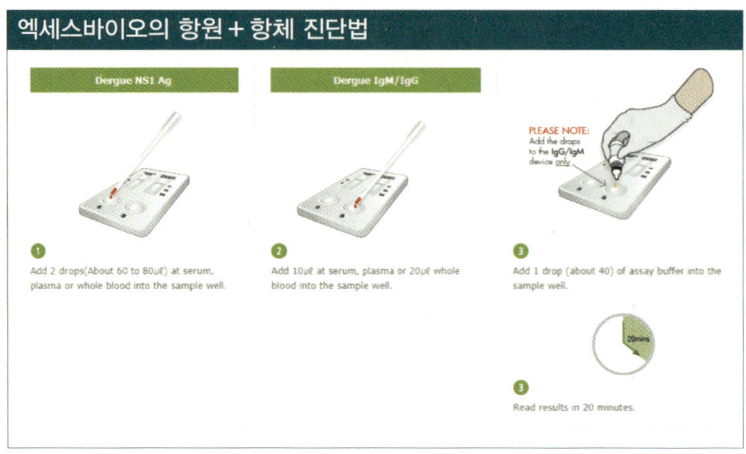

측정해서 감염을 확인하는데 소량의 전혈을 사용하므로 진단시약을 사용하는 방법은 손쉽지만 사용대상이 제한적이다.

- 채취하는 모세혈관혈의 양이나 진단시약 사용법은 각 회사마다 차이가 있으므로 잘 읽어보고 설명서의 지시에 따른다.
- 카세트형 진단키트에 모세혈관 전혈과 buffer 용액을 섞

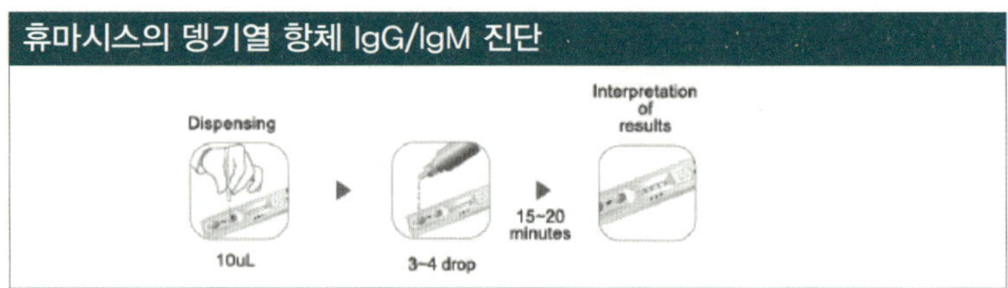

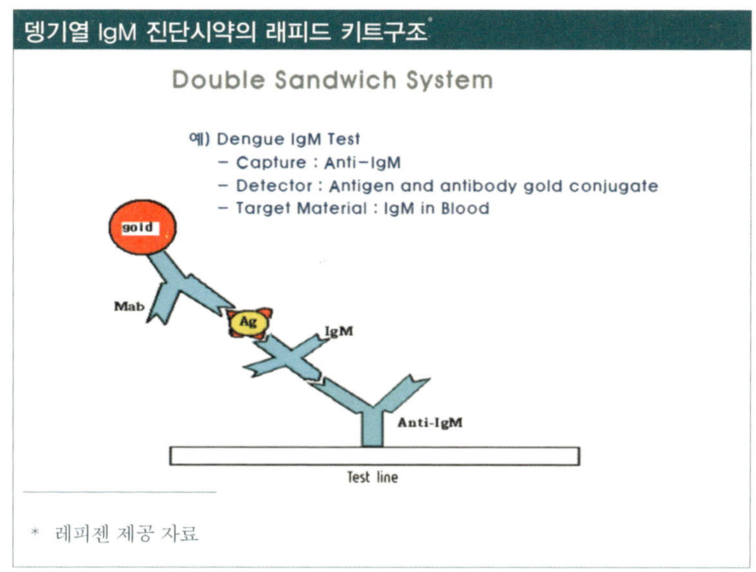

은 후 정해진 시간이 지나서 판별을 하는데 대조선의 위치와 검사선의 위치도 잘 확인하여 음성 양성을 확인해야 한다.

5

성병 감염 진단시약

성병(sexually transmitted infection)이란 주로 사람과 사람사이에 성 접촉으로 전파되는 질환으로 병원체로는 30개 이상의 세균, 바이러스, 원충이 있다. 전염병 예방법상의 성병이란 매독, 임질, 연성하감, 비임균성 요도염, 클라미디아감염증, 성기 단순포진 및 첨규콘딜롬을 말한다. 성병은 감염된 사람과의 성 접촉(구강, 질, 항문)으로 전파되며 일부 성병은 임신 중 태반조직을 통해 태아에게 전파되며 분만 시 신생아 감염을 일으킬 수 있다.

대부분의 성병은 증상을 느끼지 못할 수 있으며, 임질, 클라미디아 감염은 약 70%에서 증상이 없기도 한다. 하지만 성병은 증상이 있든 없든 치료를 하지 않으면 진행되어 심각한 합병증을 유발할 수 있다. 일반적인 주요증상으로는 요도분비물, 성기궤양, 서혜부 부종, 음낭부종, 질 분비물, 하복부 통증, 신생아 안염 등이다.

특히 여성에에 있어 임신 초기의 매독은 사산, 태반조직을 통과할 수 있어 태아를 감염시킬 수 있고 진행된 매독은 뇌, 신경, 심장 등 내부 장기에 치명적인 손상을 줄 수 있다. 임질은 남녀 모두에서 불임의 원인이 될 수 있고, 임산부에게는 자연유산, 미숙아 출산, 분만 시 신생아 안염을 초래할 수 있으며 향후 실명으로 발전될 수 있다. 클라미디아 감염증은 여성에게 있어 골반염증을 일으켜 자궁 외 임신 및 불임의 원인이 될 수 있고, 신생아 안염을 일으킬 수 있다.

매독 진단검사

매독이란?*

트레포네마 팔리듐균(Treponema pallidum)이 성적 접촉에 의해 전염되어 일어나는 아급성, 만성 질환이다. 매독균으로 인해 생성된 매독 병변(sore)인 피부궤양에 직접 접촉할 때 접촉한 상대방도 매독균에 감염된다. 피부궤양은 성기 부위, 질, 항문, 직장 등에 잘 발생하지만 입술, 구강 내에도 발생할 수 있다.

전파는 성접촉(질, 항문, 구강), 임산부 감염시 태아로의 수직감염 및 혈액을 통해 감염될 수 있다.

많은 사람들이 몇 년간 아무런 증상 없이 지낼 수도 있으나 치료하지 않는다면 매독이 진행되어 합병증이 발생할 위험이 있다. 매독에 감염 후 증상발현까지 잠복기는 10~90일(평균 21일)

---

* 질병관리본부의 매독 항목 참조

이다.

매독의 진행

- 1기 매독 : 경성하감(chancer)이 특징적인 병변으로 균이 침입한 부위에 둥글고, 작고, 단단한 통증이 없는 구진이나 궤양이 발생한다. 이는 3~6주 정도 지속되며 치료 없이 자연 치유되나 치료를 하지 않는다면 2기로 진행하게 된다.

- 2기 매독 : 피부발진과 점막손상이 2기의 특징이다. 이 시기에는 전형적으로 하나 혹은 여러 곳에 피부발진이 진행된다. 발진은 대부분 소양감을 동반하지 않는다. 2기의 관련된 발진들은 경성하감이 치료되고 있거나 치료된 몇 주 후에 발생할 수 있다. 발진과 함께 2기 매독의 증상은 발열, 림프절 종대, 인후통, 탈모, 두통, 체중감소, 근육통, 피로 등이 나타 날 수 있다. 이들 증상은 치료하거나 치료하지 않은 경우에도 사라질 수 있으나 치료하지 않은 경우 잠복매독이나 말기로 진행하게 된다.

- 3기 혹은 후발 매독 : 잠복매독은 1, 2기 증상이 사라질 때 시작된다. 치료를 받지 않을 경우 감염된 사람은 증상이 없다고 해도 여전히 몸 안에 매독균을 가지고 있고 감염

상태는 지속된다. 치료를 받지 않은 매독 감염자의 15%가 말기 매독으로 진행될 수 있으며 처음 감염된 지 10~20년 후에 나타날 수도 있다. 말기 매독은 뇌, 신경, 눈, 심장, 혈관, 간, 뼈, 관절 등의 내부 장기에 손상을 일으키고 관절운동 조절장애, 마비, 무감각, 점진적인 실명, 치매 등을 나타낼 수 있으며, 사망에 이를 수도 있다.

- 신경매독 : 뇌막 자극, 뇌혈관 침범
- 선천성 매독 : 대개 임신 4개월 후에 감염이 발생한다. 조기 선천성매독은 생후 2년 이내 발생하며, 성인 2기의 매독과 비슷한 양상을 보인다. 후기 선천성 매독은 생후 2년 이후에 발병하며, Hutchinson 치아, 간질성 결막염, 군도 정강이(saber shins) 등을 보인다.

임산부의 매독감염

매독 균은 임신 중 태아를 감염시킬 수 있다. 임신한 여성의 감염기간에 따라 사산하거나 분만 후 오래 생존 하지 못할 위험이 높아진다. 감염된 태아는 질병의 증상과 증후 없이 태어날 수도 있다. 그러나 즉시 치료를 하지 않는다면 아기는 몇 주안에 심각한 문제를 일으킬 수 있다. 치료받지 않은 아기는 발육지연, 발작, 사망으로 진행될 수 있다.

HIV 와의 상관관계

매독에 의한 성기주변 궤양들은 HIV 전염을 더욱 쉽게 이루어지도록 한다. 현재 매독에 감염된 사람이 HIV에 노출되었을 때 감염될 가능성은 그렇지 않은 경우에 비해 대략 2~5배 높다.

약국에서의 적용

매독의 치료 및 예방에는 수시로 매독의 감염여부를 확인하여 조기진단을 하는 것이 중요하므로 약국 내 진단시약코너가 만들어지면 환자들이 스스로 보고 사가는 진단시약이 될 것이다. 따라서 진단시약코너를 눈에 잘 보이는 곳에 만들던지 진단시약을 종류별로 갖추고 있음을 잘 홍보해야 한다.

진단시약

- 병원에서의 혈청검사는 선별검사와 매독균에 특이적인 확진검사를 한다.

레피잰의 매독균 진단시약

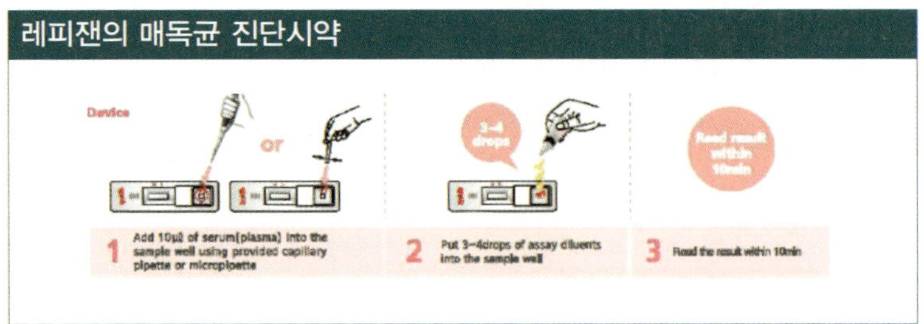

- 약국서 이용되는 진단시약은 매독에 대한 특이 항체를 전혈을 이용하여 검사하는 래피드 진단시약이다. 전혈을 10μl 채취하여 검사부에 적용한 후 Buffer 액을 3~4방울 떨어뜨려 검체를 희석하고 10분 기다린 이후 결과를 확인한다.
- 진단시약을 만드는 회사마다 채취하는 모세혈관혈의 양이 다르고 진단시약을 적용하는 시간에 차이가 있을 수 있으므로 취급하는 진단시약의 설명서를 꼼꼼히 읽고 설명을 해야 한다.

매독균 진단 래피드 진단시약의 원리–direct sandwich 법*

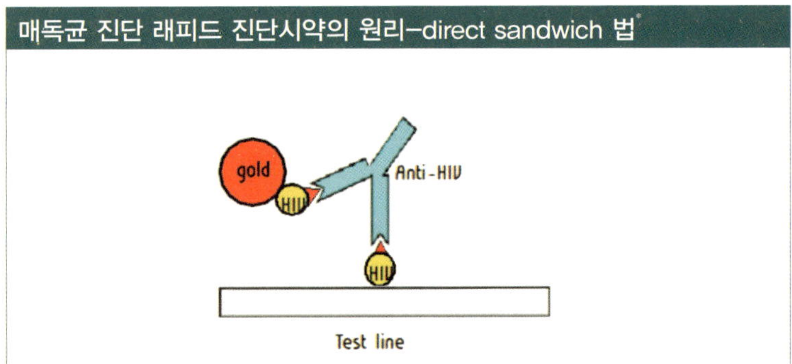

* direct sandwich 법, 그림에는 매독균 대신 HIV가 검체 자리에 들어가있다.P15,P17,P47을 멤브레인의 검사선 영역에 고정시키고 또한 그 단백질들을 발색물질인 금축합체에 접합시켜 매독균 항원과 검사하고자 하는 시료의 매독균 항체가 반응하는 direct sandwich 원리에 의한 항원-항체-항원 복합체를 형성하여 검사선에 붉은 띠를 형성하도록 고안되어 있다.

Q 매독 래피드 진단시약의 검사 원리는 무엇인가?

A 매독균에 대한 항원/항체 반응을 기초로 하는 면역크로마토그래피법을 이용하여 사람 혈장 중 에 검출되는 매독의 기본 단백질인 p15, p17, p47에 대한 항체를 검출하는 것이다. 이를 direct sandwich원리의 래피드 진단시약으로 만들어 매독균에 대한 IgG,IgM,IgA를 모두 검출 할 수 있다. 초기감염자의 검출이 가능한 것이 장점이다.

Q 테스트라인이 희미하게 보이는데 양성인가?

A 희미한 선이 나온다 하더라도 혈청중에 매독 항체가 약하게 생성되었다는 것을 의미하므로 양성이라고 판정한다.

Q buffer를 사용법보다 많은 4~5방울 투여하였다. 검사결과에 어떤 영향을 미치는가?

A 검사결과에 큰 이상은 없지만 보다 정확한 결과를 위하여 3방울만을 buffer로 사용하기를 권장한다.

Q 선별검사에서는 음성을 보였으나 매독 래피드진단시약

에서는 양성을 나타내었다. 어떻게 해석해야할까?

A 선별검사가 위음성일 가능성이 높다. 그러나 매독 래피드 진단시약에서 과거의 감염력을 검출했을 가능성이 있기 때문에 타 회사의 선별검사를 한 번 더 해보거나 병원으로 보내 혈청학적 특이항체 확진법(FTS_ABS)*을 사용하여 현증인지 과거력인지 확인한다.

Q 선별검사에서는 양성을 보였으나 매독래피드 진단시약에서는 음성을 나타내었다.

A 선별검사가 위양성일 가능성이 높지만 임상적으로 의심이 가는 환자는 병원으로 보낸다.

Q 치료경과 및 효과의 판정에도 사용이 가능한가?

A 치료경과 및 효과의 판정으로는 사용하지 않는다.

---

* fluorescent treponemal Antibody absorption 매독에 관한 특이성이 높은 방법이나 초기 감염시 검출이 어렵고 치료효과가 반영되지 않으며 실험실내 조작만 가능하다.

클라미디아 진단검사*

성기 클라미디아 감염증이란?

성기 클라미디아 감염증은 chlamydia trachomatis라는 세균에 의해 발병한다. 클라미디아는 증상이 없거나 경미하여 감염사실을 모를 수도 있는데 감염이후 치료를 제대로 하지 않으면 불임을 포함한 심각한 합병증을 유발할 수도 있다.

클라미디아는 질이나 항문, 구강 등의 성접촉을 통해 전염되며 질식 분만시에 감염된 산모에게서 신생아에게로 전염되기도 한다. 또한 십대 혹은 어린 여성의 경우는 자궁경부의 미성숙으로 감염위험성이 더 커진다.

클라미디아에 감염된 여성의 3/4, 남성의 1/2에서 증상이 없기 때문에 클라미디아는 '침묵의 질병' 으로 알려져 있다. 만약 증상이 나타난다고 해도 대부분 감염된 지 1~3주 후에 나타난다. 여성의 경우 자궁경관의 심한 염증에 따른 비정상적인 질 분비물이나 배뇨 시 심한 작열감과 농뇨 등이 있을 수 있다. 감염부위가 자궁경부에서 나팔관으로 퍼지면 경한 복통, 요통, 오심, 발열, 성교시 통증, 비정상적인 월경출혈 등이 나타날 수도 있고, 경부에서 직장으로 전염될 수도 있다. 남성의 경우는 성기의 비정상적인 분비물, 작열감이나 성기부위의 소양증이 나타날 수도

---

* 증상이 없는 경우도 있다.

있다.

치료하지 않을 경우 클라미디아 감염은 단기 혹은 장기간에 걸쳐 심각한 생식기계 문제를 유발한다. 여성의 경우 치료하지 않은 클라미디아 감염은 자궁과 나팔관 감염증으로 이환될 수 있고, 골반염증성 질환(PID)을 유발한다. 이는 치료하지 않은 클라미디아 감염의 40%에서 발생한다. PID는 나팔관, 자궁과 그 주위 조직에 영구적인 손상을 일으킬 수 있고, 이는 만성골반통증, 불임, 자궁 외 임신을 일으킬 수 있다. 남성의 경우는 흔하지는 않으나 부고환에 이환 되면 통증, 발열, 드물게 불임을 유발한다.

클라미디아에 감염된 여성이 HIV에 노출될 경우 비 감염자에 비해 HIV 감염 가능성이 5배 정도 높아진다. 감염된 산모는 미숙아 출산 및 신생아폐렴, 결막염을 유발할 수 있다.

약국에서의 적용은?

- 클라미디아 감염증의 경우 증상이 거의 없거나 임균과 같은 증상을 나타내기도 한다. 여성 급성방광염이나 요도염의 경우 배뇨통과 무세균성 농뇨를 보게 된다. 증상이 불편한데 원인을 잘 모른다면 진단시약을 통해 확진을 도와줄 수 있다.

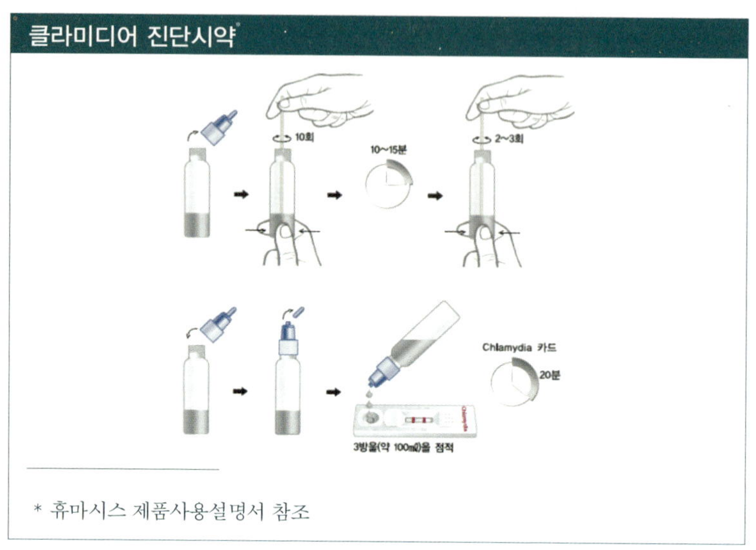

* 휴마시스 제품사용설명서 참조

- 역시 진열을 해놓았을 때 환자 스스로 골라가는 진단시약이 될 것이다.
- 성병의 조기 진단은 병원치료율을 높이는 계기가 되리라 본다.

진단시약사용법

- 자궁경부에서 채취한 점액성의 검체로부터 검출된 클라미디아 항원을 면역크로마토그래피를 이용하여 간편하게 정성분석할 수 있으므로 약국 취급이 가능하다.

- 검체는 첨부된 면봉을 이용해서 자궁경부에서 점액성의 농을 채취한 이후 검체패드에 떨어뜨리면 검체중의 클라미디아 항원이 금축합체에 접합되어 있는 클라미디아 균 특이항체와 반응하여 면역크로마토그래피의 원리에 의해 멤브레인을 따라 이동하면서 이미 검사선 위치에 흡착되어있는 클라미디아 균 특이항체와 2차적으로 반응하면서 항체-항원-항체 복합체를 형성하여 양성일 경우 적자색으로 발색하게 된다
- 진단시약마다 구체적인 방법에 차이가 있을 수 있으므로 제품에 삽입된 사용설명서를 꼼꼼히 확인한다.

| 7장 |

암표지자 진단시약

1

대변 잠혈 진단시약

대변은 어떤 의미를 지니는가?*

대변은 우리가 입을 통하여 섭취한 음식물을 비롯하여 모든 식품, 약품, 이물질 등이 소화 과정을 거쳐 항문을 통하여 배출되는 배설물을 뜻한다. 주로 섬유소와 소화되지 않은 음식물, 세균, 물(70%)등으로 이루어져있다. 그 외 상피세포, 소량의 지방, 유로빌린 형태의 담즙색소, 전해질 등도 포함되어있다.

---

* 비처방약 핸드북 대변잠혈진단시약 부분 참조

정상적인 대변은 성인인 경우 하루 약200g 정도의 대변을 배출하는데 황갈색을 띄며 단백질 등 잔여물에 대한 세균의 작용으로 특징적인 냄새가 나고 형태를 유지할 수 있을 정도의 경도를 유지하며 말단 결장의 모양이나 직경과 같은 형태를 유지한다. 따라서 대변은 소화기관의 상태를 반영할 수 있으며 색깔, 냄새, 경도, 모양 등의 변화를 관찰함으로써 병적인 상태를 판별하는데 유용하게 이용될 수 있다.

대변 검사로는 육안검사로서 기생충을 관찰하거나 설사유무, 출혈이나 폐쇄성 황달환자의 경우 대변색깔의 변화, 모양 등을 관찰할 수 있다.

현미경 검사로는 지방변의 유무, 백혈구의 존재, 기생충 충란, 아메바 등 원생동물의 영양형및 포낭형의 유무, 설사환자의 설사원인을 규명, 장티푸스나 콜레라 등 세균성 질환에 대한 균배양검사도 포함된다.

특정질환에 대한 다양하고 특수한 검사 방법들이 많지만 대개 건강검진에 사용되는 대변검사는 기생충란과 잠혈반응을 보는 검사이다.

대변 잠혈검사란?

대변 잠혈검사는 대장암의 조기진단과 위장관 출혈에 대한 스크리닝 검사로서 이용된다. 대장암은 한국의 암으로 인한 사망률 중 두 번째, 발병률은 아시아에서는 1위 세계에서는 4위를 차지하고 있다.

식생활의 서구화로 인해 점점 높아지는 대장 항문암, 직장암의 유병률을 낮출 수 있는 가장 좋은 방법은 대장암의 일반적인 초기 증상중의 하나인 직장출혈을 조기 진단하는 것이다. 이를 위한 가장 간단한 방법이 대변속의 잠혈을 검사하는 것이다.

대변 잠혈 진단시약의 종류

변기검사용 이지디텍트

현재 약국에서 대변 잠혈을 진단할 때 취급하기 가장 용이한 진단시약으로 용종, 선종, 초기 대장암에 간이테스트로 이용할 수 있다. 대장 내시경 권장연령인 50세 이상이 손쉽게 1년에 2~3회 이상 검사할 수 있다.

- 작용원리 : 헤모글로빈의 헴(heme)부분이 산화제로 작용하여 진단시약의 테트라메틸벤지딘의 산화를 촉진하여 청색 - 녹색으로 변하게 한다.* 시약은 대변의 표면에

* colorimetric assay,이런 반응이 나타나면 양성이다.

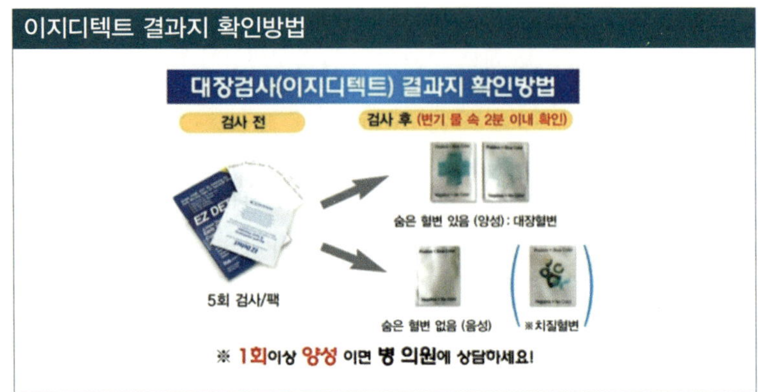

묻어있거나 대변 속에 파묻혀 있는 혈액을 감지하게 되는데 특히 대변 표면에 묻어있는 하부 위장관 유래 혈액을 탐지하는데 유리하다.

- 특징 : 가격이 저렴하고 사용이 간편하다.

- 사용법

① 소변을 보고나서 물을 두 번 내려 버린다.(혈뇨에도 반응한다)

② 변을 보고 변을 본 물위에 시험지 1장을 띄운다.

③ 1~2분안에 청색 십자 모양이 나타나면 양성으로 혈변이 있다는 뜻이고 아무런 변화가 없으면 혈변이 없다는 뜻이다. 시험지는 건져낼 필요 없이 휴지처럼 변기물을 내려서 버린다.

④ 그 다음날부터 4일 동안 변을 볼 때 위의 방법대로 검사를 반복한다.

⑤ 위의 3~5회 검사에서 연속 1~3회 양성이면 내과나 항문외과에서 정밀검사를 실시한다.

⑥ 정수기나 연수기 또는 청크린 같은 변기 청정제를 쓰면 결과에 지장을 줄 수 있다.

⑦ 습기에 취약하므로 비닐 포장을 개봉한 이후 한동안 사용하지 않을 때는 실리카겔이 동봉된 제품 비닐 포장지 안에 다시 넣어 포장지 끝을 두 번 정도 꼭 접어서 건조한 곳에 보관한다.

⑧ 위장이나 소장의 출혈에는 반응하지 않고 치질환자나 생리혈에는 양성반응을 보인다.

⑨ 대장암과 치질은 별개의 질환으로 치질이 있다고 대장암이 되는 것은 아니다. 그러나 치질환자의 경우는 본인의 증상이 대장암의 증상과 비슷하므로 새로운 출혈이 있어도 대장암이라고 의심하지 않는다. 또한 치질환자는 대부분 변비 환자들이므로 대장암이 있을 가능성이 높다. 출혈이 있으면 이지디텍트로 간이 테스트를 해서 문제가 있다면 즉시 병원에 내원하여 정밀검사를 하도록 한다.

대장의 혈변은 미세하고 대체로 변의 초기에 보이고 치질 혈은 눈에 선명히 보이고 대체로 변의 후반에 보인다. 따라서 치질로 인한 출혈이 심할 때는 검사를 하지 않는다.

- 주의할 점

① 이지디텍트의 경우 FDA에서 음식물 섭취 제한이 없는 시약으로 전세계에서 유일하게 승인을 받아서 쇠고기, 돼지고기, 녹황색채소, 비타민 C, 철분제제 등의 영향이 없다.*

② 일반적으로 수입되는 대변 잠혈 시약은 하루 250mg이상의 비타민C**, 철분제제나 특정어류, 과일, 적색육 섭취에 따라 검사결과가 영향을 받는다.

대변 잠혈 진단 래피드 시약

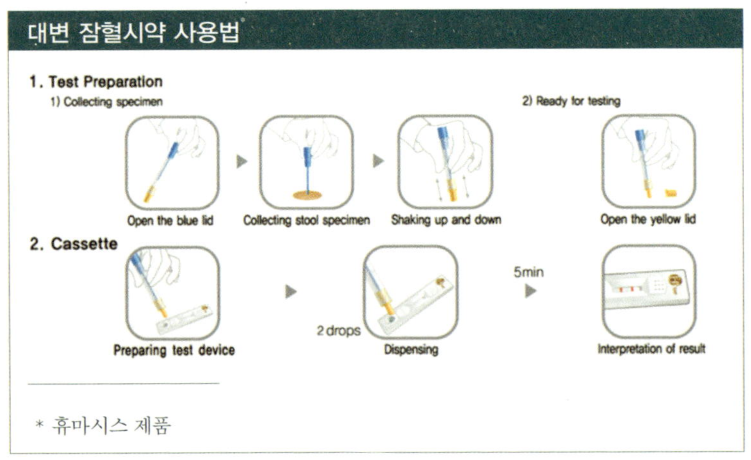

* 휴마시스 제품

---

* 이지 디텍트 설명서 참조

** 헤모글로빈의 과산화작용에 의한 발색을 막아서 위음성을 보이고 적색육, 철분제는 위양성을 나타낼 수 있다.

- 분변을 이용하므로 약국에서 취급하기 좋은 품목인데 버퍼와 혼합하는 과정이 있어 조금 더 소비자의 편의성을 개선한 제품이 필요하다.
- 혈청안의 헤모글로빈의 존재여부를 면역크로마토그라피법을 이용하여 검사한다.
- 사람이외의 헤모글로빈과는 반응하지 않는다.
- 과산화 효소 활성을 지닌 효소류, 비타민C, 익히지 않은 육류, 철분제제 등에 제한을 받지 않아 검사 전 식사제한이 불필요하다.
- 반응시간이 빠르고 (1분~10분), 조작이 용이하다.
- 소량의 분변을 사용하므로 불쾌함이 적다.
- 스크리닝검사로서 적합하다.
- 분석검출감도 : 헤모글로빈 농도 50ng/mL

자가진단을 할 수 없는 경우

생리중이거나 치질 출혈이 심할 경우에는 검사를 실시하지 않는다.

약국에서의 적용

각종 진단시약을 취급하게 되었을 때 가장 활발하게 구매가 일어나는 진단시약이 될 것이다. 이지디텍트를 어떤 고객들이 구입하게 될지 알아보자.

- 50대 이상 중 대장내시경을 하기가 싫은 사람의 스크리닝테스트
- 40대 이상 대장질환이 의심되는 분의 스크리닝 테스트
- 한 번도 대장내시경을 해보지 않은 사람의 스크리닝테스트
- 젊은 연령대인데 최근 음주와 흡연이 과하면서 출혈이 보이는 경우
- 고열량, 동물성 음식. 인스턴트 음식은 즐기고 식이섬유는 먹지 않는 경우
- 최근 갑자기 살이 찌면서 출혈이 보이는 경우
- 대장암 가계력이 있는 경우
- 최근1~2년 이내에 대장 폴립을 제거한 경우
- 만성 변비가 있어서 변비약을 장복한 경우
- 배변습관의 변화가 있는 경우(설사나 변비의 반복, 배변후 불쾌감, 전보다 가늘어진 변 등)

부정확한 결과를 방지하기 위해서

- 대변의 피는 대장암외에도 궤양, 크론병, 대장염, 항문열창, 게실염, 치질등을 의미한다.
- 아스피린, NSAIDs, 스테로이드제는 복용시 위장출혈이 일어날 수도 있으므로 진단 전 2~3일과 진단기간 동안에는 주의하고 항혈전제도 주의한다.*
- 직장으로 투여되는 약물도 주의해서 사용
- 검사를 실시하기 전 며칠 동안은 식이섬유의 섭취를 늘린다. 섬유질은 병변의 출혈을 자극하여 검사의 정확도를 높인다.
- 대장암의 출혈은 간헐적으로 발생하므로 암 탐지의 확률을 높이기 위해 연속 세 번 이상의 배변활동에 대해 검사를 실시한다.
- 처음 한 두 번의 검사에 대해 음성이 나왔더라도 마지막 검사까지 완전히 마치고 나서 그 중 한번이라도 양성이 나왔으면 전문의와 상담을 하도록 한다.
- 대변 잠혈진단시약의 사용법이나 검출 시간등은 각 진단시약회사별로 차이가 있을 수 있으므로 반드시 제품사용설명서를 확인하여야 한다.

---

* 상용량의 아스피린이나 NSAIDs로 위양성을 일으키지는 않는다.

앞으로 도입될 진단시약

콜로가드라는 이름의 분변검체를 이용해 분변내의 DNA를 검출하는 진단시약이다.

2

대장암 진단검사 CEA

대장에서는?

대장은 수분을 흡수하고 일부 비타민 B 군과 비타민 K를 포함한 비타민을 합성한다. 음식물을 소화 흡수한 이후 분변을 형성하고 저장하며 배변하는 기능을 한다.

대장암이란?

대장암은 결장과 직장에 생기는 악성종양을 말하며 암이 발생하는 위치에 따라 결장암과 직장암으로 나뉘고 이를 통칭하여 대장암이나 결장 직장암이라고 말한다. 이러한 대장암은 대장암, 장폴립, 또는 궤양성대장염의 가족력이 있는 사람들에게 흔히 발생한다. 대장암의 발병률은 나이가 들수록 높아지고 적색육, 가공육 섭취와도 연관이 있다.

대장암의 대부분은 대장의 점막에서 발생하는 선암으로 대부분의 대장암은 양성 종양인 선종성 용종에서 유래한다고 알려져 있다. 전체 대장암의 약 5~15%는 유전적인 요인으로 인해 발행하고 선암 이외에도 림프종, 악성 유암종, 평활근육종 등이 원발성으로 생길 수 있다. 회맹부에 잘 생기는 대장의 림프종은 전체

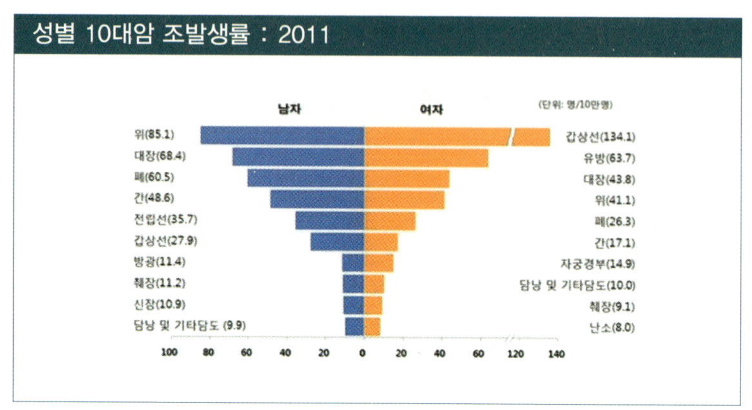

소화관 악성 종양 중 1% 미만이다. 유암종은 충수돌기와 직장에 주로 생기는데 전이되거나 악성 유암종 증후군을 일으키는 경우는 극히 드물고 대부분 증상이 없다.

대장암의 관련 통계

2012년 발표된 중앙 암등록본부 자료에 따르면 2011년 우리나라에서는 연간 218,017건의 암이 발생하여 그중 대장암은 남녀를 통털어 연 28, 112건 발생하여 전체 암 발생의 13%를 차지하였다. 발생 성비는 1.56:1로 남성에게서 더 많이 발생되었고 발생건수는 남성은 연 17,157건 발생하여 남성의 암 중에서 2위를 차지하였고 , 여성은 연 10,995건 발생 여성의 암 중에서 3위에 해당하였다.

대장암은 2009년 보다 13%정도 더 많이 발생하였는데 총 대장암이 전체 암에 차지하는 비율이나 대장암이 남성2위, 여성 3위인 것은 마찬가지이다. 연령대별로는 60대가 29.7%로 가장 많고 70대가 24.9%, 50대가 22.7%의 순으로 나타났다.*

대장암의 증상

대장암 초기에는 아무런 증상이 없으며 증상이 나타난 경우에는 이미 상당히 진행된 경우가 많다. 암의 증상은 종양이 생긴 위치와 종류에 따라서 다르게 나타난다.

우측 결장(맹장, 상행 결장)에 생기는 종양은 장이 굵고 대변이 묽은 상태이기 때문에 장폐색을 일으키는 일이 별로 없다. 이곳에서 생기는 병변은 대개 만성적인 출혈을 유발하고 그 결과 빈혈을 일으킨다. 반면 좌측 결장(하행결장, 에스 결장)에서 생

대장암 종양 위치에 따른 증상

우측 대장암	좌측 대장암	직장암
· 설사 · 소화 불량 · 복부 팽만 · 복통 · 빈혈에 의한 제반 증상 · 체중 감소 · 근력감소 · 덩어리가 만져짐	· 배변 습관 변화 · 변배 · 혈변 / 점액변 · 장폐색	· 변비 혹은 설사 · 혈변 · 배변 후 변이 남은 느낌 · 배변시 통증

---

* 연령별 통계는 중앙암등록 본부가 2011년 발표한 2009년 자료

기는 병변은 흔히 장폐색을 일으키고 대부분의 환자들은 배변 습관에 변화가 생겼다고 호소한다.

CEA란?*

CEA(carcinoembryonic antrgen)는 태아 시기에 정상적으로 만들어지는 일종의 당단백질이다. 정상적으로는 태어나기 전에 이 물질의 생산이 줄어든다. 그러므로 성인에게서 신생아보다 더 높은 암태아성항원(CEA)의 수치가 나타난다면 이것은 대장암이나 다른 암이 있을 가능성을 의미하는 것이다.

CEA는 위장세포의 표면에서 분비되는 대장암의 특이적인 표지자이며 췌장암, 폐암(50~60%), 신장, 자궁암(30~40%)에도 양성률을 보이고 있다. 특히 대장암에서는 전이된 종양일 때는 80~90%의 양성수치를 나타내며 대장벽에 국한된 종양일 때는 20~40%의 양성수치를 나타낸다.

이 수치는 간경변증, 간질환, 알코올성 췌장염 환자나 흡연자에서도 증가할 수 있으므로 특이성이 떨어진다.

그럼에도 CEA 검사는 대장암의 수술 전 단계나 암 치료의 효과를 확인하고 또는 대장암과 다른 암의 재발 확인을 위한 검사에서 보조적으로 쓰인다.

---

* 휴마시스 홈페이지 암 관련 진단검사 항목참조

자세히 설명하자면 종양 절제 후 1~4달이 지나면 CEA가 정상수치로 돌아온다. 따라서 CEA 수치의 증가는 종양의 재발이나 타 장기로의 전이를 의미하며 또한 그 수치는 화학적, 방사능 치료의 효과 확인에도 기준이 된다.

약국에서의 적용

이 검사법은 혈청이나 혈장내 CEA수치를 면역크로마토그라피법을 확인하여 대장암의 재발여부를 알아보는 진단시약으로 의미가 있다.

전혈의 경우는 50μL의 시료가 필요하며 CEA 수치를 5ng/mL까지 분석가능하다.

평균수명이 점점 길어지면 대장암 발병률이 늘게 될 것이고 모든 암환자 관리가 국가에서만 이루어질 수 없다. 약국이 반드시 암환자관리의 주축이 되는 날이 올 것이다.

CEA 검사 관련 약국에서의 적용

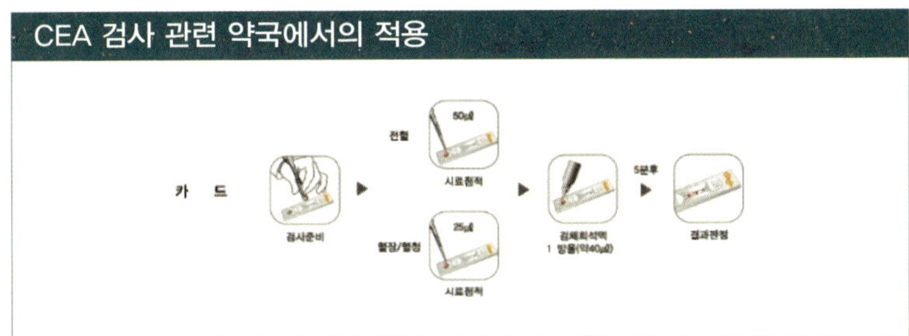

3

전립선암 진단검사 PSA

전립선은?

전립선*은 정액 성분 중 정자를 통해 운반하는 액체 성분의 많은 부분을 만들어 내고 저장하는 역할을 한다. 전립선에서 분비되는 전립선액은 정액의 1/3을 차지하며 정자의 운동성에 도움을 주어 수태 능력을 향상시킨다. 또 알칼리 성질을 가지고 있어 여성 나팔관의 산성농도를 중화시켜 난자와 정자의 수정이 순조롭게 이루어지도록 도와주는 중요한 매개체 역할을 한다.

전립선암의 역학

중앙암등록본부 자료에 의하면 2011년 우리나라의 전립선암은 8952건이 발생하여 전체 남성암의 7번째로 많은 암이었고 2011년 현재 총42,157 명의 환자가 전립선암으로 유병하고 있다. 연령별로는 70대가 40.8%, 60대가 36.6%, 80대 이상이 11.3%의 순이다.**

---

* 질병관리본부의 전립선 암 항목 참조

** 중앙암 등록본부에 등록된 2009년의 자료

전립선암의 종류

전립선암의 95%는 전립선 세포에서 발생하는 선암이고 5%는 이행 세포암이다. 전립선암은 말초대(peripheral zone)에서 70~80%, 이행대(transition zone)에서 20%가 발병한다. 전립선암의 분화도 분류법 중 재현성과 예후에 대한 예측성이 높은 Gleason에 의한 분류법이 가장 널리 쓰인다.

전립선암의 증상

전립선암은 다른 대부분의 암과 비교할 때 진행되는 속도가 느리다. 그러므로 초기에는 불편함을 느낄 수 없으나 암이 어느 정도 진행되면 각종 배뇨증상과 전이에 의한 증상이 발생하게 된다.

요도를 둘러싸듯이 존재하는 전립선 조직이 암세포에 의해 증식하면 요도를 압박하여 소변이 잘 나오지 않고 소변 줄기도 가늘어지며, 잔뇨감이 든다. 소변이 급하거나 심지어는 소변을 못 참아 속옷에 지리기도 하고 낮이나 밤이나 소변을 자주 보며 어떤 경우에는 급성 요폐쇄를 일으키기도 한다. 간혹 정액에 피가 섞여 나오거나 육안적 혈뇨를 동반하기도 하고 골반 림프절과 골반뼈 및 척추뼈로 원격 전이가 있을 경우는 골반통이나 요통을 호소한다.

전립선암의 진단

전립선 암의 진단에는 직장 수지검사, 혈청 전립선 특이항원 (PSA)검사, 경직장 초음파 검사가 유용하다. 직장 수지검사에 의한 전립선암의 예측확률은 20~53%이므로 직장수지검사에서 이상소견이 보이면 PSA 수치가 낮더라도 꼭 전립선 생검을 해야 한다.

PSA란?

전립선 특이항원(prostate specific antigen,PSA)은 전립선의 상피세포에서 합성되는 칼리크레인과에 속하는 serin단백분해효소이다. 이 PSA는 전립선 이외의 조직에서는 거의 발현되지 않아 전립선암의 선별에 이용되는 유용한 종양표지자이다. 전립선암이 있는 경우 혈중 혈청 PSA 수치가 상승하는데 이 항원은 나이가 많을 수록 증가하고 동일한 나이라도 인종에 따라 달라지게 된다. 특히 동양인의 경우 전립선의 크기가 작고 전립선암의 유병률이 낮으며 정상범위의 전립선 특이항원치가 서양인보다 낮아 국제적으로 통용되는 전립선암 진단기준을 한국인에 적용하면 전립선암을 놓칠 위험이 있다. 또한 혈청 PSA는 전립선 비대증, 전립선염, 전립선 경색 등에서도 수치가 상승하고 경요도적 전립선 수술, 전립선 조직 검사 후에도 증가한다. PSA는 건강한 상태에서는 전립선에서만 존재해야 정상인데 종양이나 감염 같이 정상 전립선의 구조가 파괴되는 상황에서 혈액에 증가되어 나타난다. 전립선 암환자의 경우 발병초기에 PSA가 과잉 합성되어 혈관으로 유출되므로 진단이 가능하다. 전립선암, 전립선 비대외에도 신장암, 방광암 등에서 정상치보다 높은 수치를 나타낸다. 혈청 PSA에 대한 항체를 이용하여 면역크로마토그라피법으로 검출한다.

혈청 PSA수치가 4~10ng/ml인 전립선 암 환자의 2/3은 전립선에 국한된 암이고 혈청 PSA수치가 10ng/ml인 환자의 50%는 진행된 암이며 또한 혈청 PSA수치가 20ng/ml이상인 환자의 20%에서 골반 림프절 전이가 있다고 한다.

약국에서의 적용

- 미국에서는 50대 이상의 나이가 되면 1년에 한번 씩 PSA 수치를 검사하도록 한다. 따라서 약국에서는 병원 검사를 싫어하거나 시간이 없는 환자들을 대상으로 "1년에 한번 검사하고 1년은 맘 놓고 생활하자" 등의 POP를 제작하여 부착 홍보하고 만일 간이검사에서 문제가 있으면 병원의 진단을 권유한다.
- PSA진단시약은 전혈을 이용하여 진단할 수 있으므로 40

대 이상의 남성이 많은 곳이라면 적극적인 판매를 시도해볼 만하다. 다만 모세혈관혈 채취량이 좀 많은데 기술개발이 뒤따라야 할 것이다.

진단시약 사용법

- 사용법이나 검출 시간등은 각 진단시약회사별로 차이가 있을 수 있으므로 반드시 제품사용 설명서를 확인하여야 한다.

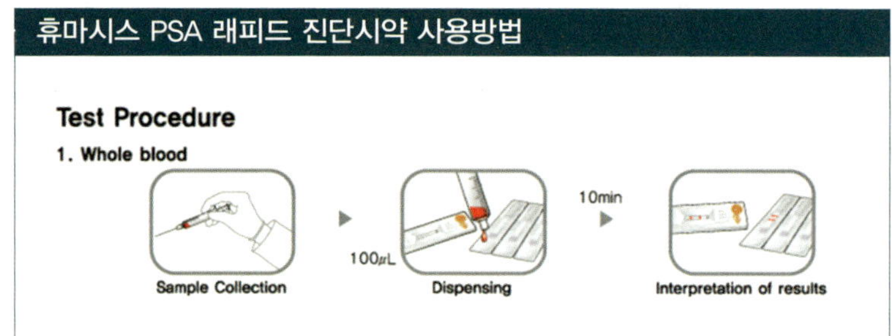

4

간암진단시약 AFP

간이란?

간*은 체내의 다양하고 총괄적인 대사과정에서 매우 중요한 역할을 담당하고 있다. 우리가 섭취한 탄수화물, 단백질, 지방의 대사 및 소화 작용, 비타민 및 호르몬 대사, 체내로 흡수된 화학물질의 해독, 혈액 속에 침입한 세균의 파괴, 혈액 응고인자 합성, 혈액량 조절 등의 다양한 기능을 통해 기본적인 신체기능을 유지시키고 ,인체를 외부의 해로운 물질로 부터 보호하여 생명을 유지하도록 하는 필수 장기다. 여러 가지 원인에 의해 간이 손상을 받거나 수술로 일부를 떼어내어도 다른 장기와 달리 간세포는 다시 재생되고 분화되어 거의 정상에 가깝게 원상 복구될 수 있다.

- 각종 영양소의 대사기능 : 장으로부터 흡수된 음식물들을 몸의 여러 조직에서 사용할 수 있도록 간에서 적절히 전환시키고 말초조직에서 영양소를 이용하고 남은 노폐물은 다시 간으로 운반되어 처리된다.

---

* 질병관리본부의 간암 항목 참조

- 각종 영양소 저장기능 : 장으로 흡수되고 간 문맥을 통하여 전달된 탄수화물, 단백질, 지방 ,비타민 등 여러 가지 영양소를 보관한다.

- 지방의 소화기능 : 장에서 지방 등의 영양소를 흡수하기 위해 담즙산을 만들고 이를 담도를 통해 장으로 배출한다.

- 인체 내 필요물질의 합성기능 : 혈액응고에 필요한 혈장 단백질을 합성하고 몸의 부종을 막아주는 알부민을 합성한다. 그 외 콜레스테롤과 인지질을 합성하며 단백질과 탄수화물로부터 지방을 합성하여 필요한 경우 에너지로 사용할 수 있도록 한다.

- 해독작용 : 몸에 유해한 술이나 약물 혹은 우리 몸에서 생긴 여러 가지 독소를 해독한다.

간암이란?

위와 같은 다른 기관에서 생긴 암이 간으로 전이가 되는 것은 간암으로 부르지 않는다. 크게 간세포암종과 담관세포암종으로 세분하는데 간세포암종이 우리나라 원발간암의 약 85%를 차지하고 그 다음이 담관세포암종이므로 주로 간세포암종을 간암이라고 부른다.

간암의 역학

중앙 암등록 본부 자료에 따르면 2011년 우리나라의 간암은 남녀를 합해서 16,463명에서 발생하였으며 전체 암의 7.6%로 5위를 차지하였다. 발생건수는 남자가 연12,189건으로 남성의 암중에서 4위, 여성은 4,274건으로 여성의 암중에서 6위를 차지해서 남성이 여성보다 3배 이상 많이 걸리고 있다. 연령별로는 60대가 27.6%로 가장 많고 50대가 27.0%, 70대가 20.8%의 순이었다. 조직학적으로는 암종이 대부분인데 간세포성 암종이 76.3%로 제일 많고 그 다음으로 담관암이 14.6%를 차지하였다.

세계의 현황

전세계적으로 56만명정도의 간암환자가 발생하는데 전체 암의 4%에 해당된다. 이중 70%가 아시아 지역에서 발생하고 있는데 상대적으로 한국, 중국, 일본 등 극동지역에서의 간암발생률이 매우 높다.

간암의 일반적인 증상

간암의 임상증상은 초기에는 거의 느낄 수 없고 서서히 진행하므로 일반적으로 침묵의 장기라고 할 정도로 자각 증상이 늦게 나타난다. 따라서 뚜렷한 증상이 나타나면 이미 상당히 진행된 상태이다.

간암의 증상은 오른쪽 윗배 통증, 덩어리 만져짐, 팽만감, 체중감소, 심한 피로감 등이다. 이러한 증상은 암이 많이 진행된 후 나타나므로 때로는 증상이 없다가 건강검진에 의해 발견되기도 한다. 간경변증 환자가 간암이 발생하면 갑자기 황달이나 복수가 심해지기도 한다.

간암의 진단

간암은 조직검사 없이 영상검사와 혈액 검사를 통한 종양표지자 확인으로 진단되고 이를 통해 진단되지 않을 때 조직검사를 시행한다. 만성 B형, 혹은 C형간염이나 간경변증 등 위험인자가 있는 사람은 MRI나 혈관조영술 등의 영상검사법과 AFP(알파 태아단백)의 수치 확인으로 암을 진단한다.

AFP란

AFP(α-fetoprotein)는 태아의 간이나 위장관에서 만들어지는 태아혈청 단백으로 임신 13주에 최대 농도로 분비되다가 생후 감소되기 시작하여 정상성인에서는 거의 생산되지 않는다.

건강한 성인남성이나 비임신 여성에서 20ng/mL이하의 농도 분포를 나타낸다. 1964년 처음으로 AFP가 종양관련 단백질로 알려진 이래 간암, 간경변증, 만성간염, 고환암 등의 환자에게 정상인보다 높은 농도로 증가하는 것이 보고되었고, 이들 질환의 진단 및 간암의 병기결정, 치료효과 판정에 이용하거나 간암의 선별검사 혹은 재발여부를 확인하는 용도로도 이용한다.

뿐만 아니라 AFP검사는 임신부의 나이, 체중, 임신주수, 태아수, 당뇨병 등의 요소를 종합적으로 고려하여 다운증후군이나 신경관 결손 태아의 선천기형에 대한 산전 기형아 검사에 이용하고 있다.

약국에서의 적용

현재 국내는 전혈을 이용한 제품이 나와 있지 않지만 외국 제품 중에는 전혈을 이용한 제품도 있다.

소량 채취하는 모세혈을 이용해서 간편하게 검사할 수 있는 래피드 진단시약이 얼른 개발되기를 소망한다. 휴마시스 진단시약의 경우는 20ng/mL 의 AFP까지 잴 수 있다.

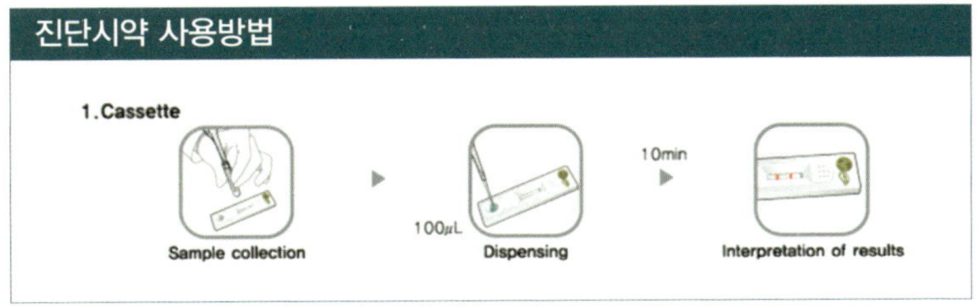

5

방광암 진단시약

방광은?*

소변을 저장하고 배설하는 기능을 한다. 신장에서 피의 노폐물을 걸러 만들어진 소변은 요관을 통해 방광에 저장되었다가 요도를 통해 몸밖으로 배설된다. 성인 방광의 평균 용적은 약400ml이고 하루에 1800ml의 소변을 만들게 되므로 보통의 성인은 하루 4~6회의 소변을 본다.

성인의 경우는 방광이 비어있을 때는 골반 내에 위치하여 배에서 쉽게 만져지지 않으나 방광이 소변으로 차게 되면 치골방향으로 상승하여 쉽게 촉진되거나 타진된다.

반면 소아는 방광이 치골 상부에 위치하여 방광이 차지 않아도 복부에서 촉진이 가능하다.

방광암이란?

대부분의 방광암은 방광점막세포에서 시작되는 상피세포암인 이행세포암종이다. 다른 유형으로는 만성 자극 및 염증으로

---

* 질질병관리본부의 방광암 항목 참조

초래된 편평세포암종 및 선암이 있다.

방광암은 비교적 치료가 잘되는 암이다. 1기 생존율은 약 70%이고 2기암 생존율도 약 60이지만 재발률이 높은 암이다.* 1기 암 수술자의 60~70%가 재발하므로 다른 암보다 더 자주 검진을 받아야 한다. 암이 생긴 부위에 소변이라는 매개체가 있어서 다른 부위로 전이도 잘되고 잘 없어지지도 않는다.

흡연은 방광암의 가장 영향력이 높은 위험 요인이다. 담배속의 아미노비페닐 이라는 발암성분이 방광으로 내려가 방광점막세포에서 방광암을 일으키는데 흡연은 방광암의 발생 빈도를 10배 이상 높인다. 뿐만 아니라 흡연을 시작한 연령이 낮을수록 더욱 큰 영향을 미친다. 고기를 구울 때 발생하는 연기나 디젤엔진의 배기가스, 염색약** 도 방광암 발생에 영향을 미친다. 다른 위험 요인으로는 방광암의 개인 또는 가족력뿐만 아니라 고무, 직물, 화학공장에서 흔하게 발생되는 직업적 화학 물질에 노출되는 경우를 들 수 있다.

방광암의 증상은?

방광암의 흔한 증상은 통증이 없는 혈뇨이다.

---

* 2008년 3월 4일 헬스 조선의 흡연, 염색, 화학물질 흡입 조심이라는 기사 발췌. 말기암의 경우 생존율은 10%정도이다.

** 염색약 속의 2-나프틸라민에 의해 문제가 생긴다.

방광내벽이 수많은 혈관으로 이루어져 있어서 방광에 암이 생기면 방광이 수축하거나 팽창할 때 암이 생긴 부분에 쉽게 손상이 가고 혈관이 터진다. 소변 색깔은 간장색에서 선홍색까지 다양한데 혈뇨의 정도가 암의 진행정도와 반드시 일치하지는 않는다. 방광의 수축과 팽창의 정도, 그리고 종양이 외부의 충격에 터지는 정도에 따라 혈괴를 동반한 육안적 혈뇨부터 배뇨의 시작이나 끝에만 피가 비치거나 또는 소변검사에서 우연히 발견된 현미경적 혈뇨까지 다양하게 나타난다. 따라서 혈뇨 특히 육안적 혈뇨를 한번이라도 경험한 40세 이상의 성인은 방광암을 의심하면서 혈뇨의 원인을 파악해야 한다. 반면 결석이나 요로 감염에 나오는 혈뇨는 배뇨통과 빈뇨를 동반하는 경우가 많다.

상피내암의 경우에는 혈뇨 외에 빈뇨, 배뇨시의 통증, 급박뇨, 급박성 요실금 등을 동반하기도 한다. 특히 방광염, 전립선염의

남성 주요암의 5년 생존율

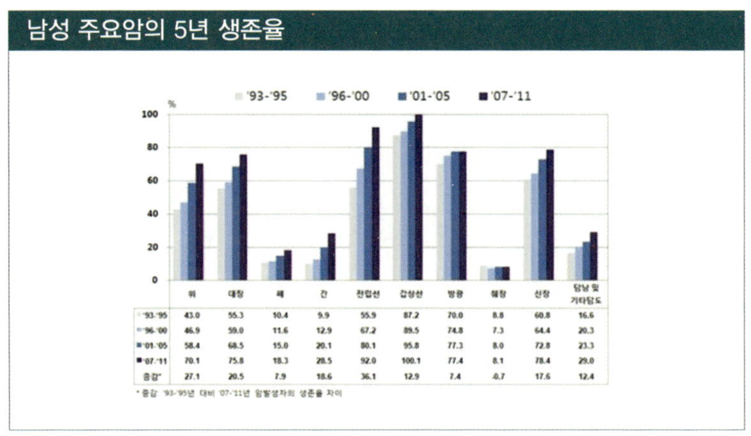

	위	대장	폐	간	전립선	갑상선	방광	췌장	신장	담낭 및 기타담도
'93-'95	43.0	55.3	10.4	9.9	55.9	87.2	70.0	8.8	60.8	16.6
'96-'00	46.9	59.0	11.6	12.9	67.2	89.5	74.8	7.3	64.4	20.3
'01-'05	58.4	68.5	15.0	20.1	80.1	95.8	77.3	8.0	72.8	23.3
'07-'11	70.1	75.8	18.3	28.5	92.0	100.1	77.4	8.1	78.4	29.0
증감*	27.1	20.5	7.9	18.6	36.1	12.9	7.4	-0.7	17.6	12.4

* 증감: '93-'95년 대비 '07-'11년 암발생자의 생존율 차이

통상적인 치료에 반응하지 않고 방광자극증상이 계속되면 방광암의 가능성을 생각해야 한다.

말기인 경우 뼈로 전이가 되어 뼈가 아픈 경우도 있고 하복부에 종괴가 만져지기도 한다,

방광암의 역학

중증암등록본부의 2011년 자료에 따르면 방광암 환자는 2847명의 새로운 남성환자가 발생하여 남성 암환자의 7위이면서 남녀를 합한 전체 방광암 유병자는 23,779명으로 전체 암환자의 9위에 해당하였다. 과거에는 비뇨기계 암 중 1위를 차지한 암이었으나 2003년 이후로 전립선 암의 발병빈도가 증가하면서 순위가 바뀌었다. 흡연이 발병의 제일 큰 원인이다 보니 남성의 발생빈도가 현저히 높고 60~70대 남성의 발병률이 제일 높다.*

방광암 진단

혈뇨나 방광자극증상이 지속될 때에는 방광암의 가능성을 의심하고 검사를 한다. 소변으로 암세포가 떨어져 나와 있는지를

* 담배를 피우기 시작한 20~30대부터 발암물질이 쌓이기 시작한 뒤 30~50년쯤 지난 60~70 대에 방광암이 많이 생긴다.

알아보는 검사로 요세포검사가 있다. 이 검사 결과가 양성으로 나오면 비뇨기계의 암이 있을 확률이 매우 높다. 방광경 검사나 전산화단층촬영 등의 검사에서 종양이 발견되지 않았다 하더라도 요세포검사에서 양성으로 나오면 신장의 신우, 요관, 방광 및 전립선의 요도 중의 어느 곳에 요로세포암이 있음을 의미한다. 그러나 요세포 검사결과가 음성이라고 하여 방광암이 없다고 생각하면 안된다. 방광에 암이 있어도 분화도가 좋은 암인 경우 요세포검사를 통해서 암세포의 존재여부를 확인하지 못하는 경우도 많다.

요세포 검사를 하기 위해서는 충분한 수분 섭취를 한 다음에 소변을 채취하도록 하며 아침 첫 소변은 세포의 변성이 일어나 있으므로 요세포검사에 적합하지 않다.

그 외에 소변을 이용하는 검사로 방광암에 대한 항원을 이용한 검사(NMP22)가 있다. 이 검사들을 통해 방광암이 의심되거나 육안으로 보이는 혈뇨가 있는 경우에 방광경 검사를 한다.

방광암 진단시약

방광암은 재발이 잦은 암이라 가정에서 수시로 검사할 수 있는 진단시약이 필요하다.

Alere NMP22® BladderChek®는 방광암의 항원인 nuclear

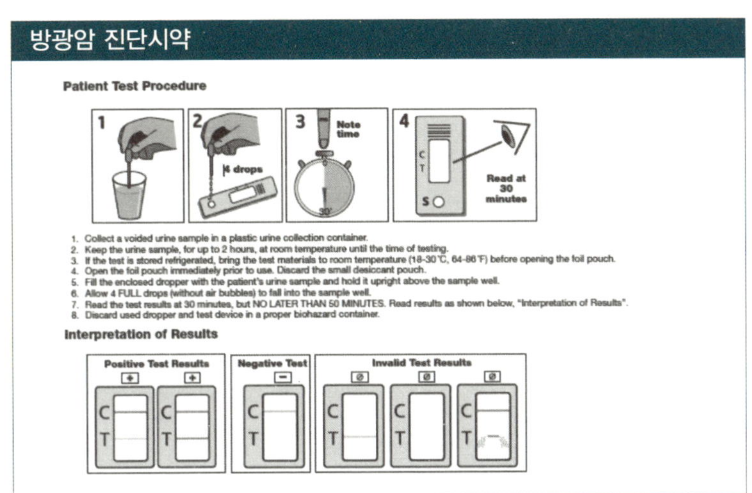

matrix protein (NMP22)을 확인하는 것이다. 이 NMP는 방광암 환자에게 있어 정상인보다 아주 높은 수치를 보인다. 초기암일 경우에도 쉽게 검출이 되므로 방광암을 진단하거나 재발을 확인하는데 도움이 되고 방광경 검사를 같이 하게 되면 훨씬 정확한 결과를 얻을 수 있다.

| 8장 |

심근경색 진단시약

심장과 관상동맥*

심장은 전신에 혈액을 순환시키는 일종의 펌프와 같은 장기로, 심장의 운동에 의해 혈액이 전신을 순환하면서 산소와 영양분을 공급하고 이산화탄소와 노폐물을 폐, 간, 신장 등으로 운반하여 배출, 해독 등을 하게 된다. 한편, 심장 주위에는 심장에 혈액을 공급하는 관상동맥(coronary artery)이 둘러싸고 있는데, 관상동맥은 우관상동맥(right coronary artery)과 좌관상동맥(left coronary artery)의 좌전하행지(left anterior descending artery)와 좌회선지(left circumflex artery)라는 3개의 혈관이 머리에 쓰

* 질병관리본부 심근경색 항목, 질병관리본부 협심증 항목, 주간 건강과 질병 제6권 34호. 2013 질병관리본부, 심뇌혈관질환 역학과 관리. 2012 질병관리본부 참조

는 왕관(王冠)처럼 심장 주위를 둘러싸고 있기 때문에 붙여진 이름이며, 심장에 산소와 영양분 등을 공급하는 역할을 담당한다

관상동맥질환은 심장에 혈액을 공급하는 관상동맥에 플라크(plaque)라고 불리는 끈적끈적한 물질이 침착되어 죽상동맥경화증(atherosclerosis)과 혈전이 생기고 이로 인해 동맥이 좁아지고 막혀서 심장으로의 혈액 공급이 감소되면서 생긴다. 때로는 혈관의 협착 또는 폐쇄에 따른 혈액 공급의 장애에 의하여 발생하기도 한다. 뿐만 아니라 뇌에 발생하는 뇌경색, 뇌출혈 등도 모두 혈관의 동맥경화와 원활한 혈관의 혈압 및 혈류 조절기능이 떨어져서 발생한다. 관상동맥질환에는 급성 심근경색증과 협심증이 있다.

관상동맥질환이란?

협심증*이란 관상동맥 폐쇄나 협착에 의해 심장근육에 충분한 혈액 공급이 이루어지지 않아서 느끼는 흉부의 통증이나 불편감을 일컫는 의학적 용어이며 심장근육의 허혈에 의해 발생하는 증상이다.

심근 허혈(虛血)이란 심장의 근육이 필요로 하는 만큼의 혈액과 산소 공급을 받지 못하는 경우를 말한다. 이러한 심근 허혈은

* 협심증은 허혈성 심질환에 의한 증상을 의미하면서 진단명으로도 사용되고 있음.

심장 근육에 혈액을 공급하는 하나 또는 그 이상의 동맥이 막히거나 좁아졌을 때 생기게 된다. 결과적으로 불충분한 혈액 공급이 허혈을 초래하는 것이다. 이러한 협심증의 종류로는 안정형 협심증(stable angina), 불안정형 협심증(unstable angina), 변이형 협심증(variant angina)이 있다.

이에 반해 심근경색증은 증상은 비슷하지만 더 심하며 혈관이 좁아지는 경우보다는 혈전 등에 의하여 갑자기 막히게 되는 경우가 많고, 그 결과 허혈보다는 경색을 일으키게 되는 병이다.

즉 심근경색증은 대부분 갑자기 발생하게 된다. 협심증이나 심근경색증은 드물긴 하지만 심장 판막 질환이나 비후성심근병증, 조절되지 않은 고혈압의 경우에서도 발생할 수 있다.

전형적인 증상은 흉부 중앙의 불편한 압박감, 꽉 찬 느낌, 쥐어짜는 느낌이나 흉부의 통증으로 나타날 수 있으며, 이러한 통증이나 불편감이 어깨나 팔, 등, 목, 턱으로 뻗치는 형태로 느껴질 수도 있다. 한편, 이러한 형태의 흉부 불편감이 반드시 협심증이나 심근경색증과의 관련성을 의미하는 것은 아닌데, 위-식도 역류에 의한 흉부의 타는 것 같은 느낌, 폐의 감염이나 염증에 의한 흉부 통증이 이러한 예에 해당한다. 하지만 협심증이나 심근경색증은 갑작스러운 심장 발작이나 급사의 징후로 나타날 수도 있으므로 이러한 질환들이 의심되는 흉부 통증이나 불편감

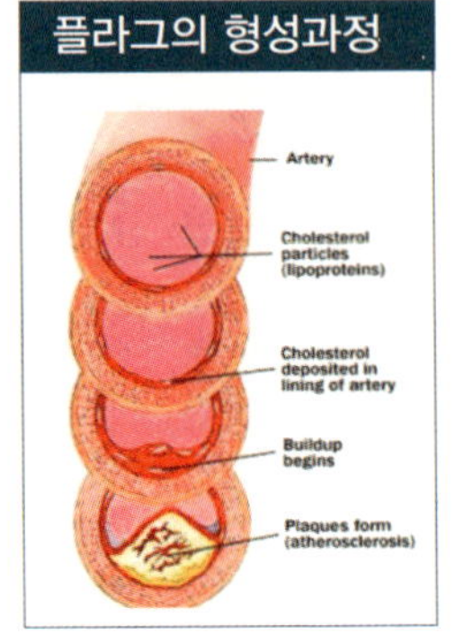

이 있을 경우 반드시 검사를 해야 한다

협심증이나 심근경색증의 증상은 마치 소화불량처럼 느껴질 수도 있으며, 통증이 어깨나 팔, 등, 목, 턱에서 발생할 수도 있는데 배꼽 아래로는 잘 생기지 않는다.

이 질환들은 심장에 혈액을 공급하는 관상동맥에 플라크(plaque)라고 불리는 물질이 침착되거나 혈전 등에 의하여 관상동맥이 막혀서 심장으로의 혈액 공급이 감소되면서 발생한다.

대부분의 심근경색증은 관상동맥의 죽상동맥경화(coronary atherosclerosis)로 인해서 발생하게 된다. 플라크(plaque)의 파열(rupture), 균열(fissure), 궤양형성(ulceration) 등에 의해 혈전 형성이 활발해져서 결국은 혈전성 폐쇄(thrombotic occlusion)를 일으키게 된다. 나이, 당뇨병, 고혈압, 흡연, 고지혈증, 가족력도 발병의 한 원인이 된다.

유병률

우리나라의 심혈관질환 사망의 가장 큰 원인은 허혈성 심장 질환으로, 유병률은 2005년 국민건강영양조사(건강면접 보건의

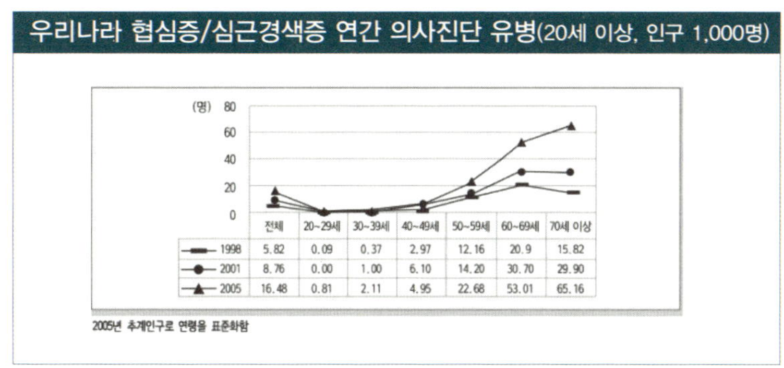

우리나라 협심증/심근경색증 연간 의사진단 유병(20세 이상, 인구 1,000명)

	전체	20~29세	30~39세	40~49세	50~59세	60~69세	70세 이상
1998	5.82	0.09	0.37	2.97	12.16	20.9	15.82
2001	8.76	0.00	1.00	6.10	14.20	30.70	29.90
2005	16.48	0.81	2.11	4.95	22.68	53.01	65.16

2005년 추계인구로 연령을 표준화함

식행태조사)에 따르면, 19세 이상 성인에서 인구 1,000명 당 연간 의사진단 유병률은 심근경색증이 5.37명, 협심증이 10.46명이었다.

2001년과 2005년에는 심근경색증과 협심증이 별도로 조사되었으나 1998년에는 심근경색증 및 협심증으로 조사되었다.

이와 같은 분류 기준에 맞추어 연간 의사진단 유병률의 추이를 비교해보면, 의사진단 유병률이 지속적으로 증가하고 있는데, 그 경향이 49세 이하 연령층에서는 일관적이지 않으나 50세 이상 연령층에서는 연도별로 지속적으로 증가하는 양상을 보이고 있다

협심증이나 심근경색증의 발병 시기

협심증은 심장이 더 많은 혈액 공급을 필요로 할 때 종종 발

생한다.

예를 들어 그냥 평소처럼 걷고 있을 때는 문제가 없다가 버스를 타기 위해 갑자기 뛰는 경우, 심한 운동을 하는 경우 또는 신경을 쓰는 일이 생겼을 경우도 협심증이 유발될 수 있다. 즉 협심증은 운동을 할 때나 흥분을 하는 경우, 또는 높은 온도의 상황에서 종종 발생할 수 있다. 하지만 때로는 그냥 쉬고 있는 중에도 관상동맥의 경련에 의해서 협심증이 발생할 수 있다.

이에 반해 심근경색증은 플라크의 파열 등에 의해서 생긴 혈전이 관상동맥을 막아서 생기는 질환이기 때문에 아무 경고도 없이 예측하지 못한 순간 갑자기 발생하게 된다.

급성 심근 경색증의 진단

급성 심근경색의 진단 기준은 다음 세 가지 중 두 가지 이상이 만족할 때 진단 가능하다.

- 전형적인 흉통
- EKG 소견 (ST 분절의 상승과 Q파의 변화)
- serum cardiac marker 상승

serum cardiac marker

심근경색 등으로 인해 심장세포가 괴사되면 손상된 심장세포 내부에 있던 효소가 혈액 속으로 흘러 나와 혈액 속의 농도가 상승된다.

심장의 손상에 의해서 상승되는 이러한 물질에는 CK-MB, 트로포닌 등이 있으며 협심증의 경우 아직 심장 근육의 괴사가 나타나지 않았으므로 정상 수치를 보일 수 있으나, 심근경색의 경우 이들 효소의 혈중농도가 상승하기 때문에 흉통 환자에서 심근경색 여부를 확인하기 위해 매우 유용하게 이용된다.

우선 이 책에서는 심근경색진단시약(cardic triple test)* 에 대해 알아보자. Myoglobin, CK-MB, Troponin I를 동시에 재도록 되어 있다.

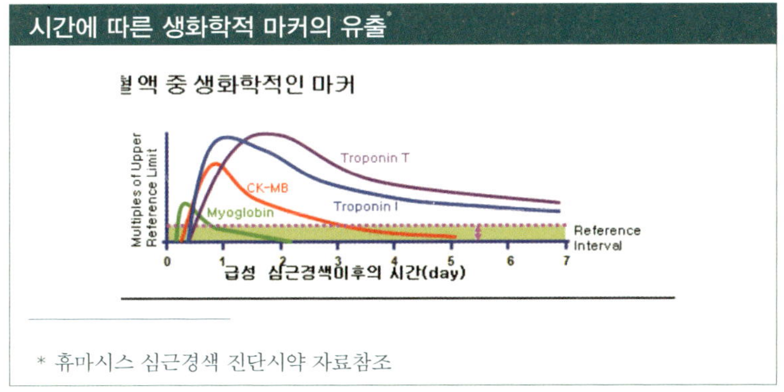

시간에 따른 생화학적 마커의 유출*

* 휴마시스 심근경색 진단시약 자료참조

* 휴마시스에서 출시

- 각 마커의 생리적 특징

	Myoglobin	CK-MB	Troponin T (cTnT)	Troponin I (cTnI)
분자량(KDa)	18	86	37	22.5
흉통 후 증가시간(h)	~2	4~6	4~12	4~6
최고치 도달 시간(h)	4~8	12~24	12~48	12~24
상승지속기간(days)	1~2	~2	5~15	6~10
민감도	높음	보통	높음	높음
특이도	낮음	보통	보통	높음

- 3가지를 동시에 잴 때의 장점

① 심장 손상 정도에 따라 비례적으로 혈중 농도 증가

② 각 마커별 출현 시기를 고려하여 환자의 진행 상황 추정 가능

- 흉통 발생 후 4시간 이내에 Myoglobin 및 CK-MB를 이용(초기마커)
- 흉통 발생 4시간 이후에는 CK-MB와 Troponin I를 같이 이용
- 3일 이후에는 Troponin I를 진단 마커로서 이용(확정마커)

③ 급성심근 경색증을 비롯한 급성관상동맥증후군의 진단과 예후 판정 등에 있어서 매우 효율적이다.

Myoglobin, CK-MB, Troponin I를 각각 따로 재는 것보다 세 가지를 동시에 재는 것이 양성 예측률이 높아진다.

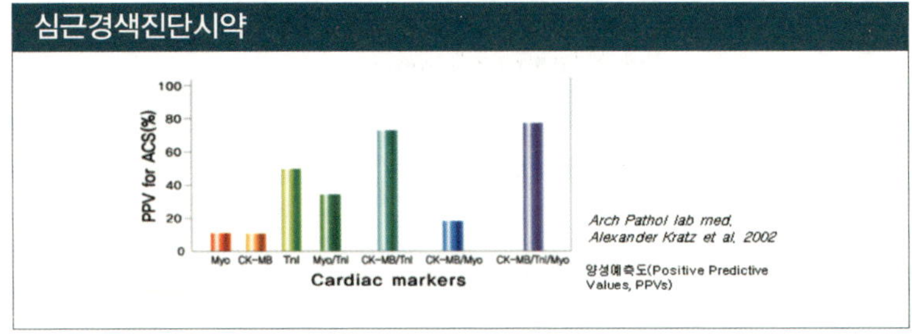

- Myoglobin

① 심장근육과 골격근의 세포질에서 발견되는 폴리펩티드 heme 단백질.

② 산소를 저장하여 근육에 산소를 제공

③ 근조직 손상시 혈중으로 조기 유출

④ 현재 심근괴사(cardiac necrosis)의 가장 초기 마커이나 Troponin I 나 T와 같은 심장에 특이적인 마커와 함께 사용해야 한다.

⑤ 흉통 발생시 myoglobin의 민감도는 44~55%이며, 흉통 발생 3~4시간 후에는 74~82%로 증가한다.

⑥ 격렬한 운동, 심각한 쇼크, 심각한 중독, 말기 신장기능 저하시, 심장근육염(myocarditis), 급성전염병, 근육병증(myopathies) 에서도 Myoglobin의 증가

⑦ 초기~2 h: 증가시작, 4~8 h: 최고치 도달 ,18~36 h : 정상으로 돌아옴

- CK-MB

① 근육수축에 관여하는 에너지원으로 ATP를 이용하여 creatine의 인산화 탈인산화에 관여하며, 다양한 조직에서 발견되는 효소.

② 대부분의 세포에서 B(brain type) form 이나 M(muscle type) form으로 존재하는데 혈장 속에서는 다음과 같은 3가지 형태로 존재한다.

- CK-MM (약 97%) : 골격근
- CK-MB (약 2%) : 심장근육
- CK-BB (소량) : 뇌조직

③ CK-MB 활성 측정은 빠르고 비용이 저렴하지만 ,소량의 심근손상을 검출하기 위한 민감도 및 심근 특이성이 낮다.

④ 과격한 운동을 하거나 암이나 갑상선기능저하증(hypothyroidism) 환자에서도 증가

⑤ 4~6h: 증가시작,12~24 h: 최고치 도달, 36~48 h: 정상으로 돌아옴

- Troponin I

① Troponin I (TnI)는 myosin ATPase 활성을 저해하는 것으로 TnC와 칼슘의 결합을 저해하고 더 나아가 근수축을 저해하는 역할을 하는 단백질임.

② 증상이 발생한 지 12~24시간 이내의 급성 심근 경색증을 진단하는데 있어 cTnI의 임상적인 민감도는 90~100%이다.

③ 흉통 흉통이 발생한지 8시간이 되었을 때의 Troponin I는 90%이상의 민감도와 95%의 특이도를 나타냄*

④ Troponin 범위가 매우 다양하기 때문에 다양한 cTnI 분석법 사이에서 표준화를 이루지 못하고 있다.

⑤ free TnI, 하나 또는 그 이상의 troponin 단백질과 결합

---

* Ebell et al의 논문 참조

된 결합체, 부분적으로 절단되거나 화학적으로 변형된 troponin등 cTnI는 혈액 속으로 다양한 형태로 방출된다.

⑥ 횡문근융해증(rhabdomyolysis) 또는 비정상적인 심장 리듬을 갖고 있는 환자에서 TnI가 소량 증가한다고 한다.

⑦ 4~6 h : 증가시작,12~24 h : 최고치 도달,6~10 d : 상승 지속

- 진단시약의 구조

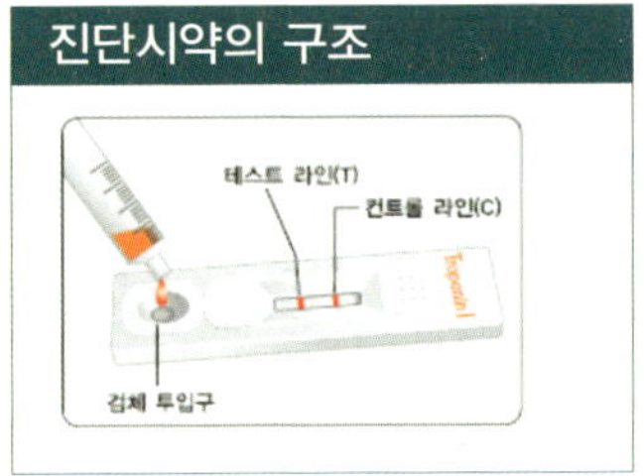

- cardic triple test 진단시약의 해석

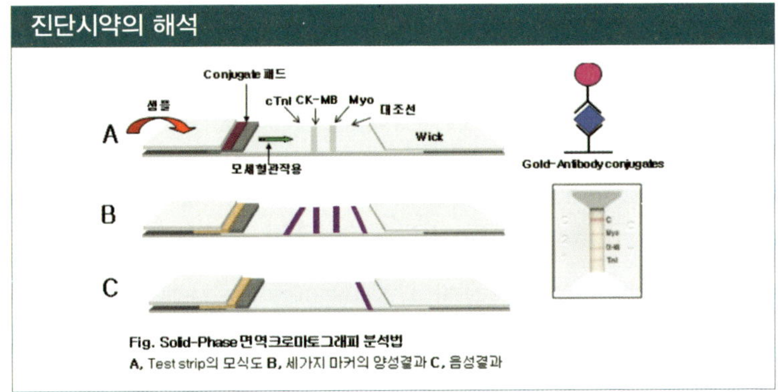

Fig. Solid-Phase 면역크로마토그래피 분석법
A, Test strip의 모식도 B, 세가지 마커의 양성결과 C, 음성결과

cardic triple test 진단시약의 해석

Myo	CK-MB	CTnI	Result	Explanation
-	-	-	음성	심근경색이 일어나지 않음 만약 심근손상이 의심될 경우 2~4시간내에 재검
+	-	-	양성	심근 또는 골격근 손상, 초기급성관상동맥으로 진단하기 위해서는 4~8시간 동안 연속적인 Troponin I의 검사가 필요함
+	+	-	양성	심근 또는 골격근 손상, 초기급성관상동맥으로 진단하기 위해서는 4~8시간 동안 연속적인 Troponin I의 검사가 필요함
-	+	-	양성	심근 또는 골격근 손상, 초기급성관상동맥으로 진단하기 위해서는 4~8시간 동안 연속적인 Troponin I의 검사가 필요함
+	+	+	양성	심근손상 후 약 12시간 경과
-	+	+	양성	심근경색 초기 증상 후 약 12시간 이상 경과
-	-	+	양성	심근경색 초기 증상 후 약 24~96시간 경과
+	-	+	양성	심근손상 및 미세경색 가능성

환자들이 많이 하는 질문

Q 콜레스테롤은 적을수록 좋은가요?

A 혈중 콜레스테롤이 너무 낮으면 상처치유가 잘 되지 않는 등 건강에 좋지 않아서, 총 칼로리 중 지방이 차지하는 비율을 15-30% 정도로 유지해야 한다. 지방 중에서도 가능하면 불포화지방산이 많은 음식과 콜레스테롤이 적은 음식을 선택하는 것이 좋다. 그러나 어린이나 임신부, 노인에서 너무 많은 제한은 오히려 나쁜 결과를 초래할 수 있다.

Q 기름이나 씨앗 종류는 안전한가요?

A 모든 기름은 100% 지방이다. 특히 기름을 튀길 때는 트랜스(trans) 지방산이 생성되는데 이는 나쁜 콜레스테롤(LDL)을 상승시키고, 좋은 콜레스테롤(HDL)을 감소시

켜서 혈관에 나쁜 영향을 미친다. 이 트랜스 지방산은 자연계에는 존재하지 않으며 가공식품(튀김, 마가린, 크래커, 과자)에 많다. 식물성 기름도 포화지방을 많이 함유하고 있어서 가능한 한 삼가는 것이 좋으며, 올리브 기름이 심장혈관에 좋다는 속설이 있으나 이는 지방 대신에 올리브기름을 먹었을 때 지방섭취의 감소효과로 혈관이 좋아지는 것이기 때문에 일부러 올리브 기름을 섭취할 이유는 없다. 씨앗(견과류: 호두, 잣, 땅콩)도 지방이 어느 정도 포함되어 있어서 많이 먹으면 혈관에 좋지 않다. 물론 건강한 사람이면 이러한 원칙을 지킬 필요는 없지만 혈관을 적극적으로 보호하고자 하는 사람은 이런 식단을 따르는 것이 좋다.

Q 혈중 콜레스테롤의 적정치는?

A 총콜레스테롤을 200mg/dL 이하로, 또는 LDL을 130mg/dL 이하로 유지하여야 하지만 이미 심장병이 있는 환자에서는 LDL을 70mg/dL 미만으로 유지하여야 한다. 미국에서 발표된 보고에 의하면 50년간 추적해본 결과 혈중 콜레스테롤이 150mg/dL 이상인 경우 1%씩 콜레스테롤 수준이 올라갈 때마다 심장병 위험은 2%씩 증가된다는 연구가 있어서 콜레스테롤은 낮으면 낮을수록 심혈관 질환은 덜 걸린다고 볼 수 있다.

Q 혈중 콜레스테롤이 낮은 사람은 콜레스테롤을 많이 먹어도 안전한가요?

A 그렇지 않다. 콜레스테롤이 많은 음식을 먹으면 혈중 콜레스테롤이 낮은 사람도 심장병 발생위험이 커진다.

Q 스트레스를 받으면 혈중 콜레스테롤이 변하는가요?

A 그렇다. 콜레스테롤이 상승하므로 스트레스 관리를 잘 하는 것이 좋다.

Q 채식위주의 식사는 칼슘이나 철분을 따로 보충해야 하나요?

A 그렇지 않다. 단백질 섭취를 줄이면 소변으로의 칼슘 배출이 적어서(50% 감소) 오히려 채식하는 분들이 골다공증이 적다. 그리고 채식위주의 식사를 하는 사람은 철분 결핍도 잘 오지 않는데, 비타민C는 철분의 흡수를 좋게 해주는 효과가 있다.

Q "Cholesterol Free" 음식은 과연 콜레스테롤이 없는가요?

A 흔히 "콜레스테롤이 전혀 없음" 이라고 적혀있는 과자나 음식을 볼 수 있다. 그러나 이런 음식은 콜레스테롤은 없으나 포화지방은 많이 포함하고 있는 경우가 많고, 이런 포화지방이 체내에서 콜레스테롤도 전환되기 때문에 주

의를 요한다.

Q 채식위주의 식사를 하면 단백질이 결핍이 될 것 같은데요?

A 단백질 결핍이 걱정되면 계란 흰자나 탈지우유를 먹으면 된다. 참고로 계란 흰자에는 콜레스테롤이 전혀 없다. 탈지 우유나 요구르트는 지방이 거의 없으며 충분한 비타민 공급원이 될 수있다. 참고로 보통 우유의 칼로리의 50%는 지방에서 오고, 저지방 우유라 하더라도 칼로리의 38%가 지방에서 나온다.

Q 섬유질은 어떻게 건강에 좋고, 얼마나 먹어야 하나요?

A 복합 탄수화물에 섬유질이 많으며 비타민, 미네랄 등도 많이 포함되어 있다. 즉 곡류, 현미류, 채소, 과일을 많이 먹게 되면 LDL 콜레스테롤이 감소되고 심혈관 질환을 감소시키는 것이 증명되었다. 또한 섬유질을 섭취하면 포만감이 있어서 체중감소에도 효과적이다.

Q 지방과 콜레스테롤 섭취를 줄이려면 어떤 음식을 먹어야 하나요?

A 지방이 붙어 있지 않은 살코기만 먹는다 하더라도 고기 안에 지방이 어느 정도 포함되어 있기 때문에 육류를 많이 먹는 것은 좋지 않다. 이미 심혈관 질환이 발생된 환

자는 육류를 줄이고, 채식 위주의 식사와 콩 제품(두부 등)을 첨가하면 영양결핍을 막을 수 있다. 콩을 많이 먹게 되면 콜레스테롤과 중성지방이 감소된다. 미국 FDA에서도 1999년부터 콩 단백질을 하루 25gm 이상 섭취할 때 심장병 예방 효과가 있다고 공식적으로 발표하였다.

Q 심장병 환자는 갑자기 사망할 수 있다는데요?

A 심장병 환자의 약 반수는 급사 혹은 돌연사라고 해서 갑자기(1시간 이내, 10-15분에 47-88%가 사망) 사망에 이를 수 있다. 더욱이 심장병의 증상이 점점 심해지면서 급사가 발생할 수도 있으나 약 반수에서는 증상이 악화되지 않고도 갑자기 사망에 이를 수 있기 때문에 사망을 예측할 수 없다는 점을 인식시키는 것이 중요하고, 환자나 환자 보호자가 이에 대응할 수 있게 해야 한다.

진단시약의 사용법

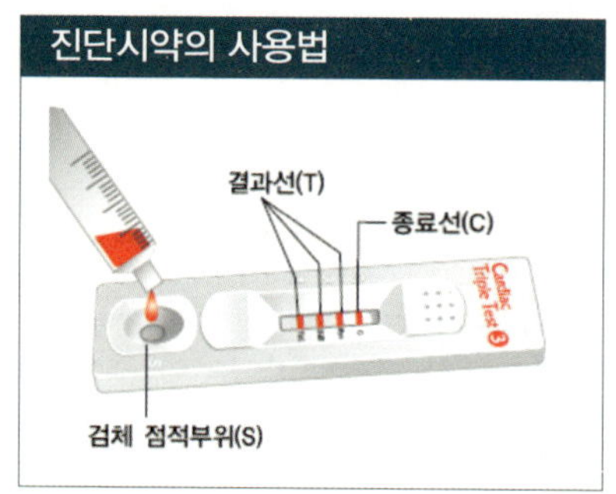

전혈 100ml 를 취해 검사를 하고 15분 이후에 검사 결과를 본다.

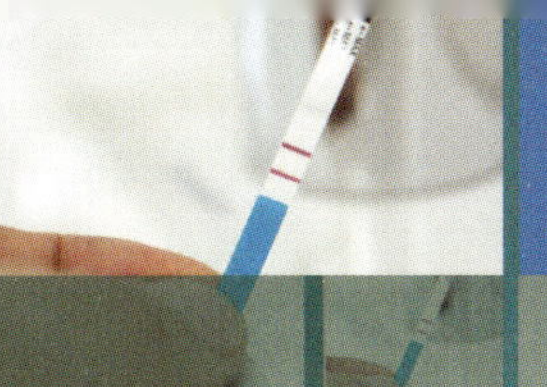

| 9장 |

지속적인 관찰이 필요한 진단시약

1 콜레스테롤 진단검사

이상지질혈증이란?

이상지질혈증은 지방대사의 조절이상으로 혈액 속에 저밀도지단백콜레스테롤(LDL C)과 중성지방 등은 상승되어 있고 고밀도지단백콜레스테롤(HDL C)은 저하되어 있는 질환이다. 이상지질혈증은 동맥경화증 및 각종 심혈관 질환의 위험인자이기도 하다.

혈액속에 들어있는 지방질은 크게 총 4가지 종류로 총콜레스테롤, 저밀도지단백콜레스테롤, 고밀도지단백콜레스테롤, 중성지방으로 나누어진다.

- 저밀도지단백콜레스테롤(LDL C) : 혈관벽에 쌓여 심혈관질환과 뇌혈관질환을 일으키는 동맥경화를 유발한다.
- 고밀도지단백콜레스테롤(HDL C) :혈관벽에 쌓인 콜레스테롤을 간으로 운반하는 역할을 하므로 동맥경화를 예방할 수 있다.
- 총콜레스테롤 : 저밀도지단백콜레스테롤(LDL C)과 고밀도지단백콜레스테롤(HDL C), 그 외 각종 지단백콜레스테롤을 하나로 묶어서 부르는 것
- 중성지방 : 음식으로 섭취된 과잉에너지를 저장하기 위해 생성된 것으로 평상시에는 지방세포에 저장되어 있다가 필요시에 방출되어 에너지원으로 사용된다. 당류섭취에 의해 증가한다

이상지질혈증의 발생 원인

- 성별과 연령 : 나이가 들어감에 따라 여자와 남자 모두에게 콜레스테롤 수치는 올라가는데 특히 여성은 폐경이후 콜레스테롤 수치가 증가하는 경향이 있다.
- 식사 : 포화지방, 콜레스테롤이 풍부한 동물성 지방의 지나친 섭취, 과도한 음주, 당분 함량이 높은 음식 섭취

등으로 인해 중성지방, LDL 콜레스테롤수치의 상승

- 신체 활동 : 불규칙적인 생활과 운동부족은 콜레스테롤 수치를 상승시킨다. 성별과 연령은 어쩔수 없다 하더라도 식사와 신체활동은 콜레스테롤 검사를 통한 생활습관의 변경을 통해 교정이 가능하다. 따라서 지속적인 콜레스테롤 검사가 필요하다

콜레스테롤 검사의 의의

- 높은 LDL과 중성지방의 증가, 낮은 HDL 등은 대사증후군을 일으키고 궁극적으로 죽상경화성 심장질환이 되어 나아가서는 심근경색과 뇌졸중을 이어질 수 있다.
- 질병관리본부의 '최근 5년간(2008~2012) 한국 성인 콜레스테롤 수준' 연구보고서에 따르면 우리나라의 콜레스테롤 유병률은 2008년 10.9%에서 2012년 14.5%로 3.6% 증가하였는데* 전 연령군에서 증가추세를 보였으며 30~40대에 비해 50세 이상의 인구 집단에서 큰 폭으로 증가했다. 특히 여성의 경우 50대 이후 연령군에서 가파른 증가세를 기록했다.** 만 30세 이상 성인에서의

---

* 2008년 418만명정도 ,2012년 710만명 정도가 고콜레스테롤 유병자이다.

** 2014.9.12 디지털 일보사 기사 참조

이상지질혈증(총콜레스테롤 240mg/dL 이상 또는 콜레스테롤 강하제 복용) 유병률은 15.4%이며, 남자(12.5%)에 비해 여자(18.2%)가 높다.

즉 2012년 기준으로 성인 6명 중 1명이 이상지질혈증 유병자이고 이들 중 혈중 콜레스테롤이 적절한 수준으로 조절되고 있는 사람은 4명중 1명에 불과하다.

- 이상지질혈증 유병자중 의사의 진단을 받은 비율은 44.8%였고 약물치료를 받고 있는 사람은 34.1%인데 남자보다는 여자의 비율이 높았다.

- 이러한 이상지질혈증은 생활습관의 변경과 약물요법을 필요로 하는 만성질환이기 때문에 환자의 입장에서 볼 때 치료계획에 순응하기가 어렵다. 가정용 콜레스테롤 측정기는 환자가 식이요법, 운동요법, 약물요법을 잘 지키고 있는지 그리고 그 효과는 어떠한지 스스로 판단하는데 도움을 준다.

가정에서 콜레스테롤 검사를 해야 하는 이유

- 이상지질혈증 유병자의 혈중 콜레스테롤을 적절히 잘 관리하고 의사의 진단을 받지 않은 의심환자들을 병원

으로 전원시키기 위해서 자가 콜레스테롤 검사는 활성화되어야 한다.

- 약물 치료를 받는 이상지질혈증 유병자의 경우 치료의 경과를 확인하기 위해서 일일이 병원을 방문하는 것이 번거롭다.
- 혈압약과 달리 이상지질혈증 치료제를 제대로 먹었을 때의 건강상의 이득은 검사결과로서만 확인할 수 있기 때문에 약에 대한 복약순응도가 떨어진다.
- 식생활이 서구식으로 변하고 고위험음주의 비율이 다른 나라보다 월등히 높다보니 콜레스테롤에 대한 걱정은 있지만 병원을 방문하여 콜레스테롤 진단받기는 귀찮아한다.
- 50대 이상의 여성환자는 폐경과 맞물려 고콜레스테롤 유병자가 급증하는데 이 고객군은 약국을 편하게 출입하는 경향이 있어 약국에서 이상지질혈증을 관리하기 적당하다.
- 건강염려증이 있는 고객군의 경우 병원보다는 약국에서 저렴한 비용으로 검사를 자주 할 수 있다.
- 자가 검진 결과는 모두 참조용이며 항상 병원에서 정기적으로 지질상황을 확인해야 한다.

리피드프로®

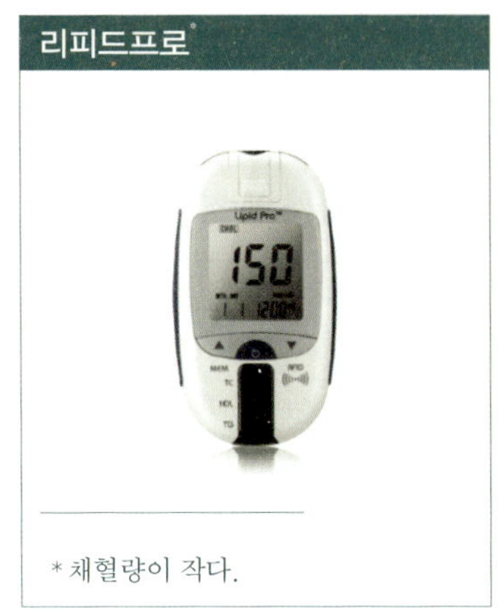

* 채혈량이 작다.

리피도케어

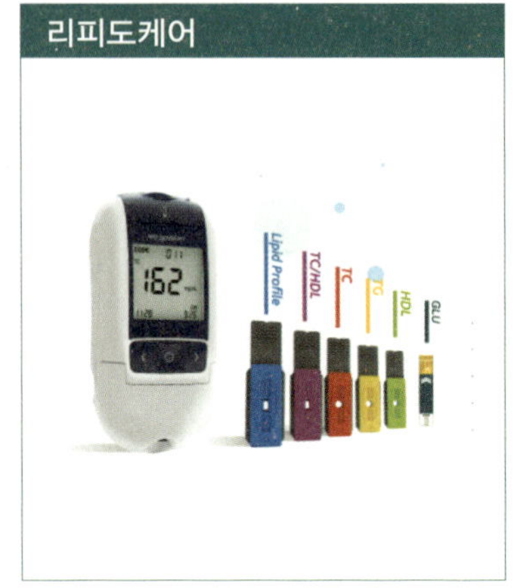

콜레스테롤 자가 진단기구

위의 두 가지 기계는 모두 혈당과 TG, TC, HDL-C를 재는 것이 가능하고 검체는 모세혈관혈이 가능하므로 앞으로 약국 진단시약 시장의 새로운 뜨는 별이다. 부록에 자세한 사항이 들어있다. 콜레스테롤 자가 진단기구는 처음 혈당측정기구가 나왔을 때 고가의 기기 가격을 냈던 것처럼 지금 현재는 고가의 장비이다. 그러나 이 장비도 혈당 측정기구처럼 수요가 늘게 되면 기기 가격은 자꾸 내려갈 것이다.

채혈시의 주의사항

- 2~3방울의 피가 확보되지 않았거나 채혈하는데 5분 이

상 걸렸다면 검사를 하지 않는다.

- 손가락을 과도하게 쥐어짜지 않는다.
- 검사를 시작하기 전에 따뜻한 물과 비누로 손을 깨끗이 씻고 건조시킨다. 콜레스테롤 수치 안정화를 위해서 5분정도 휴식을 취한 이후 검사를 하도록 한다.

미국의 콜레스테롤 진단시약

- CardioChek는 콜레스테롤과 중성지방 이외에 포도당과 케톤체까지 측정할 수 있다.
- 굳이 비싼 정량적 기계가 아니라도 혈액 샘플속의 콜레스테롤을 측정하여 정성적인 방법으로 색깔 변화를 본 후 대조표와 비교하여 현재 콜레스테롤의 상태를 알 수 있다.

CardioChek

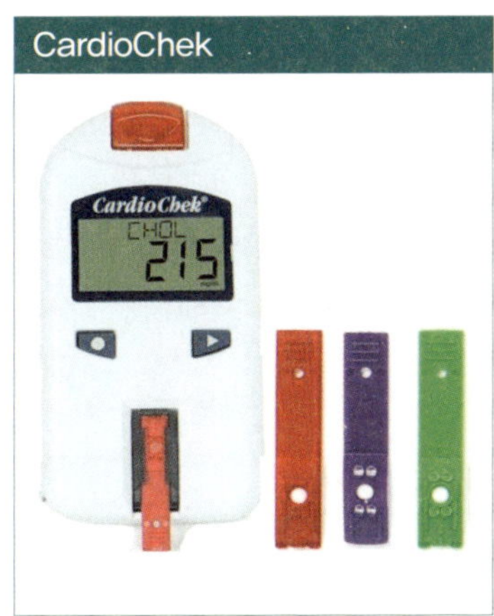

정성적인 방법으로 콜레스테롤을 측정

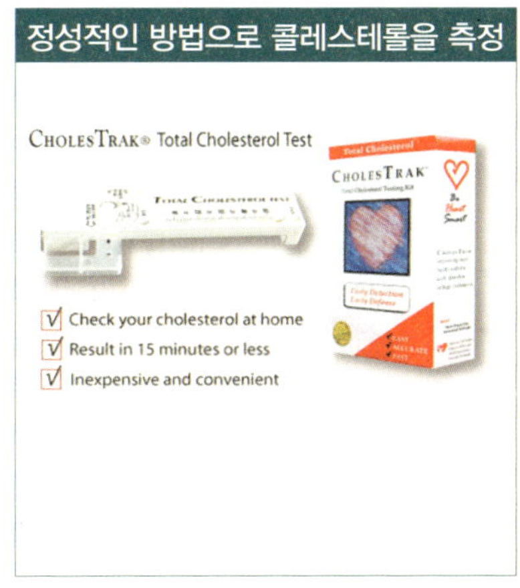

Q 콜레스테롤 수치가 정상이 되었다고 합니다. 이제 약을 끊어도 되지 않습니까?

A 조절목표에 도달하였다고 해서 임의로 약을 끊으면 안 된다. 약을 먹기 시작하면 LDL 콜레스테롤 수치가 떨어지게 되므로 조절목표에 도달하였다고 많은 분들이 스스로의 판단에 따라 약을 끊는 경우가 있는데, 약을 끊게 되면 콜레스테롤 수치는 약을 먹기 이전의 상태로 돌아가게 된다. 식사요법과 체중감량, 운동과 같은 생활습관 개선 치료를 꾸준히 하는 환자는 약을 줄여 복용하여도 콜레스테롤 수치 조절할수 있다. 그러나 대부분의 환자는 약에만 의존하기 때문에 약을 끊으면 콜레스테롤 수치는 다시 상승하고, 콜레스테롤 수치가 올라가면 심혈관질환의 위험도 증가한다. 따라서, 고지혈증 치료 약물은 끊지 않고 장기간 복용해야 한다. 예를 들어 고혈압 치료를 위해 고혈압 약을 복용하는 분들이 약을 끊으면 혈압이 다시 올라가고, 혈압이 조절되지 않는 동안 고혈압에 따른 합병증이 새로 발생하거나 더 진행하는 것과 같은 원리이다.

Q 약을 오래 먹으면 중독이 되거나 내성이 생기지 않습니

까?

A 고지혈증 치료에 사용되는 약물은 매우 안전한 편이다. 부작용은 대부분 약을 먹기 시작한 초기에 나타나므로, 약물 치료를 시작한 초기에는 간기능 검사를 비롯한 몇 가지 검사를 받아 보는 것이 좋다. 고지혈증 약은 오래 동안 복용해도 중독이 되거나 내성이 생기지 않는다.

Q 당뇨병으로 여러 가지 약을 이미 먹고 있습니다. 고지혈증 약까지 먹으려니 너무 부담이 됩니다.

A 당뇨병은 의학적으로 협심증이 있거나 과거에 심근경색증을 앓았던 분과 똑같은 위험을 가진 것으로 간주한다. LDL 콜레스테롤 조절목표도 다른 위험군보다 엄격해서 100mg/dL 미만을 유지하고 경우에 따라서는 70mg/dL 미만까지 낮출것을 권고하고 있다. 따라서 약 개수가 부담되더라도 고지혈증약도 꼭 복용하여 안전한 수치로 유지하여야 죽상동맥경화증과 같은 심장합병증의 발병을 막을 수 있다.

Q 고기나 기름진 음식을 거의 먹지 않는데 왜 콜레스테롤이 높은가요?

A 채식위주의 식사를 하는데도 콜레스테롤이 높은 경우는 주로 포화지방산의 과잉 섭취로 인하여 콜레스테롤의 합

성이 증가하기 때문이다. 혈장 콜레스테롤 농도에 가장 많은 영향을 주는 것은 간에서 새로 합성되는 콜레스테롤 양과 제거되는 사용되고 남은 콜레스테롤 양이다. 콜레스테롤을 섭취하는 양도 중요하지만 간에서 콜레스테롤의 합성이 증가하는 것이 더 문제이다.

간에서 콜레스테롤 합성을 조장하는 것은 포화지방산이기 때문에 불포화지방산 섭취가 포화지방산 섭취에 비해 부족할 경우 혈중 콜레스테롤이 증가한다.

고기가 아니더라도 머핀, 페스트리, 케이크, 비스켓 등의 제과류에는 포화지방산이 많이 들어 있고 식물성 식용류 중 팜유등에도 포화지방산이 많다. 갑상선기능저하증이 동반되어 있을 때에는 콜레스테롤 분해가 저하되어 콜레스테롤 수치가 올라가게 된다. 따라서, 기름진 음식을 많이 먹지 않는데도 콜레스테롤이 높은 경우는 포화지방산 함량이 많은 제과류 또는 식용류로 만든 음식의 섭취가 많은 것은 아닌지 혹은 갑상선호르몬 수치가 어떠한지 확인이 필요하다.

Q 식물성 기름은 많이 먹어도 안전한가요?

A 식물성 기름도 기름의 종류에 따라서 혈중 콜레스테롤을 증가시킬 수 있다. 일반적으로 콩기름, 옥수수기름, 올

리브기름, 참기름, 들기름 등은 불포화지방산의 함량이 높기 때문에 혈중 콜레스테롤을 낮추는 작용을 한다.

하지만, 식물성 기름 중에서 포화지방산을 많이 함유하고 있는 팜유, 코코넛기름은 혈중 콜레스테롤을 높이는 작용을 하고 마가린의 경우 식물성 기름이고 불포화지방산의 함량이 높지만 불포화지방산이 트랜스지방산의 형태를 가지고 있기 때문에 피해야 한다. 결론적으로 식물성 기름 중에서도 포화지방산과 트랜스지방산의 함량이 높은 기름은 혈중 콜레스테롤을 높이므로 섭취를 제한해야 한다.

불포화 지방산이 혈중콜레스테롤을 낮추기는 하지만 그것도 역시 섭취량이 많을 경우 체중이 증가하게 되므로 하루 섭취 칼로리의 20% 정도로 제한하는 것이 좋다. 즉, 고지혈증 환자는 총 지방 섭취량를 제한하면서 가능하면 포화지방산의 섭취 비율을 낮추는 것이 올바른 식습관이다.

Q 고지혈증 환자는 고기나 계란을 전혀 먹지 않아야 하나요?

A 전체 지방의 양보다는 좋지 않은 포화지방을 좋은 불포화지방으로 대체하여 섭취하는 것이 중요한 포인트이다. '모든 지방은 나쁘다' 라는 생각에 지방섭취를 줄이고 설

탕, 흰빵, 흰쌀, 감자와 같은 탄수화물섭취를 늘리는 것은 오히려 체중이 증가하고 혈중 중성지방이 증가하여 건강에 좋지 않은 영향을 주게 된다. 지방의 과잉섭취는 비만의 원인이지만 그럼에도 적절한 지방섭취는 필수적입니다.

또, 고지혈증 환자도 양질의 단백질은 충분히 섭취해야 하기 때문에 쇠고기나 돼지고기를 먹는 횟수를 줄이고 그 대신 닭고기, 등푸른 생선, 콩, 두부 등으로 단백질을 보충하는 것이 좋다.

계란을 일주일에 2개 정도 먹는 것은 혈중 콜레스테롤 농도에 큰 영향을 주지 않는다. 과거에 오징어, 새우, 게 등도 고콜레스테롤 음식이라 하여 제한하였으나 콜레스테롤과 구조가 유사한 스테롤류가 많이 들어있어 오히려 콜레스테롤 흡수를 막아주는 효과가 있는 것으로 알려져 있다.

결론적으로 콜레스테롤이 높다고 알려진 계란, 오징어, 새우 등도 과식하지 않고 간간이 섭취하는 것은 괜찮다.

Q 트랜스 지방산이 무엇인가요?

A 트랜스 지방산은 운송과 저장의 편이를 위해 식물성 기

름에 수소를 첨가하여 고형화 시킨 지방이다. 트랜스 지방산은 혈중 LDL콜레스테롤을 상승시키며 동시에 HDL 콜레스테롤을 감소시켜 심혈관 질환의 발생 위험을 증가시키는 것으로 알려져 있다.

최근 연구에 따르면 트랜스 지방산이 포화지방산보다 심혈관계 질환의 위험을 더욱 증가시킨다고 보고되고 있어 트랜스 지방 함량이 많은 과자, 머핀과 같은 제과류와 튀김요리 등은 섭취를 피해야 한다.

식품의 성분 함량을 점검하여, 트랜스 지방 섭취량을 총 섭취 에너지의 1% 이내로, 가능한 적게 섭취하는 것이 바람직하다.

② 당화혈색소 진단검사

당화혈색소란?*

사람의 적혈구 속에는 다량의 혈색소가 포함되어 있다. 영어로 hemoglobin A1c 라고 하는 당화혈색소는 포도당과 결합한 혈색소의 수치로서 혈당이 높아질수록 당화혈색소의 수치도 증가한다. 채혈 당시의 혈당만을 반영하는 일반 혈당검사와 달리 당화혈색소 수치는 최근 2~3개월간의 혈당상태를 반영하기 때문에 보다 효과적으로 환자의 혈당상태를 평가하고 관리하는데 도움이 된다.

아래 표에서 보듯이 당화혈색소 수치가 1% 증가할 때마다

당화혈색소와 혈장 혈당값 비교치

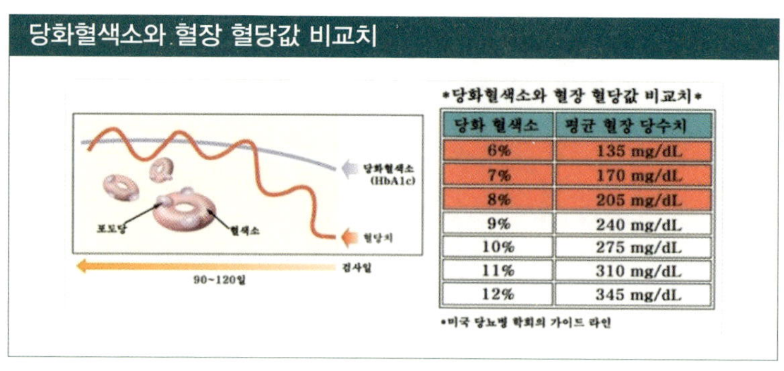

당화혈색소와 혈장 혈당값 비교치

당화 혈색소	평균 혈장 당수치
6%	135 mg/dL
7%	170 mg/dL
8%	205 mg/dL
9%	240 mg/dL
10%	275 mg/dL
11%	310 mg/dL
12%	345 mg/dL

*미국 당뇨병 학회의 가이드 라인

* 당화혈색소에 근거한 평균혈당 및 당뇨병 진단/선별에서의 당화혈색소 역할 박이병, 가천의대 길병원내분비대사내과 제 22회 대한당뇨병학회 춘계학술대회 참조

혈당수치는 35㎎/*dl* 씩 오르고 있는 것을 알 수가 있다. 학회마다 차이가 있으나 당화혈색소 조절목표를 6.4% 이하로 보고 있으며 6.5% 이상은 당뇨, 5.8~6.4% 는 내당능 장애, 정상수치는 4~5.7%로 정하고 있다.

당화혈색소를 1% 줄이면 심근경색 14% 감소, 백내장 19% 감소, 미세혈관질환 37% 감소, 말초혈관질환 43% 감소, 당뇨로 인한 사망률이 21% 감소한다는 발표도 있다.

당화혈색소 검사의 횟수는 나이나 혈당 조절 상태에 따라 달라질 수 있으나 일반적으로 1년에 3 ~ 6회 측정할 것을 권유한다.

우리나라 당뇨병 환자들을 대상으로 한 국내 연구에 의하면 당화혈색소 검사 자체를 알지 못하는 사람이 80%가 넘었으며, 1년 이내에 당화혈색소 검사를 받은 사람의 비율도 10% 미만 이었다.

또 다른 연구*에서는 정기적인 당화혈색소 측정을 통한 당뇨병 환자관리가 당화혈색소를 낮출 수 있다고 보고하고 있는데, 이는 당화혈색소 측정률이 낮은 우리나라에서 당화혈색소 측정률을 높이는 것이 당뇨병 환자관리에 중요한 요소가 될 수 있으며, 혈당 수준을 낮추는 효과적인 방법일 수 있음을 암시한다.

---

* 당뇨치료의 정석 2014.01.08 다음 건강지킴이 블로그에서 발췌

당화혈색소를 재는 이유는?*

장점

- 합병증을 줄이기 위해서 혈당수치를 적절한 수준으로 유지하는 것이 중요하다. 어느 특정한 시간에 측정하는 혈당수치는 여러 요인들에 의해서 변동이 생길 수 있기 때문에 장기간의 혈당 조절추이를 파악할 목적으로 가장 널리 사용되는 검사가 당화혈색소(HbA1c이다. A1c는 어느 시간이든 잴 수 있는 장점이 있다.
- 당뇨병은 생활습관의 변경과 식이요법, 약물요법을 필요로 하는 만성질환이다. 혈당측정기와 함께 HbA1c측정기의 사용은 환자가 식이요법, 운동요법, 약물요법을 잘 지키고 있는지 그리고 그 효과는 어떠한지 스스로 판단하는데 도움을 준다.
- A1c는 미세혈관 합병증 관리를 위한 혈당수준을 대변하므로 망막증, 신증, 신경병증을 예측하는데 도움을 줄 수 있다. 또한 심장병과 뇌졸중 등 심혈관질환의 위험을 예측할 수 있다. HbA1c 5.0-5.5%를 기준(1.0)으로 했을 때 HbA1c가 6.5%이상이면 당뇨병의 위험비는 16.47, 장

---

* 존스홉킨스 보건대학원 엘리자베스 셀빈(Elizabeth Selvin) 박사의 지역사회의 "동맥경화 위험도(Atheroscle -rosis Risk in Communities, ARIC)" 조사에 참가한 성인 1만1천92명의 15년 간 자료에 의거

차 관상동맥질환이 발생할 가능성은 1.95로 나타났다. 뇌졸중위험비는 3.16이었고, 원인에 관계없이 사망으로 이어질 위험비는 1.65로 나타났다.

- 탄수화물 섭취가 많은 아시아인은 죽상동맥경화증으로 사망할 확률이 공복 혈당보다는 식후 고혈당 수치와 연관이 있다. 2003년에 발간된 '당뇨병 관리' 국제학술지에 따르면 당뇨병 초기 당화혈색소 수치가 낮을 때는 식후혈당이 공복 혈당보다 당화혈색소 수치를 높이는데 기여한다. 당화혈색소 수치가 7.3% 이하인 경우에는 식후혈당이 당화혈색소를 올리는데 70%의 비중을 차지하지만 7.3~8.4% 구간에서는 50%로 낮아지고 이후에는 당화혈색소가 높아질수록 공복 혈당의 비중이 높아진다. 따라서 식후 혈당을 잡아야 초기 당뇨병이 악화되는 것

만성 당뇨환자의 장기간 치료흐름

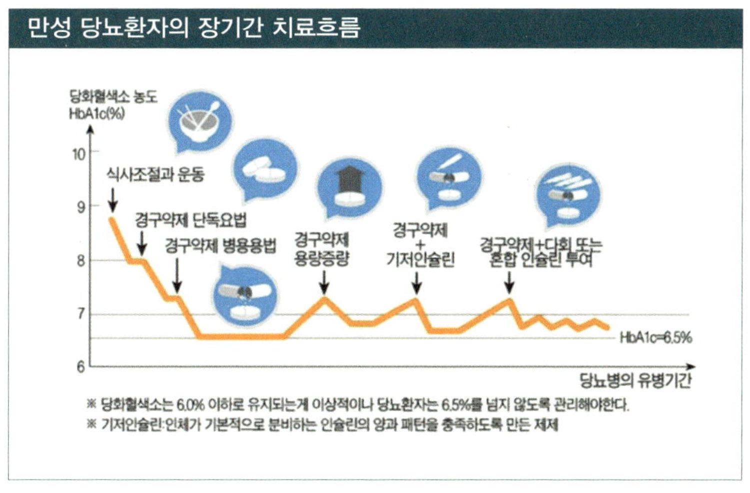

을 막을 수 있다고 한다.*

단점

- A1c는 high-dose salicylates, vitamins C and E 등을 복용하는 경우나 심각한 아연 결핍, 용혈성 빈혈, 철결핍성 빈혈 등에 있어서 정확한 수치가 나오지 않는다.
- 2~4주전의 혈당치를 반영하므로 투여 약물의 약효평가가 신속하지 못하고 혈당변화에 예민하지 않다.

약국에서 취급가능한 HbA1C측정기

인포피아의 이지에이원씨

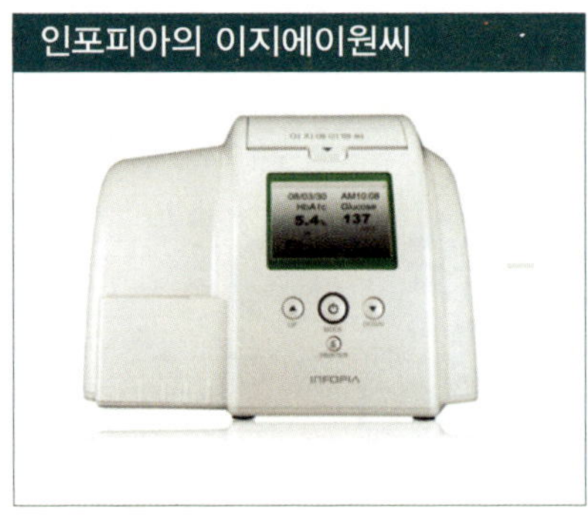

- 이 기계는 약국에 비치하고 고객들의 HbA1C관리를 도와주기에 적합한 제품이다.
- HbA1C와 혈당을 동시에 측정 가능하므로 원하는 고

* 2008.10.20 한국경제신문 기사 참조. 아시아인 6817명을 대상으로 5년간 진행된 'DECODA'연구에서 밝혀진 것

객에 한해서 컴퓨터로 환자의 정보를 기록하고 누적 관리해줄 수 있다.

- 약국에서 직접 채혈을 해주고 기계로 측정하게 하는 것은 아직 불법이다. 환자 스스로 채혈하고 기계를 스스로 조작하도록 한다.

SD A1C Care

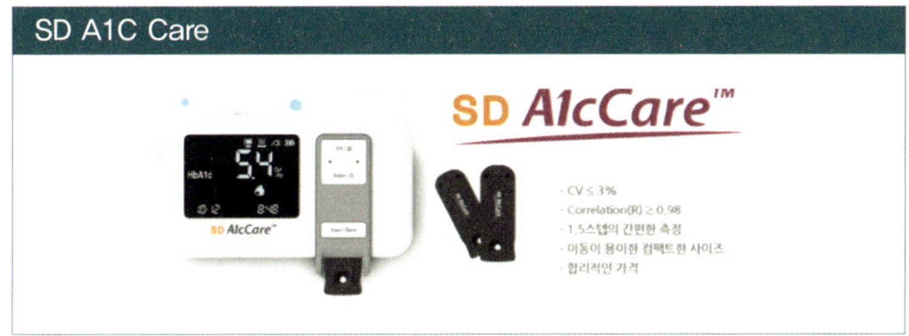

- HbA1C와 eAG를 동시에 측정가능
- 약국에 비치하여 환자들의 HbA1C관리를 도와준다.

현실적인 제약

HbA1C를 잴 때 버퍼용액 처리의 용이성이 기계 구입의 판단 기준이 되어야한다. 인포피아의 제품은 시약액 팩에 혈액을 주입하도록 되어 있고 에스디바이오의 제품은 버퍼액 사용만 표시되어 있어 사용방법의 확인이 필요하다. 세라젬 메디시스의 제품은 두가지 버퍼용액을 처리하도록 되어있다.

HbA1C의 측정은 대사증후군 예측에 도움이 된다.

대사증후군이란 뇌심혈관질환 및 당뇨병의 위험을 높이는 체지방 증가, 혈압상승, 혈당상승, 혈중 지질이상 등의 이상상태들의 집합을 뜻한다.

대사 증후군이 있는 경우에는 심혈관 질환의 위험을 두 배 이상 높이며 당뇨병의 발병을 10배 이상 증가시킨다. 이러한 대사증후군은 단일한 질병이 아니라 유선적 소인과 환경적 인사가 더해져 발생하는 포괄적 질병이다. 복부 비만으로 복강 내 지나치게 쌓인 지방조직에서 만들어진 지방산이 간으로 들어가는 혈액중에 많아지면 간, 근육에서의 인슐린 이용률이 떨어진다. 즉 혈중 지방산이 증가하면 세포에서 포도당 대신 지방산을 받아들이고 이에 따라 포도당 유입이 힘들어져 인슐린 저항성이 증가한다. 따라서 혈중 포도당이 높은 상태로 있으면 이를 이용하기 위해 인슐린을 분비하는 췌장의 베타세포가 자극을 받아 인슐린을 더욱 많이 분비한다. 이로 인해 고인슐린혈증이 발생하고 이 부담을 베타세포가 견디지 못하면 당뇨병이 발생한다.

또한 높아진 혈중 인슐린은 콩팥의 염분배설을 억제하므로 체내 염분과 수분이 증가하고 이로 인해 교감신경이 자극되어 심박동이 빨라지고 혈관수축이 발생하여 고혈압이 나타난다. 뿐만 아니라 고인슐린 혈증은 혈중의 중성지방을 증가시키고 HDL콜레스테롤을 감소시켜 이상지질혈증을 유발한다.

이렇게 되면 심혈관내에 콜레스테롤이 많아져 죽상동맥경화증을 유발한다.

대사증후군의 진단기준

- 복부비만 : 허리둘레 남자 90cm,여자 80cm 이상
- 고중성지방혈증 : 중성지방 150mg/dL 이상
- 낮은 HDL 콜레스테롤 : 남자 40mg/dL 이하 . 여자 50mg/dL 이하
- 높은 혈압 : 130/85mmHg 이상
- 혈당장애 : 공복혈당 100mg/dL 이상 또는 당뇨병 과거력, 당뇨약 복용 경력

당화혈색소를 대신할 새로운 진단마커

당화알부민은 알부민에 당이 결합된 당화단백질로 HbA1c와

함께 환자의 지난 기간 동안의 혈당치를 평가하는 검사이다. 알부민은 당과의 결합 친화력이 헤모글로빈보다 10배나 강하므로 당화알부민은 HbA1c보다 혈당 변화에 더욱 예민하게 변화한다. 또한 적혈구보다 반감기가 짧아서 최근 1~2주전의 혈당 변화를 알려준다.

특히 혈액투석을 받는 신장질환 환자에서는 적혈구 수명이 정상보다 짧아져 HbA1c 수치가 낮게 측정되는데 비하여, 당화알부민은 적혈구 수명 단축에 의한 오류의 영향을 받지 않아 혈당조절 지표로 훨씬 유용한 검사라고 할 수 있다. 참고치는 11.0 ~ 16.0%이다.

3

케톤테스트

케톤테스트의 의미

아세톤, 아세토아세트산,D-β-하이드록시부티르산의 케톤체는 간의 지방산 β-oxidation 과정에서 만들어진다. 아세톤을 제외한 두 분자는 간외 조직에서 연료분자로 사용된다.

아세톤은 다른 케톤체보다 소량 생성되고 호기를 통하여 배출된다. 아세토아세트산과 D-β-하이드록시부티르산은 혈액을 통하여 간외 조직으로 운반되어 여기에서 아세틸 CoA로 전환되어 구연산회로에서 산화된 후 골격근, 심근 및 신피질 등과 같은 조직에서 필요한 많은 양의 에너지를 공급한다. 보통 당을 연료로 사용하는 뇌는 당을 얻을 수 없는 기아상태가 되면 기아상태에 적응하여 아세토아세트산, D-β-하이드록시부티르산을 이용할 수 있다. 케톤체의 생성과 케톤체의 간에서 간외조직으로의 운반은 과량 생성된 아세틸 CoA가 구연산회로를 거쳐 산화되지 못할 때 간에서 지방산 산화가 계속 일어나도록 도와준다. 구연산회로가 처리할 수 없을 정도로 많은 아세틸 CoA가 만들어지면 케톤체가 혈액 중으로도 유출되어 혈액중의 케톤체 농도가 상승하고 혈액의 pH를 낮추어 산증이라는 상태를 초래한다.

당 대사장애(당조절이 안된 당뇨병환자), 당질 공급장애, 고지방식이, 기아, 절식, 외상, 심한 운동, 임신, 스트레스, 구토, 탈수의 경우에도 소변에서 케톤이 배출된다.*

약국에서의 적용

케톤테스트를 어떻게 다이어트에 적용하는지 살펴보자

- 우선 장시간 중강도로 운동하는 방법** : 근육은 안정시 지방조직에서 방출된 유리지방산을 주 에너지원으로 사용하나 운동이 시작되면 골격근 내의 존재하는 글리코겐과 혈중 포도당을 주요 에너지원으로 이용하고, 운동 후기에는 혈중 지방산을 다시 주 에너지원으로 이용한다. 그러나 장기간의 중강도 운동은 에너지 대사 기질을 변화시켜 탄수화물을 덜 이용하고 지방이용을 증가시킨다.

  이렇게 운동을 통해 지방이 연소되면 몸에서는 케톤체가 발생하고 이런 케톤체발생 정도를 케톤진단시약으로 확인할 수 있다. 소변으로 검출되는 케톤의 양을 눈으로 직접 확인할 수 있어 진단시약의 도움을 빌면 운동을 통해 다이어트를 지속적으로 할 수 있는 힘이 생긴다.

---

* 레닌저 생화학 p650~652 DAVID L. NELSON, MICHAEL M. COX 참조

** 지구성 훈련특성이 인슐린,유리지방산, 에너지 대사 기질산화 반응에 미치는 영향 위승두, 서영환 한국사회체육학회지, 2006 제28호, pp341-347 참조

케톤테스트로 본인에게 맞는 운동 강도도 정하고 운동으로 지방이 소모되는 것을 눈으로 직접 확인하면서 간식을 자연스럽게 조절하게 된다.

- 케톤 다이어트 : 케톤체는 인간의 일상적인 지방산 - 케톤체 에너지 시스템의 일부이다. 케톤체가 생리적으로 자연스럽게 증가하는 현상은 이 시스템이 활성화되었을 때 일어난다. 당질 제한식을 할 때 케톤체가 증가하는 것은 이 때문이다.

황제 다이어트 만큼은 아니지만 당질을 1일 100g 미만으로 조절하면 혈당이 올라가는 자극이 없어 인슐린이 높아지지 않는다. 인슐린의 혈중 농도가 낮게 유지되면 혈액내에는 지방산의 농도가 계속 증가한다. 이렇게 되면 골격근은 부족한 포도당 대신 지방산을 주로 에너지원으로 사용하고 간에서는 지방산을 중성지방으로 합성하는 대신 지방산을 산화시키는 반응을 활성화한다. 이렇게 생성된 케톤체는 포도당 대신 심장이나 골격근에서 에너지원으로 이용될 수 있고 뇌도 상황에 따라 케톤체를 에너지원으로 쓰기도 한다.

즉 케톤 다이어트는

① 탄수화물을 1일 100g 미만으로 절제한다(야채에서 보급되는 것 포함)

② 단백질을 체중 kg 당 1g 으로 줄인다.

③ 고강도 운동을 할 때는 5일마다 한번 탄수화물을 일정량 채워준다.

④ 케톤체 테스트로 적정 케톤 농도를 확인하면서 다이어트를 유지한다.

⑤ 다시 지방식을 할 때 초반에 지방섭취량을 급격하게 늘려준다.

고강도 운동의 에너지원은 포도당이므로 너무 포도당이 없으면 체내의 케톤체가 심하게 많아지고 ketosis에 이르게 되어 몸에 무리가 갈 수 있으므로 5일마다 보충해주어야 한다.

이런 경우에는 케톤 진단시약의 스트립수는 25정도의 단위로 구성하고 케톤테스트라는 문구보다는 다이어트의 확인이라는 문구가 더 커서 시인성이 있어야 한다.

인슐린 환자의 고혈당에 따른 케톤증을 확인할 때 사용한다.

당뇨성 케토산 증은 급성 고혈당, 심한 인슐린 결핍 및 몸의 산염기 균형이 깨지는 경우(케톤산의 체내축적)와 관련이 있다. 과다한 케톤과 당이 있으면 이들을 체외로 배출하려고 신장을 통해 케톤과 당이 소변으로 쏟아져 나온다. 이로 인해 배뇨, 갈증이 심해지고 탈수 및 전해질 손실이 일어난다. 이때 얼른 케톤 테

다이어트용 케톤 진단시약

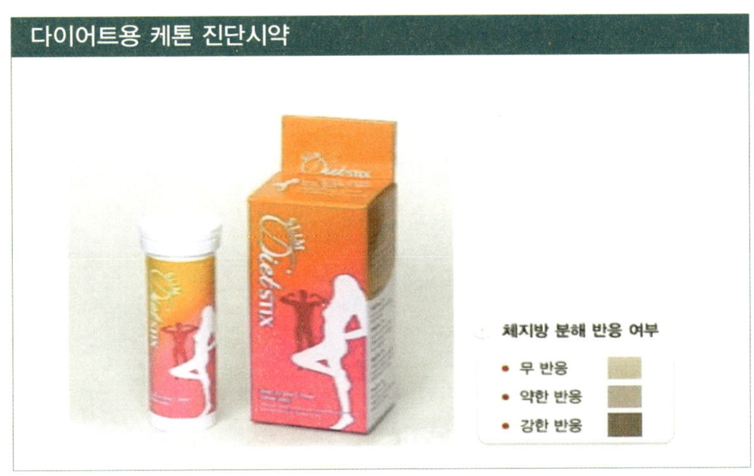

스트로 상황을 확인한 후 바로 응급실로 내원한다.

이 경우는 소변으로 혈당과 단백뇨, 케톤체를 같이 검출하는 시약을 이용하도록 한다.

케톤테스트는 어떻게 사용하나?

위 그림은 다이어트용 케톤 진단시약이다.

① 소변이 담긴 컵에 진단시약을 수초간 담근 다음 수분 후 결과를 대조표와 비교해서 색깔 변화에 따라 결과를 판독한다.

② 진단시약회사마다 사용법에 차이가 있으므로 판매 전에 반드시 내용을 확인한다.

| 10장 |

약국 매출에 도움이 되는 진단시약

1
비타민D 부족 진단시약

비타민 D의 두 가지 특성*

비타민 D는 구루병 치료에 꼭 필요한 비타민이다. 그러나 체내에서 합성될 수 있고 식품을 통해 섭취한 비타민D의 형태는 신체 내에서 필요로 하는 활성형으로 변환되어야 작동하고 또한

---

* 비타민 D 혁신: 비타민인가, 호르몬인가? - 신미영, 권인숙 안동대학교 생활과학대학 식품영양학과 식품산업과 영양 17(2), 1~6, 2012

비타민 D에 대한 최신지견 - 박현아 · 김수영, 인제대학교 의과대학 서울백병원 가정의학과, 한림대학교 의과대학 강동성심병원 가정의학과 J Korean Med Assoc 2013 April 56(4): 310-318

류마티스관절염환자에서 비타민D와 심혈관질환의 위험- 서창희 아주대학교 의과대학 류마티스 내과학교실 Journal of Rheumatic Diseases Vol.21,No 4, August,2014

각종 비타민 D의 구조

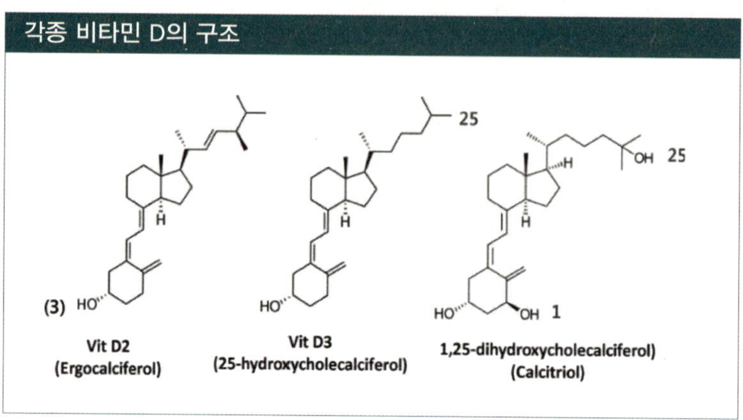

비타민 D가 기능을 나타내려면 필요한 표적장기로 혈액을 통해 운반된 후 해당 세포에 신호전달이 되어야 조직세포가 비타민 D의 기능을 나타낸다는 점에서 호르몬과 유사한 기능을 가지고 있다.

비타민D(calciferol)는 D_2(ergocalciferol)와 D_3(cholecalciferol)로 분류된다. 비타민 D_2는효모와 식물 스테롤(sterol)인 에르고스테롤(ergosterol)로부터 만들어지며, 비타민 D_3는 햇빛 자외선B에 피부가 노출되었을 때 피부의 피하조직에 있는 콜레스테롤의 전구체인 프로비타민 D_3(7-디히드로콜레스테롤, 7-dehydrocholesterol)가 비타민 D_3로 전환되어 만들어진다. 피부에서 만들어지는 것이 체내 비타민 D의 대부분을 차지하고 20% 정도는 음식을 통해서 섭취하게 되지만 이들의 효용성은 거의 같다.

생성되거나 흡수된 비타민 D는 지방세포에 저장되어 필요시

유리된다.

비타민D는 간에서 합성된 비타민 D 결합단백질과 결합하여 간으로 이동되고 간에서 25-hydroxy vitaminD[25(OH)D]가 된다. 25(OH)D는 비활성형으로 신장에서 활성형인 1,25$(OH)_2$D가 된다. 이과정은 부갑상선 호르몬과 저칼슘혈증, 저인산혈증에 의해 촉진되고 칼슘과 1,25$(OH)_2$ D에 의해 억제된다.

비타민 D가 표적 장기에 미치는 영향은 두 가지의 경로를 가진다. 하나는 세포막의 전압의존성 칼슘채널을 통해서 일어나는 빠른 작용이고 나머지는 핵막 비타민 D 수용체와 결합함으로써 단백질 합성을 자극하는 경로로 상대적으로 천천히 일어난다.

1,25$(OH)_2$D는 체내 칼슘농도를 정상으로 유지하기 위하여 소장에서 비타민 D 의존 칼슘수송단백질의 생성을 조절하여 칼슘과 인의 흡수를 증가시킨다. 또한 조골세포와 파골세포의 세포분화와 기능을 조절함으로써 뼈 건강을 촉진시킨다.

이외에도 세포의 분열, 분화, 면역기능에 관여하는 호르몬으로서의 기능이 면역질환, 암, 심혈관계 질환과의 관련성을 설명하는 주요 기전이다.

호르몬이란 우리 몸에서 표적장기에 신호를 전달해서 세포가 이에 대한 반응을 보이도록 하는 일종의 세포신호 전달물질*인 단백질로 일단 신체의 어느 특정 조직세포에서 만들어 분비하면

---

* messenger molecules for cell signaling

혈관을 통해 이동해서 다른 조직세포로 가서 작동하게 된다. 예를 들면 췌장의 β세포에서 만들어진 인슐린이 췌장에서 분비되어 혈액을 따라 원하는 장기에 가서 작용을 하는 것으로 근육세포가 운동을 하기 위해 에너지가 필요하면 인슐린이 근육세포에게 세포 신호를 줌으로써 혈액 중의 포도당이 근육세포 안으로 들어가 에너지를 만들게 해준다.

비타민 D가 비록 단백질은 아니지만 체내의 피부조직, 간조직을 거쳐 최종적으로 신장세포에서 활성형 비타민 D를 만들어 혈관을 통해 몸의 각 표적장기로 가서 세포에 신호를 주고 이에 대한 세포기능이 나타나는 과정이 호르몬과 유사하다.

비타민D의 측정과 정상수치

체내에서 작용하는 비타민 D는 1,25$(OH)_2$D가 비타민 D 수용체에 결합하여 작용을 나타내지만 체내의 비타민 D 상태를 측정할 때는 반감기가 긴 25(OH)D를 주로 사용한다. 활성형인 1,25$(OH)_2$D는 반감기가 4시간으로 짧고 비타민 D 부족이 있는 경우라도 부갑상선호르몬의 작용에 의해 정상수치로 나오거나 오히려 증가할 수 있기 때문에 체내 비타민 D 상태를 제대로 반영하지 못한다. 따라서 비타민 D가 인체에 얼마나 저장되어 있는지는 반감기가 2~3일로 상대적으로 긴 25(OH)D로 측정한다.

뼈건강을 위한 비타민 D의 적정수준은 부갑상선호르몬의 증가를 최소한으로, 칼슘흡수를 최대한으로 하는 범위에서 결정된다. 칼슘 흡수율을 관찰한 연구들에서 25(OH)D 농도가 20~30ng/mL 사이에서 최대한으로 되는 것으로 알려져 있다.

세계보건기구에서는 혈중 25(OH)D농도가 10ng/mL미만이면 비타민 D 결핍으로, 20ng/mL 미만을 비타민 D 부족으로 정의하였다. 그러나 다른 여러 기구에서는 각각 다른 기준을 제시하고 있어 20ng/mL이하를 비타민 D 결핍으로. 21~29ng/mL를 상대적인 부족으로, 30ng/mL을 충분한 상태로 정의하기도 한다.*

비타민 D 부족 정도

혈중 25(OH)D농도를 기준으로 하였을 때 전 세계적으로 비타민 D 결핍(혹은 부족)인구는 약 10억명에 이를 것으로 추정하고 있다. 우리나라는 전 세계적으로 비타민 D 결핍(혹은 부족)이 가장 심한 국가 중 하나이다. 2010년 국민건강영양조사에 참여한 10세 이상 한국인의 혈중 25(OH)D농도는 모든 연령구간에서 25(OH)D농도 부족 진단 기준인 20ng/mL을 넘지 못하였다. 혈중 25(OH)D농도 20ng/mL 이하를 비타민 D 부족기준으로 하

* 대체로 과잉증의 경우는 150ng/mL로 정의한다.

국민 건강영양조사에서 나타난 한국인의 연령별 혈중 25(OH)D농도

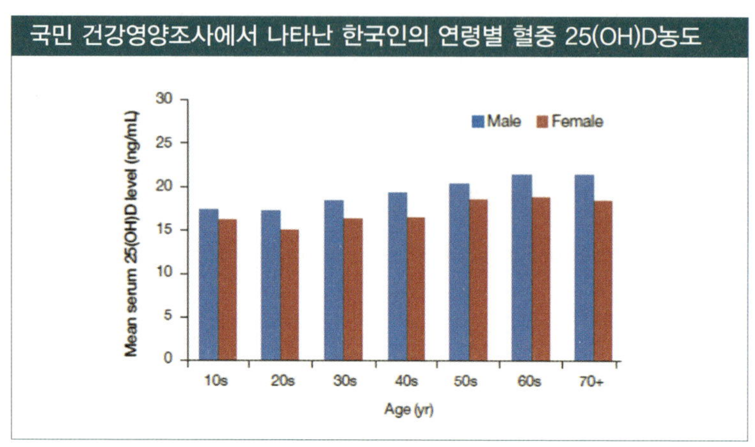

였을 때 한국인의 비타민 D부족 비율은 남성 47.3%, 여성 64.5%이고 30ng/mL를 기준으로 하였을 때는 86.8%,93.3%에 이른다. 비타민 D부족은 남녀 모두 20대에 최고의 유병률을 보이고 (남성 65.0%,여성 79.9%) 나이가 들면서 감소하여 남성에서는 60대, 여성에서는 50대에 최저 유병률을 보이다가 이후 다시 증가한다.

다른 자료에 따르면 건강보험 심사평가원은 지난 2007년부터 2011년까지의 비타민 D 결핍증 진료인원이 2007년 약 1800명에서 2011년 약 16000명으로 5년간 14200명 증가했다고 발표했다. 이는 매년 81.2% 증가한 것이며 여성의 경우 10배 가까이 증가했다고 한다.

비타민 D의 역할

비타민 D가 낙상을 예방하고 골밀도와 골절에 좋은 영향을 미친다는 것은 확실한 근거가 있다. 그리고 그 외에도 최근 들어 가능성을 높이고 있는 역할이 있다.

인체 대부분의 세포에는 비타민 D 수용체와 활성형 비타민 D 관련 효소가 있다. 피부, 대장, 전립선, 유방, 췌장, 심장, 면역세포가 대표적이며 여기서 생성된 활성형 비타민 D는 골대사에 관여하지 않고 비타민 D 수용체와 결합하여 세포성장과 분화, 면역 기능에 관여하는 유전자 발현을 조절한다. 이로써 암세포의 증식을 저해하여 암을 예방하는 항암기능, 면역기능에 관여하는 단백질 합성을 촉진시켜 염증을 예방하는 기능, 심혈관계 질환과 고혈압 예방, 항당뇨병성 기능 등에 대한 가능성을 보고 있다.*

비타민 D의 근골격계에 대한 영향

- 비타민 D와 골밀도, 골절 : 골밀도에 대한 비타민D의 영향은 칼슘과 함께 투여한 경우에 효과적이다. 골밀도 증가의 효과는 비활성형보다 활성형이 효과적이다. 비타민 D

* 호르몬처럼 세포내에서 세포가 만드는 단백질 합성을 조절할 수 있는 신호 세포 전달 기능에 근거한다고 본다.

투여에 의한 골절감소는 일일 비타민 D복용량 800IU이상인 경우와 혈중 비타민 D농도가 높을 때 효과적이다.

- 비타민 D와 근력, 낙상 : 비타민D를 하루 700~1000IU 보충하거나 혈중 25(OH)D의 농도를 24ng/mL 이상 유지하면 낙상 위험도가 15%이상 줄어들고 둔부 근력이 증가한다. 따라서 낙상의 위험이 높은 경우에는 최소 일일 800IU의 비타민 D 투여가 비용대비 효과적인 방법이다.

비타민 D의 비근골격계에 대한 영향

- 전체적인 사망률 감소 : 혈중 25(OH)D의 농도가 낮은 군에서 사망률이 높고 높은 군에서 사망률이 낮았다. 그러나 그 효과가 뚜렷한 것은 아니며 칼슘과 같이 보충하는지 보충하는 비타민D가 무엇인지에 따라 결과가 달라질 수 있다.

- 심혈관질환 : 심혈관질환자의 대부분은 혈중 25(OH)D의 농도가 낮았다. 비타민 D보충은 중성지방과 HDL콜레스테롤을 제외한 LDL 콜레스테롤 수치를 낮추었는데 1,000 IU이상의 비타민D 투여시 심혈관질환위험인자의 발생을 다소 감소시켰다. 그러나 심혈관질환 예방을 위해 비

타민 D를 투여하는 것에 대한 근거가 약하다.

- 암 : 세포성장을 조절하는 호르몬의 역할을 하기 때문에 암 예방효과에 대한 가능성이 제기되고 있다. 암환자의 경우 혈중 비타민 D의 농도가 낮았고 혈중 비타민 D농도가 높을수록 대장암과 유방암의 경우 암발생의 위험이 낮았다. 칼슘 섭취가 늘어나는 것도 대장암과 유방암의 발생위험을 낮추었다. 그러나 비타민 D의 암 예방에 대한 효능은 아직 확립되어있지 않고 장기복용에 대한 안전성도 확립되어 있지 않다. 또한 비타민 D가 낮았던 환자가 암의 예후가 나빴지만 비타민 D를 보충한다고 더 좋아지지 않는다고 한다.
- 당뇨 : 췌장의 β 세포에는 비타민 D에 대한 수용체가 있고 비타민D는 인슐린 분비와 인슐린 민감성에 영향을 미치기 때문에 비타민 D의 섭취는 당뇨 발병 혹은 당뇨병 환자의 치료에 도움이 될 수 있을 것이다.당뇨병 환자를 대상으로 비타민 D를 투여했을 때 당뇨환자의 혈당수치, 인슐린 저항성 등에서 비타민 D의 효과를 본 연구가 조금 있지만 합병증 발생여부 등에 대해 어떤 결론을 내릴 수 없다. 따라서 당뇨환자에게 비타민 D를 보충할지의 여부에 대한 근거는 부족하다.

- 감염과 면역계 질환 : 면역에 관여하는 세포는 대부분 비타민 D 수용체를 가지고 있어 비타민 D가 면역조절기능을 가지는 것으로 추정된다. 염증성장질환, 다발성 경화증 등에서 가능성이 있으나 확실한 근거가 부족하다.

알레르기성 질환인 천식이나 습진과의 관련성에 대한 연구에서도 효과가 입증되었으나 항상 결론이 일정한 것은 아니다.

결핵 환자에 있어서도 활동성 결핵환자는 건강인 보다 비타민D 농도가 낮았고 햇볕을 쪼이면 결핵이 호전되는 것으로 알려져 왔지만 효과에 대한 결과가 일관되지 않다. 감기의 이환과 경과에 대해 주는 영향도 일관되지 않다.

다시 말하면 사망과 암, 당뇨병, 심혈관계 질환, 아토피, 결핵 등 각종 질환에서 어느정도 효과가 있었다고 해도 부삭용에 대한 우려를 불식시킬 수 있는 강한 효능에 대한 근거가 부족하다.

따라서 비타민 D의 보충 필요여부는 비타민D의 근골격계 효능에 맞추어 권유되고 환자의 개별적인 상황에 맞추어 추천해야 한다.

비타민 D를 고갈시키는 약물*

<table>
<tr><td>항 경련제</td><td>Carbamazpine, Phenytoin</td><td rowspan="6">간에서
비타민 D를 불활성화</td></tr>
<tr><td>결핵 약</td><td>Rifampin</td></tr>
<tr><td>부신피질 호르몬 제</td><td>Dexamethasone, Prednisolone</td></tr>
<tr><td>Azole 계 항진균제</td><td>Itraconazole, Fluconazole</td></tr>
<tr><td>에이즈 약</td><td>항바이러스 약</td></tr>
<tr><td>Barbitrate</td><td>수면제</td></tr>
<tr><td>Estrogen</td><td></td><td>비타민 D의 혈중 농도 증가
Progesteron 복합제는 상호 작용 없음</td></tr>
<tr><td>Isoniazid</td><td>결핵 약</td><td>비타민D 의 혈중 농도 증가</td></tr>
<tr><td>Cholestyramine</td><td>지질 흡착 배설제</td><td>비타민D 의 혈중 농도 감소</td></tr>
<tr><td>Thiazide 계</td><td>이뇨제</td><td>비타민D 의 혈중 농도 증가</td></tr>
<tr><td>Orlistat</td><td>비만 치료제</td><td>VD흡수 방해</td></tr>
<tr><td>Doxorubicin</td><td>항암제</td><td>Doxorubicin 항암 작용을 증가</td></tr>
<tr><td>Digoxin</td><td>강심제</td><td>부정맥 유발</td></tr>
<tr><td>Diltiazem</td><td>칼슘 차단제</td><td rowspan="2">피부에서 비타민 D 합성을 감소</td></tr>
<tr><td>Verapamil</td><td>칼슘 차단제</td></tr>
<tr><td>Clarithromycin</td><td>항생제</td><td>항생제 약효 감소</td></tr>
<tr><td>Cyclosporin</td><td>면역 억제제</td><td>면역 억제제 작용을 감소</td></tr>
</table>

약국에서의 상황

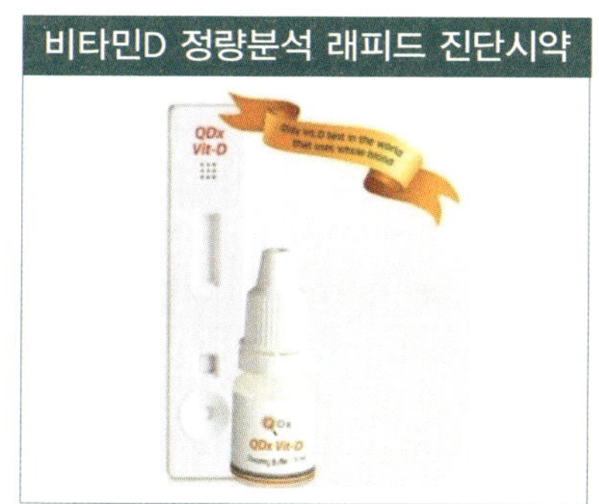

비타민D 정량분석 래피드 진단시약

그간 소아과와 산부인과에서 비타민 검사를 하여 아이들과 임부들에게 비타민D를 먹도록 권장하였고 각종 TV 매체에서도 전 국민의 비타민 D부족에 대해 언급하였다. 이런 분위기 덕에 약국의 비타민 D매출이 많이 늘었다.

* 비타민 D정보센터(www.vitsmindinfo.co.kr)의 자료참조

앞 페이지의 그림은 외국의 비타민D 정량분석 래피드 진단시약이다. 빠른 시일내에 약국에 비타민 D 진단시약이 도입되면 개별고객에게 얼마의 비타민D를 복용하게 할 건지의 상담이 가능할 것이다.

비타민 D의 보충량

2010년, 성인과 소아의 하루 적정 허용량(RDA)*

나이	일반적인 경우		비타민 D결핍의 위험이 높은 경우	
	추천 용량(IU/일)	상한량 (IU/일)	추천 용량(IU/일)	상한량(IU/일)
영아와 소아				
0~6 개월	–	1000	400–1000	2000
6~12개월	–	1500	400–1000	2000
1~3세	600	2500	600–1000	4000
4~8세	600	3000	600–1000	4000
9~18세	600	4000	600–1000	4000
성인				
19~70세	600	4000	1500–2000	10000
70세 이상	800	4000	1500–2000	10000
임신 또는 수유중인 산모				
14~18세	600	4000	600–1000	4000
19~50세	600	4000	1500–2000	10000

* RDA - recomended daily allowances, 미국 내분비학회

② 알러지 진단시약

가장 흔한 알러지원에 대한 알러지를 확인하기 위한 것이다. 진성유니텍에서 알러지 정성 분석키트가 판매되고 있다.

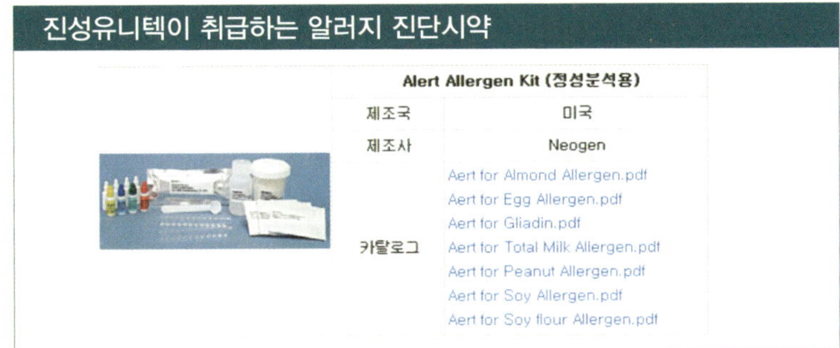

진성유니텍이 취급하는 알러지 진단시약

Alert Allergen Kit (정성분석용)	
제조국	미국
제조사	Neogen
카탈로그	Aert for Almond Allergen.pdf Aert for Egg Allergen.pdf Aert for Gliadin.pdf Aert for Total Milk Allergen.pdf Aert for Peanut Allergen.pdf Aert for Soy Allergen.pdf Aert for Soy flour Allergen.pdf

미국에는 my allergy test라는 키트가 있다.

가장 흔한 10가지 알러지원 즉, 집먼지, 고양이 털, 곰팡이, 돼

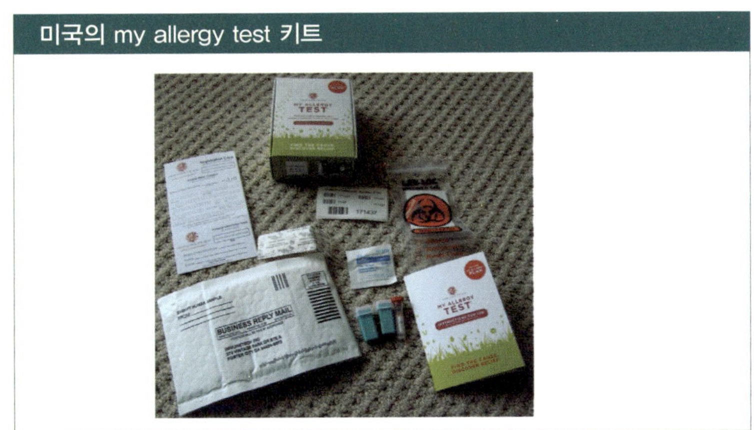

지풀, 노가주나무, 큰조아재비, 버뮤다 잔디, 달걀흰자, 우유, 밀에 대한 알러지를 확인하는 것이다.

음성판정이 나왔어도 알러지 증상이 있으면 의사와 상담해야 한다. 전혈 중의 항체 IgE를 측정하지만 10가지 알러지원에 대해서 확인할 수 있다.

결과는 10일 후 이메일이나 일반 우편을 통해 알 수 있다.

3

유방암 자가진단기구

유방암이란?

유방암은 유방 내에만 머무는 양성 종양과 달리 유방 밖으로 퍼져 생명을 위협할 수 있는 악성 종양이다. 주로 유방암이라 하면 유관과 소엽의 상피세포에서 기원한 암을 말한다.

유병률

2011년 국가 암정보센터의 정보에 따르면 유방암은 남녀를 합쳐서 연 16015건으로 전체 암 발생의 7.3%로 6위를 차지하였다. 남녀의 성비는 0.005 : 1로 여자에게서 더 많이 발생하였고 발생건수는 남자가 연 73건 발생하였고, 여자는 연 15942건으로 여성의 암 중에서 2위를 차지하였다. 연령대별로는 40대가 37.6%로 가장 많고 , 50대가 27.4%, 30대가 13.4%의 순이다*.

유방암 자가 검진

유방암 자가 검진은 자신의 유방을 스스로 만져보아 암이나

---

* 이자료는 2009년 국가 암정보센터의 자료를 인용한 것이다.

다른 이상이 생겼는지 확인하는 방법으로 비용이 별도로 발생하지 않고 발암의 위험성이 없는 좋은 방법이다. 전체 유방암 환자의 70%이상이 자가 검진에 의해 암을 발견하고 있다. 조기 발견은 유방암의 완치율과 생존율을 높이며 유방을 보존하여 여성으로서의 아름다움 보존과 삶의 질을 높일 수 있다. 유방 자가검진의 적절한 시기는 매월 생리가 끝나고 2~7일 후 유방이 제일 부드러울 때이다. 자궁제거술을 시행했거나 폐경이 된 여성은 매월 일정일(예: 1일, 15일, 30일)을 정하여 정기적으로 자가 검진을 한다.

유방의 크기와 대칭성

건강한 여성의 유방은 크기나 모양에 있어 대칭적이거나 꼭 같지는 않다. 유방의 크기는 유선 조직의 양보다는 선조직을 싸고 있는 지방 조직의 양에 의해 결정이 되는데, 일반적으로 출산의 경험이 없는 여성의 유방은 원추형이거나 반구형이다.

덩어리, 움푹하거나 평평한 곳

덩어리가 의심되면 부드럽게 유방을 눌러보고 유방을 움직여서 함몰된 곳이 있는지 찾아본다. 피부가 함몰되거나 또는 유두가 치우친 경향이 있으면 암을 의심할 수 있다.

피부 색깔, 부종

림프관의 폐쇄로 피부 부종, 확대된 구멍과 함께 두꺼워진 피부가 되며 이러한 피부는 돼지피부(pigskin) 또는 오렌지 껍질 모양을 나타낸다.

유두 크기와 모양, 유두 방향, 발진, 궤양 또는 분비물

장기간 지속된 단순한 유두의 퇴축은 흔히 볼 수 있다. 그러나 전에는 서 있던 유두가 퇴축되면 암을 의심할 수가 있는데, 이는 유두 후면의 종양과 관련한 섬유조직 때문에 유두가 종양이 위치한 방향으로 편향되거나 유두가 넓어지고 평평해지는 수가 있기 때문이다.그리고 유방암은 자칫 유두와 유륜(젖무리)의 피부염으로 보일 수 있다.또, 유두의 분비물은 대개 암이 아닌 상태에서 발생하지만, 혈성의 유두분비물이 있는 경우에는 전문의에게 검사를 받는 것이 좋다.

어웨어 패드

- 유방자가검사를 더 쉽고 편안하게 하기 위한 기구이다. 검사 대상은 유방암 위험 인자가 있는데 호르몬 치료를 받고 있는 여성, 폐경기 여성, 가족 중 유방암 가족력이 있는 여성을 대상으로 하지만 20세 이상의 여성도* 사용

---

* 20세부터 유방암 X- ray 검진을 받기 시작한다면 검진만으로도 유방암에 걸릴 가능성이 높아진다. 따라서 20~40세 사이에는 유방자가검사를 더욱 활성화해야 한다.

어웨어패드 포장과 사용설명서 CD

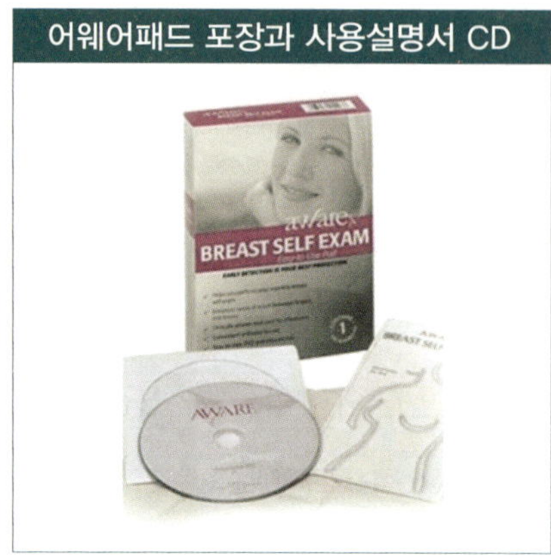

이 가능하다. 한 달에 한 번 씩 유방을 검사한다.

• 실리콘 가슴 보호대로서 손끝의 감각을 아주 예민하게 유지하여 작은 유방의 변화라도 쉽게 감지하고자 만든 것이다. 사용법을 설명하는 동영상이 포함되어 있으므로 처음 진단하는 경우에도 쉽게 사용할 수 있다.

• 집에서 자가 검사를 한다고 해도 정기적인 유방암 검사는 반드시 해야 하며 자가 검사가 유방촬영술이나 전문적인 검사를 대신 할 수는 없다.

어웨어 패드의 사용방법과 실리콘 패드의 특징

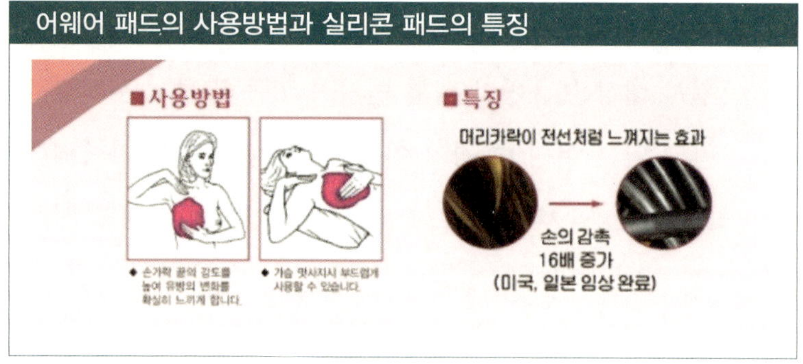

| 11장 |

납품이 가능한 진단시약

① 마약류 검출 시약

뇨 중, 모발 중 약물반응 양성검사 진단시약은 진단시약 시장이 커지게 되면 시판될 것이라 생각된다. 시판되더라도 약국에서 팔기보다는 보건소나 다른 공공기관으로 납품될 것이다.

현재는 에스디에서 생산하고 있다.

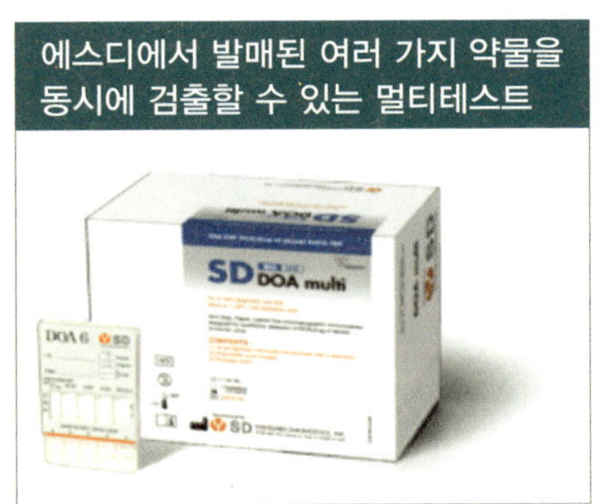

에스디에서 발매된 여러 가지 약물을 동시에 검출할 수 있는 멀티테스트

미국에서 팔고 있는 약물 진단시약

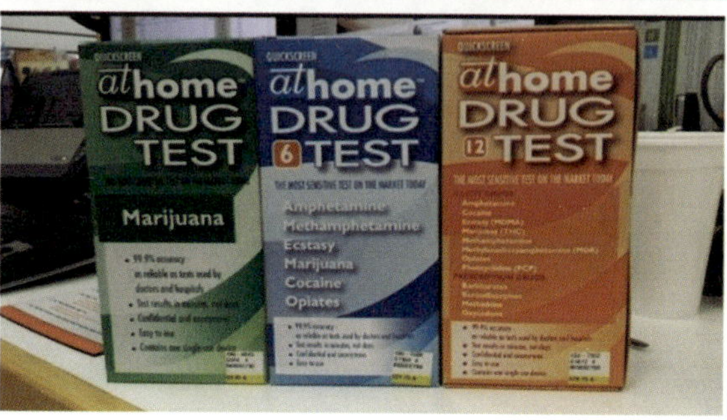

2

흡연 진단 시약

흡연을 검출하는 지표는?

흡연*은 전 세계적으로 만성 폐쇄성 폐질환이나 폐암 같은 호흡기 질환을 유발하는 가장 중요한 원인이면서 각종 심혈관 질환과 다른 암의 발생과도 연관이 있다.

흡연의 생물학적 지표에는 호기 중 일산화탄소와 혈액, 타액, 소변 속의 티오시안산염 (thiocyanate), 니코틴, 코티닌 등이 있다.

니코틴은 흡연에 특이적인 물질로서 이론적으로는 가장 바람직한 흡연 지표이지만 반감기가 1~2시간으로 짧아 흡연의 만성적인 노출을 확인하는데 부적절하고, 검사 방법 또한 까다롭기 때문에 통상적인 검사로 시행하기 어렵다는 단점을 가지고 있다.

반면 니코틴의 대사산물 중 하나인 코티닌은 18-20시간의 긴 반감기를 가지며, 만성 흡연자에서도 안정적인 농도를 보이기 때문에 흡연의 좋은 지표로 인정되고 있다.

또한, 니코틴이 신장에서 소변으로 배설될 때 pH의 영향을

* SCL 검사의학 2012 vol 02. 통권 제 3호 니코틴 대사 항목 참조

니코틴의 대사

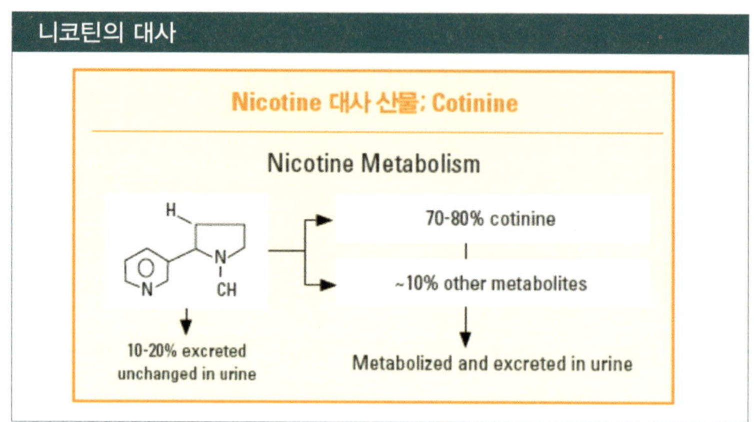

받는 반면 코티닌은 소변 양과 pH에 영향을 거의 받지 않는 장점이 있다.

코티닌은 혈액, 타액 및 소변에서 측정할 수 있으나 비침습적이면서 검체를 쉽게 얻을 수 있는 요 검체를 흔히 이용한다.

휴마시스의 니코파인드

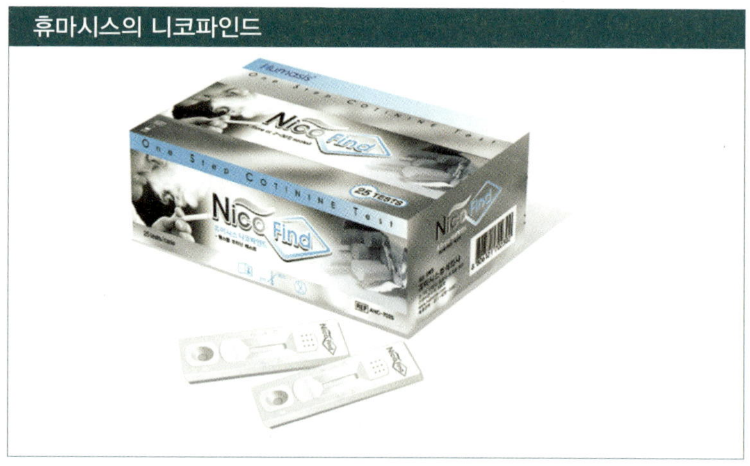

미국의 니코틴 검출제품

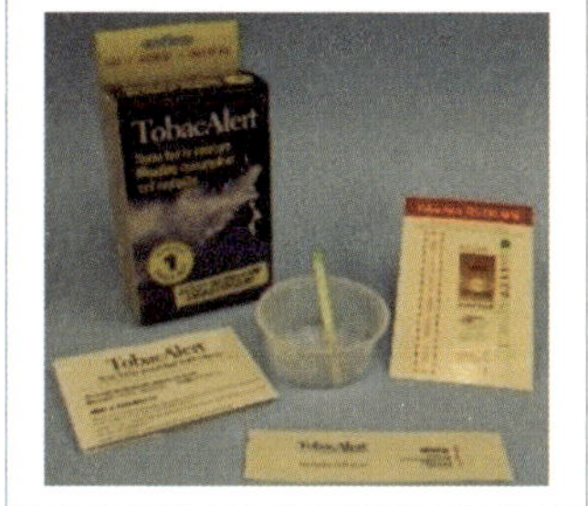

진단시약의 종류와 사용법은 ?

- 소변 속의 코르틴을 확인하여 48~72시간 전의 흡연(또는 간접흡연)을 검사한다.
- 소변 샘플에 스트립을 담그고 일정시간(10~15분)이 지난 후 결과를 확인한다.
- 니코틴 패치나 껌이 결과에 영향을 미칠 수 있다.

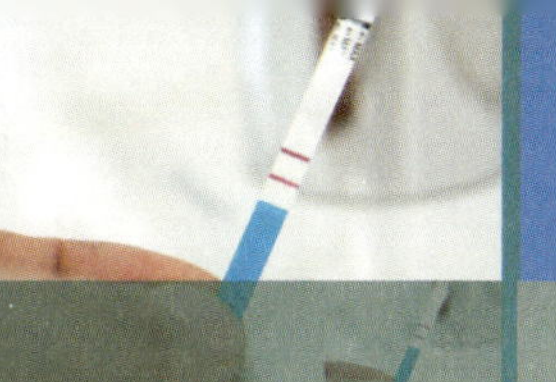

| 12장 |

기타 진단시약

1 알코올 진단시약

- 부적절한 알코올 섭취를 예방함
- 호흡과 타액을 이용해서 검사하는데 검사 15분 전이나 검사 도중에는 입안에 아무것도 넣지 않는다. 시간에 관한 지시사항을 신중히 따르고 시간 측정기구를 이용한다.
- 반정량적인 혈중 알코올 농도검사기이며 타액 검사스트립은 술에 들어있는 알코올을 탐지할 수 있다.

알코올 진단시약

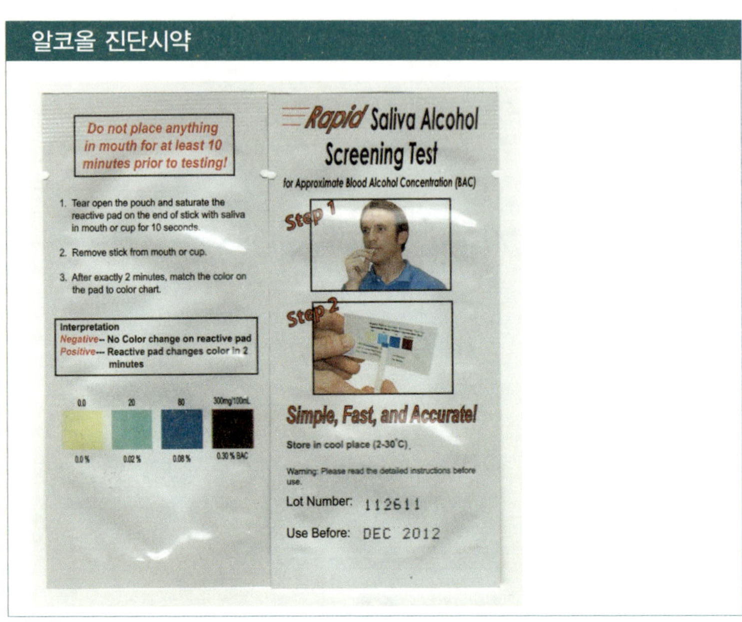

Do not place anything in mouth for at least 10 minutes prior to testing!
1. Tear open the pouch and saturate the reactive pad on the end of stick with saliva in mouth or cup for 10 seconds.
2. Remove stick from mouth or cup.
3. After exactly 2 minutes, match the color on the pad to color chart.
Interpretation
Negative-- No Color change on reactive pad
Positive--- Reactive pad changes color in 2 minutes
0.0
20
80
300mg/100mL
0.0 %
0.02 %
0.08 %
0.30 % BAC
Rapid Saliva Alcohol Screening Test
for Approximate Blood Alcohol Concentration (BAC)
Step 1
Step 2
Simple, Fast, and Accurate!
Store in cool place (2-30°C).
Warning: Please read the detailed instructions before use.
Lot Number: 112611
Use Before: DEC 2012

② 헤모글로빈 진단기구

헤모글로빈 진단기구*는 혈당측정기와 동일하게 모세혈을 사용하여 헤모글로빈수치를 잰다.

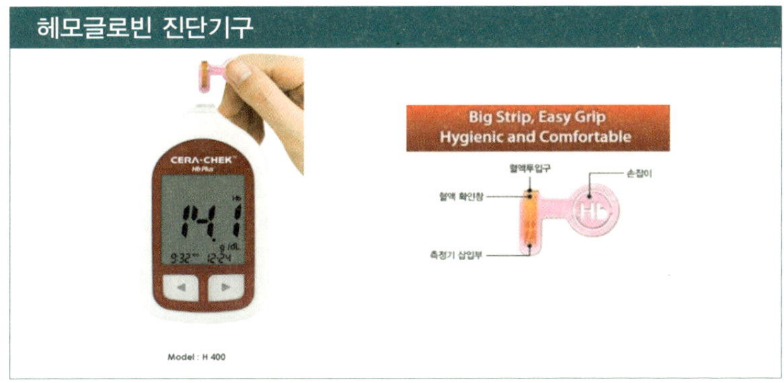

철 결핍성 빈혈이란?**

철결핍성 빈혈은 가장 흔한 빈혈의 형태로 5명 중 1명의 여성, 임산부의 반, 남성의 3%에서 발견되는 빈혈이다. 인체 내 골수는 혈색소를 만들 철분을 필요로 하는데 충분한 철분이 없으

---

* 세라젬 바이오와 인포피아 등의 회사에서 생산

** 질병관리본부의 빈혈 항목 참조

면 인체는 적혈구에 필요한 충분한 혈색소를 생산할 수 없고 이것이 철 결핍성 빈혈을 일으킨다.

인체는 대부분 섭취한 음식으로부터 철분을 얻기 때문에 철분이 부족한 음식은 철결핍성 빈혈을 일으킬 수 있다. 특히 임산부의 경우, 자라는 태아가 모체의 저장철(ferritin 철)을 고갈시킬 수 있기 때문에 철결핍성 빈혈이 생긴다.

식사를 통한 섭취 외에 인체가 필요한 철분을 얻는 또 다른 방법은 비장에서 파괴된 혈액세포 내부의 철을 재활용하는 것으로, 만약 혈액의 손실이 일어나게 되면 바로 몸 속 철분이 사라지는 것이다. 그렇기 때문에 매달 생리기간에 많은 생리혈이 나오는 여성은 특히 철 결핍성 빈혈의 위험이 높다. 이 외에도 궤양, 대장의 용종, 또는 대장암과 같이 느리고 만성적인 인체의 혈액 소실 역시 철결핍성 빈혈을 일으킬 수 있다.

빈혈의 주 증상

빈혈의 주된 증상은 피로이고, 쇠약감, 창백한 피부, 빠르거나 불규칙한 심장박동, 숨이 참, 가슴 통증, 어지러움, 인지능력 장애, 팔다리의 저린 감각이나 차가움, 두통 등을 유발한다.

빈혈이 계속 방치되는 경우 빠르고 불규칙한 심장 박동(부정맥)을 일으킬 수 있다. 빈혈이 있을 때 심장은 혈액내의 산소 부

정상 헤모글로빈 수치

헤모글로빈 수치	
신생아	10.5 ~19.5 g/dL
유 아	1~9살 : 11.0~14.0 g/dL 10~12살 : 11.5~15.0 g/dL
성인남성	13.0~16.0 g/dL
성인여성	12.0~16.0 g/dL
임산부	11.0~14.0 g/dL

족을 보충하기 위해 더 많은 양의 혈액을 방출해야 하므로 울혈성 심부전을 일으킬 수도 있다.

빈혈을 수시로 검사해야 할 대상

빈혈이 있는 어린이와 십대 청소년

빠른 성장과 발달로 인해 영아와 어린이는 더 많은 철분을 필요로 한다. 빈혈에 대한 검진은 조산아와 6개월 미만의 저체중 출생아에게도 권장된다.

십대 청소년은 제2 성장 급증기에 있어 빈혈, 특히 철결핍성 빈혈의 위험이 있다. 빈혈에 대한 정기 검진은 사춘기부터 시작해야 하고 최소 매 5년-10년마다 검진을 받아야 한다. 심한 빈혈이 있는 아이들은 쉽게 다치거나 감염증에 걸릴 수도 있으므로,

주치의와 활동 제한 사항이나 신체 접촉이 많은 운동 제한 같은 생활수칙에 대한 상의를 하는 것이 좋다.

또한 여자 아이들은 월경을 시작하면 매달 월경으로 철분이 소실되므로 다음과 같은 빈혈의 높은 위험요인을 가진 여자아이와 여성은 매년 빈혈 검사와 적절한 경과관찰이 필요하다.

- 월경이나 다른 원인으로 과도한 혈액의 소실이 있는 경우
- 적은 철분 섭취
- 빈혈의 병력이 있는 경우
- 과도한 다이어트

임산부와 출산한 여성

임신 기간 동안 철과 엽산의 부족으로 인하여 빈혈이 생길 수 있는데 임신 첫 6개월 동안은 혈액의 액체 부분(혈장)이 적혈구의 수 증가보다 더 빠르게 증가하므로 혈액이 희석되어 빈혈이 생길 수 있다. 임산부의 심한 빈혈은 조산의 위험성과 저 출생 체중아를 낳을 위험성이 커진다.

임산부는 첫 산전 관리를 위해 병원을 방문 때 빈혈에 대한 검사를 받아야 하며 계속되는 산전관리의 일부로서 빈혈에 대한 경과관찰을 해야 한다. 임신 시 철분제제는 대략 임신 5개월경부

터 복용을 시작한다. 그러나 임신 5 개월 이전에는 소화 장애가 심하고 철 요구량도 별 차이가 없어 복용이 권장되지 않는다. 엽산도 임산부에게 빈혈을 예방하고 태아의 건강한 발달을 위해 중요하다. 출산 4~6주에는 특히 다음과 같은 상황에서 빈혈 검사를 받아야 한다.

- 임신기간 중 마지막 3개월 동안 지속된 빈혈이 있었던 경우
- 임신기간 중, 분만 중, 분만 후에 과다한 출혈이 있었던 경우
- 다태아(2명 이상의 아기)를 분만한 경우

노인

노인에서의 빈혈은 기저 만성 질환이 있을 때, 철 결핍이 있을 때 또는 일반적인 영양 결핍이 있을 때 자주 발생한다. 특히 노인 빈혈은 보통 다른 의학적 문제와 동반되어 발생하기 때문에 빈혈의 증상이나 증후가 특이적이지 않아서 간과되기 쉽다.

암이나 신장질환으로 인한 빈혈이나 이런 질병의 치료 중 발생한 빈혈의 경우 의사는 에포에틴(합성 적혈구 생성인자)을 처방할 수 있으며, 또한 철분제제, 비타민, 엽산 보충제를 처방할 수도 있다.

철분보충제 잘 먹기

- 철결핍성 빈혈은 철분이 많이 함유된 음식의 섭취만으로는 절대 치료되지 않으므로 반드시 철분제를 복용해야 한다.
- 철분제는 식전에 비타민 C(예: 과일주스)와 함께 복용하면 흡수가 더 잘된다.(속이 불편해서 식전에 먹기 부담스러우면 식후에 바로 먹는다.)
  - · 식후에 먹어도 위장장애가 있으면 알약을 물약으로 바꿔서 복용한다. 우유, 커피, 감과 같은 음식을 철분제와 함께 먹으면 흡수를 방해한다.
  - · 우유 자체는 철분이 함유되어 있으나, 철분제와 우유를 함께 먹을 경우 우유가 철분의 흡수를 방해한다.
  - · 우유는 철분제와 2시간 이상 시간을 두고서 마신다.
- 철분제는 최소한 6개월간 복용해야 한다. 6개월간 복용한 후에도 '저장철' 수치가 정상으로 되지 않았다면 추가로 더 복용한다.
- 철분제를 복용하면 대변이 시커멓게 변할 수 있는데, 이것은 정상적인 변화이다.

③

집 먼지 진드기 확인 시약

집 먼지 진드기란?*

사람의 피부각질, 비듬 등을 먹는 진드기의 배설물과 알, 그리고 죽은 진드기의 잔해가 사람의 아토피, 천식, 비염 등을 일으키는 주요 원인물질이라고 알려져 있다. 이러한 진드기의 알, 사체 분해물 그리고 진드기 배설물에는 구아닌이라는 특이 단백질 성분을 함유하고 있다.

이 구아닌 성분이 미세한 먼지 상태로 실내의 공기 중에 떠돌다가 몸 속에 호흡되면 흡인성 항원으로 작용하여 비염이나 천식을 초래하고, 눈에 들어가 알레르기성 결막염을 일으키기도 하며, 피부에는 직접적으로 닿아 과민성 항원반응을 일으켜 아토피 피부염 증상을 초래한다. 천식의 경우에는 85% 이상이 집 먼지 진드기가 원인이라고 한다. 집 먼지 진드기가 먼지 1g당 100마리 있으면 인체에 알레르기를 일으킬 위험이 있다고 하는데 일반 가정에서 검출되는 양은 그 숫자를 훨씬 뛰어넘는 것으로 알려져 있다. 집 먼지 진드기 몸체와 배설물(fecal pellet) 에서 분리

---

* www.uryagi.com의 집먼지 진드기 진단시약 항목참조

된 항원이 집 먼지 1g 속에 2㎍ 이상(진드기 100마리에 해당) 함유하고 있으면 민감한 사람에게 감작을 일으키고, 10㎍ 이상이면 중증의 증상을 야기하는 것으로 알려져 있다. (Platts-Mills &Pollart, 1997) 집 먼지 진드기로부터 발생하는 알레르겐은 구아닌에 포함되어 있는 Cysteine protease을 비롯한 20여종이다.

집 먼지 진단시약의 원리와 구성은?

- 진단시약으로 침구(이불, 요), 침대매트리스, 쇼파, 카펫 등의 먼지 속의 집먼지진드기의 서식 여부를 확인할 수 있다.
- 진드기 서식여부를 확인하기 위한 진드기 진단시약의

진드기 진단시약의 구성

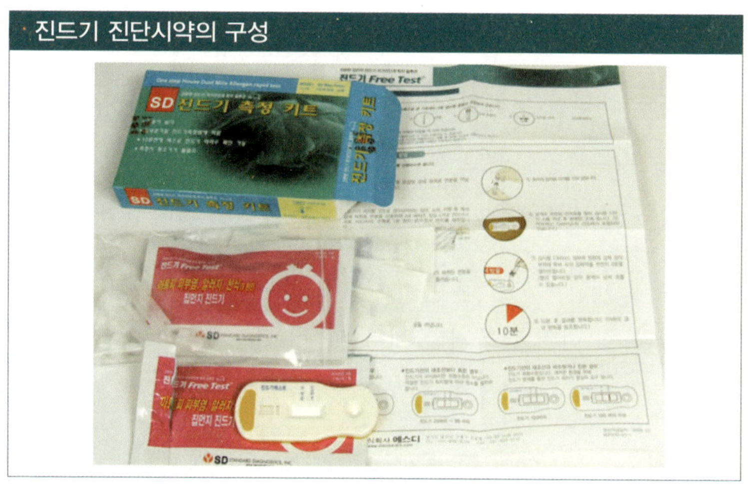

진드기 진단시약의 사용방법

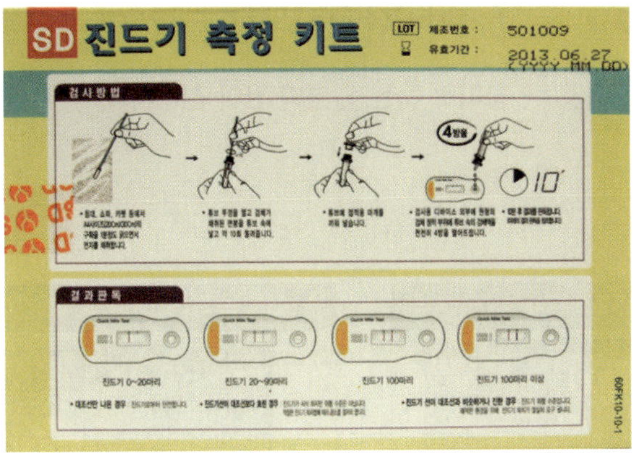

분석원리는 진드기에서 초래된 구아닌 항원항체 결합 반응을 이용하여, 면역크로마토그래피(Immunochromatography)법으로 발색을 하여 판별하는 반정량 검출진단시약이다.

- 제품구성 : 검체추출액, 점적용 마개, 면봉, 검사용 디바이스, 사용설명서

④

그 외 각종 진단시약

– 흥미로 하는 일본의 간이 진단시약

숙면도 테스트

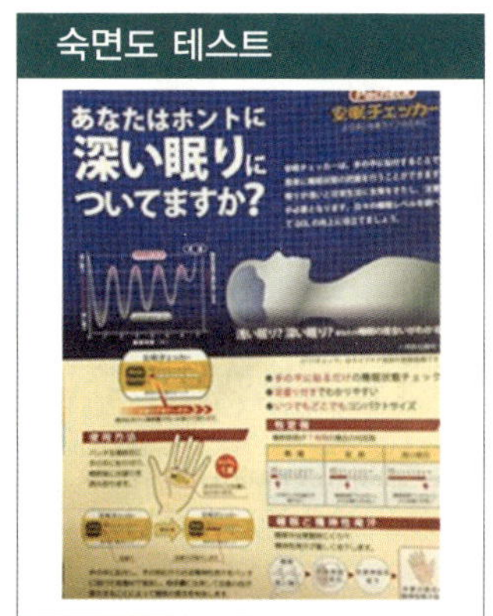

술 해독능력에 대한 피부 간이테스트

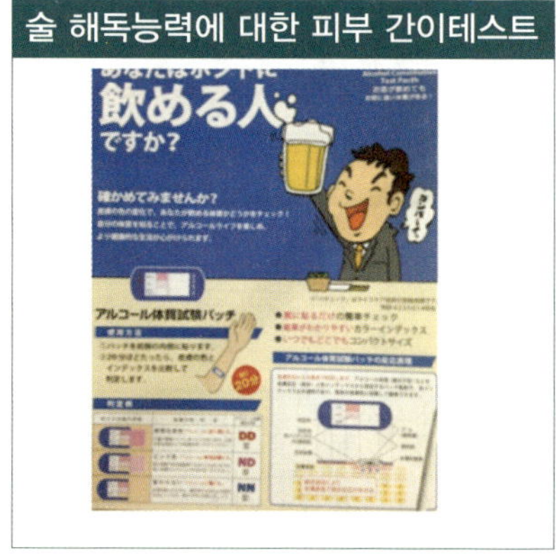

스트레스 테스트

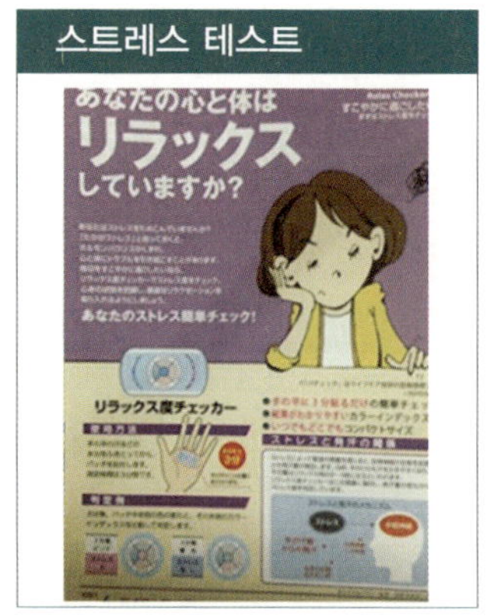

강아지 스트레스 테스트

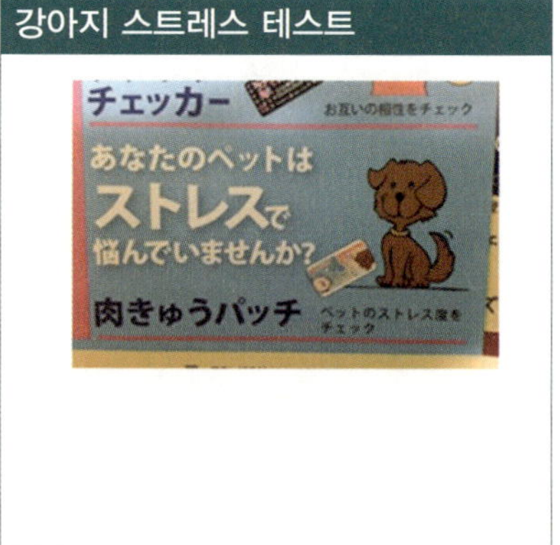

5

동물용 체외진단시약

동물용 체외진단시약은 의료기기로 전환되지 않고 동물의약품으로 그대로 남게 된다. 동물의약품은 동물의약품 취급 면허를 취득한 약사님들은 모두 취급할 수 있는 품목이니 동물의약품 면허가 없으신 약사님은 이 기회에 동물의약품 면허도 취득하시기를 권유한다.

강아지 심장사상충 진단시약

강아지 심장사상충 예방약을 1년 내내 먹이지 않고 주기적으로 먹일 경우 심장사상충에 감염된 것이 확인되면 강아지에게 심장사상충 예방약을 투여하면 안 된다. 따라서 이런 주기적 투여법을 택한 경우 심장사상충에 감염되었는지의 여부를 확인하기 위해 사용하는 진단시약이다.

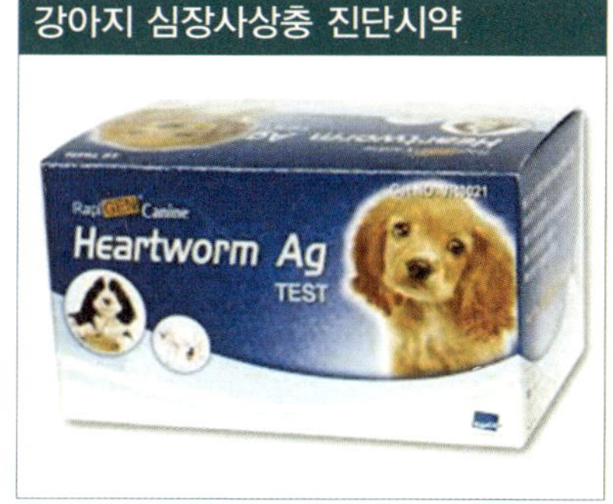

강아지 심장사상충 진단시약

발바닥에서 소량의 혈액을 채취한 후 이용한다.

강아지 파보바이러스 진단시약

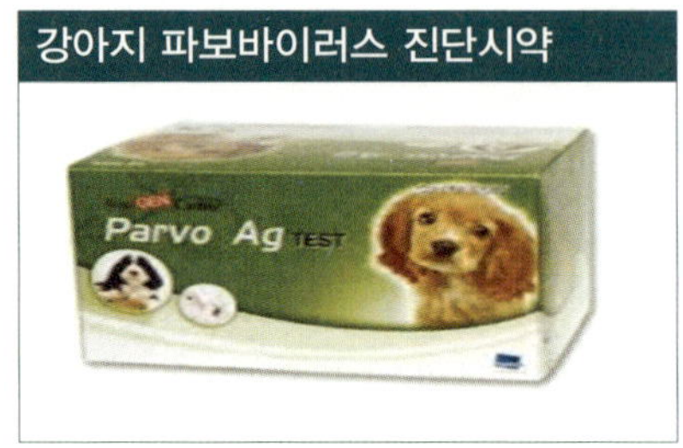

강아지 파보바이러스 진단시약

파보바이러스 감염은 주로 3~8주령의 어린 강아지에게 볼 수 있는 질환으로 증상은 원기가 없고 식욕이 사라지며 구토와 설사가 한다. 붉은 설사를 하는 경우도 많고 장염형은 심한 구토와 출혈성 설사로 인한 탈수와 백혈구 감소의 증상이 나타난다. 심장형에는 좌심실을 중심으로 비화농성 심장염이 급성으로 진행되는 특징이 있다. 분변으로 확인한다.

강아지 알러지 진단시약

강아지의 피부병, 귓병, 눈병, 설사가 오래 갈 경우 아토피인지 여부를 확인하는 진단시약

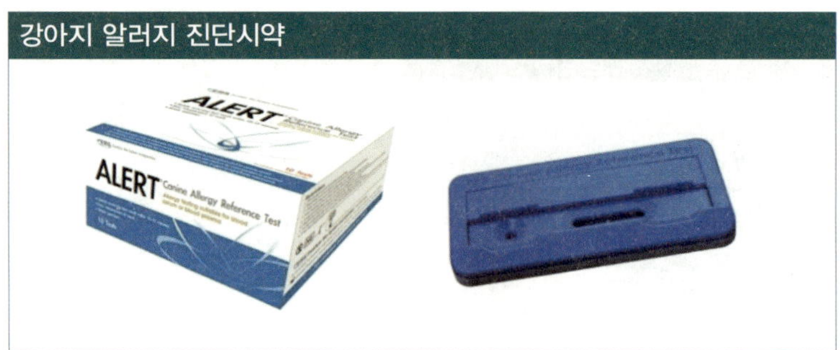

강아지 알러지 진단시약

그 외 개홍역진단시약(검체 눈물, 비말, 타액), 지아디아원충 진단시약(검체 분변), 개코로나 바이러스 진단시약(검체 분변), 개인플루엔자 진단시약 등 다양한 반려동물용 제품들이 출시되어 있다.

동물용 의료기기

동물용 혈당 측정기는 의료기기이므로 누구나 취급이 가능하다.

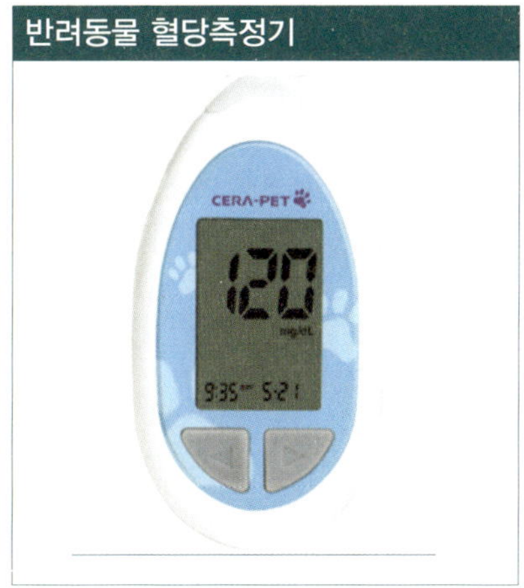

반려동물 혈당측정기

개와 고양이의 혈액 내(혈장 및 적혈구)에 분포되는 당의 비율은 사람과 다르다. 개나 고양이의 경우 혈장에 당이 많이 분포한다. 따라서 사람의 혈액에서 당을 재는 일반 혈당측정기로 동물의 혈

혈장과 적혈구 내 당 분포율

당 분포율			
혈장	87.5%	93%	58%
적혈구	12.5%	7%	42%

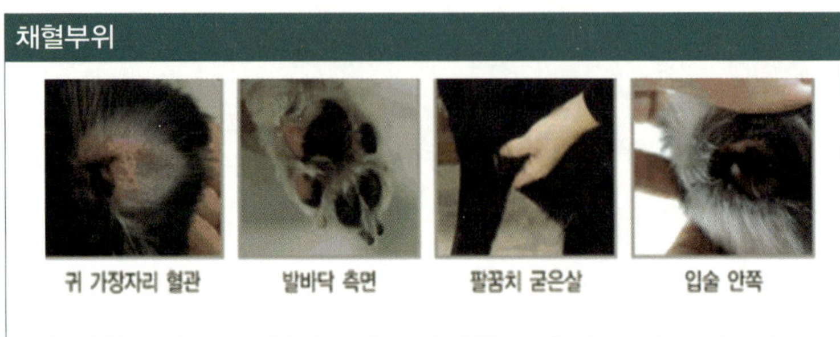

귀 가장자리 혈관 | 발바닥 측면 | 팔꿈치 굳은살 | 입술 안쪽

액을 이용하여 당을 잴 경우 정확한 혈당 측정값을 얻기 어렵다. 정확한 측정을 위해서는 동물전용 혈당측정기를 이용해야 한다.

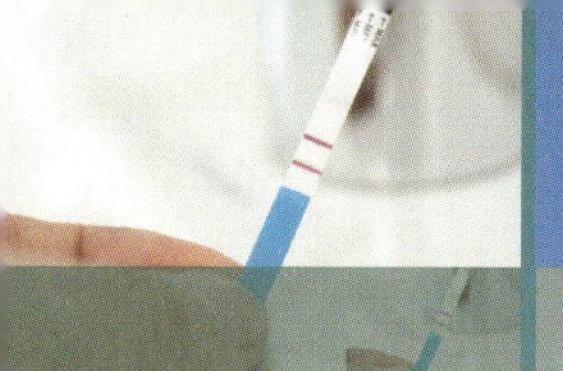

13장

진단보조기구

Safety Lanset

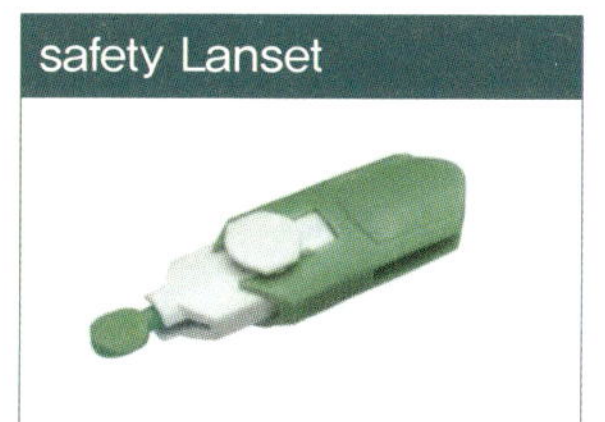

1회용으로 안전하게 쓰고 버릴 수 있는 사혈침이다. 모세혈 측정의 경우 필수품이다.

각종 침을 안전하게 폐기할 수 있는 시스템 (에스디바이오)

각종 침을 안전하게 폐기할 수 있는 시스템
1. SD Can 상단의 뚜껑을 잡고 위로 엽니다.
2. 사용 한 소모품을 SD Can에 버립니다.
3. 사용 후 뚜껑을 "딱" 소리가 날 때까지 잡고 닫습니다.
4. 사용 후 SD Can의 옆면에
5. 사용 후 밀봉된 SD CAN은 폐기물 수거함에 버립니다.
펜니들과 란셋은
어디에 버리세요?
CAN
이제는 감염 안전 박스 "CAN"에 버리세요!
SD 에스디 바이오센서(주)

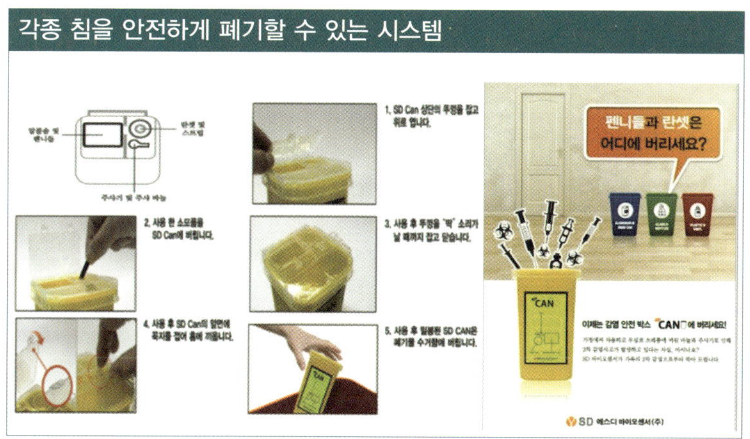

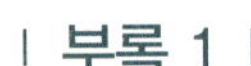

| 부록 1 |

혈당, 총 콜레스테롤, HDL 콜레스테롤, 중성지방을 동시에 정량진단하는 기구

인포피아의 리피드프로

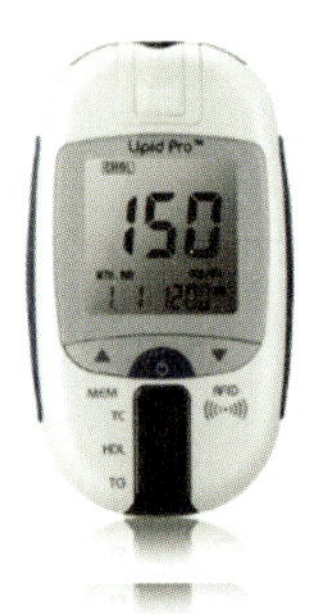

자세한 사용법이나 설명은 인포피아 홈페이지에서 다운 받을 수 있다.고객이 측정하고 싶어하는 항목에 따라 사용되는 혈액량과 측정시간이 달라진다.

사용되는 혈액량이 작고 검출시간이 상대적으로 짧은 편이다.

제품사양 제품사용법

	혈당	총콜레스테롤	중성지방	HDL(콜레스테롤)
측정 원리	효소산화 반응	효소발색 반응	효소발색 반응	효소발색 반응
측정 방법	전기 화학	분광학	분광학	분광학
측정 범위	10~600mg/dl	100~400mg/dl	80~600mg/dl	25~80mg/dl
측정 시간	3초	2분이내	2분이내	2분이내
샘플량	0.3ul	5ul	5ul	5ul
R-2	0.98	0.95	0.97	0.90
CV	<5%	<5%	<5%	<7%
헤마토크릿 영향	20~60%	30~55%	30~55%	30~55%

SD의 리피도케어

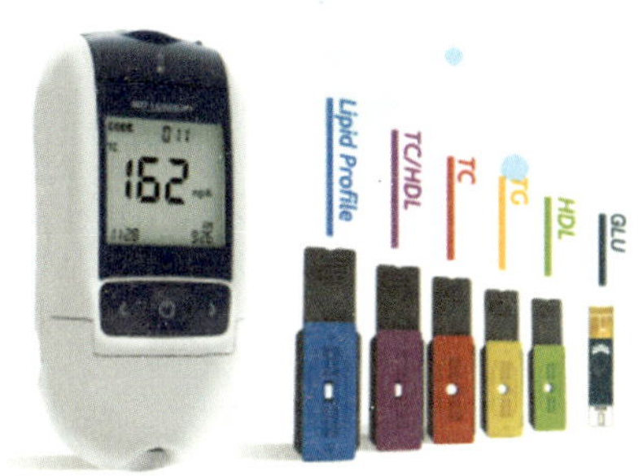

이 제품은 혈당과 콜레스테롤을 같이 잴 수 있는 제품이다.

· 혈당을 잴 때에는 0.9㎕의 모세혈로 5초만에 측정이 가능하다

· 단일 항목의 콜레스테롤을 잴 때는 10㎕의 혈액으로 가능하다.

· 지질 profile을 보거나 TC, HDL-C 을 잴 때는 35㎕l의 혈액을 채취하는데 지질 검사시에는 3분의 시간이 걸린다.

· 하나의 기계로 혈당은 전기화학적 방법으로 재고 지질은 광학적인 방법으로 측정가능하다.

· 지질의 측정범위는 TC;100~450mg/dL, TG:45~650mg/dL, HDL:25~95mg/dL

· 모세혈관혈을 쓸 수 있기 때문에 약국에서 취급가능하고 측정 결과값은 컴퓨터로 다운로드 할 수 있어 체계적인 관리가 가능하다.

· 각 스트립은 개별 포장되어있다.

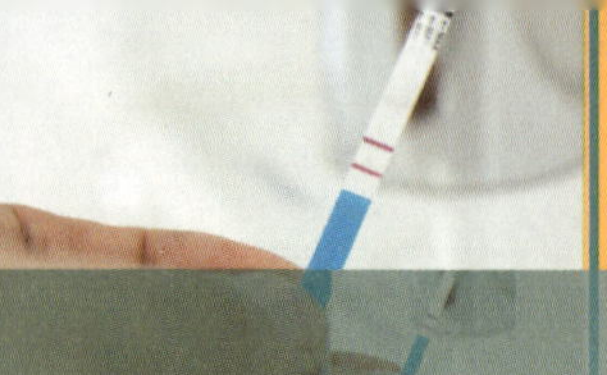

| 부록 2 |

당화혈색소(HbA1C)를 정량진단하는 기구

이지 에이원씨

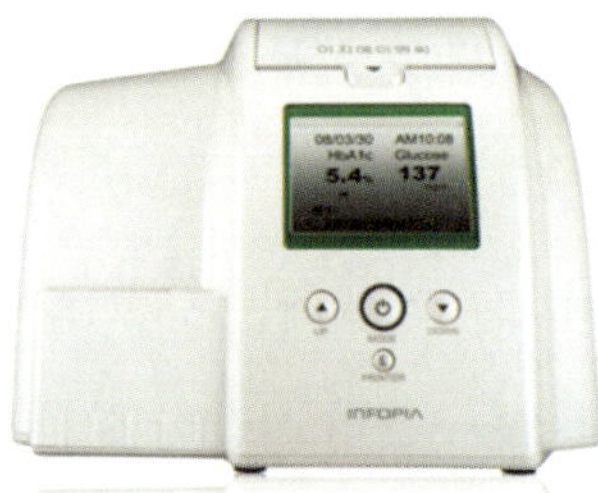

제품사양 제품사용법

측정원리	보로네이트 친화반응 / 전기화학 반응
측정방법	분광법 / 전류법
측정범위	4~14 % / 10~600 mg/dl
측정시간	5 min (HbA1c) / 3 sec (Glucose)
측정온도	17~32도(HbA1c) / 10~40도(Glucose)
시료	전혈, 모세혈, 4uL(HbA1c) / 모세혈, 0.3uL(Glucose)

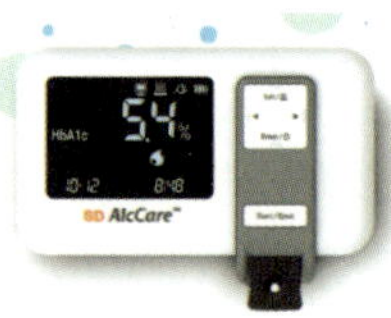

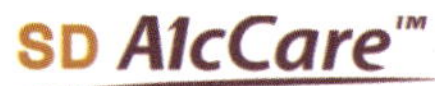

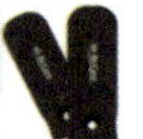

- CV ≤ 3%
- Correlation(R) ≥ 0.98
- 1.5스텝의 간편한 측정
- 이동이 용이한 컴팩트한 사이즈
- 합리적인 가격

제품 특징 제품 구성

제품특징

측정 결과 범위	4~15%
측정 소요 시간	3 분
혈액 샘플 용량	5㎕
적혈구용적률	25~65%
측정 항목	Hemoglobin A1c, eAG
메모리	1,000회의 측정 결과 저장
기능	외부 PC 연결 기능 바코드 인식 기능
작동 온도	15 - 32°C

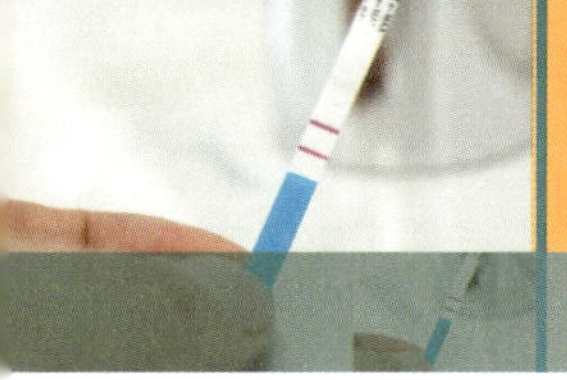

| 부록 3 |

앱으로 관리하는 배란진단시약

안드로이드 폰에서 사용가능한 슈얼리 앱

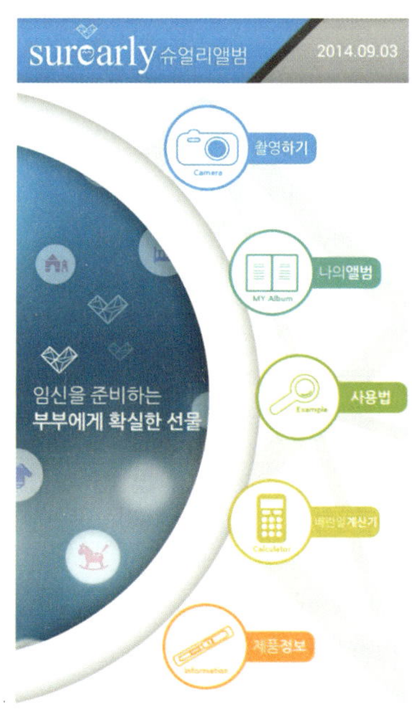

● 촬영하기- 임신/배란 테스트기를 휴대폰 카메라로 촬영하여 결과 부분만을 자동으로 스크랩 합니다.

● 나의앨범- 임신/배란 테스트기의 소중한 결과들을 예쁘게 앨범으로 만들어 관리합니다.- 생리주기에 따라 월별로 관리하며, 사진들을 이동, 삭제하여 자신만의 앨범을 구성합니다.

- 배란일 계산기

1. 배란일 계산하기배란일이 언제인지 알면 임신 가능성을 높일 수 있습니다.마지막 생리 시작일과 생리주기를 입력하시면,배란일과 함께 가임기간을 알려드립니다.더불어 배란테스트기를 시작하셔야 하는 시기를 계산하여,효과적으로 배란테스트를 진행하실 수 있도록 도와드립니다.
2. 출산일 계산하기대체로 최종 생리일부터 280일, 즉 4주(28일)를 1개월로 본 40주(10개월)를 임신기간으로 봅니다.이 계산법을 이용하여 임신일, 태아를 위해 조심하여야 할 기간, 출산을 준비해야 할 시기 및 출산예정일을 알려드립니다.

- 제품정보

· 슈얼리 임신/배란제품에 대한 정보 및 임신에 관련된 정보를 제공합니다.

· 임신 준비에서 임신하기, 임신 후 알아야 할 사항들에 대한 팁과 더불어

· 산부인과 전문의가 제시하는 임신에 대한 유용한 정보를 확인하실 수 있습니다.

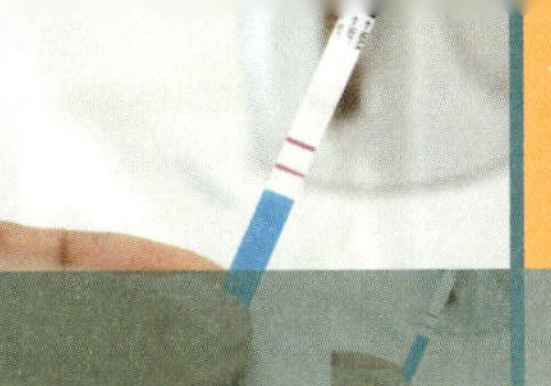

자궁외 임신 진단시약에 대한 근거논문

자궁외 임신 진단방법으로서 변형된 성선 자극 호르몬(hCGRP) 농도 측정의 유용성

이재관[1] 신중식[2] 이경호[3] 남정현[4] 차정학[4] 장진동[4] 조동희[1] 강인수
성균관의대 삼성제일병원[1], 포천 중문의대[2], 미즈메디병원[3], 휴마시스(주) 연구소[4]

[5]To whom correspondence should be addressed at: Department of Obstetrics & Gynecology, Korea University School of Medicine, Guro Hospital, Guro-Dong Gil 97, Guro-Gu, Seoul 152-703, Korea. E-mail: jklee38@hotmail.com

서론: 자궁외 임신은 가임기 여성의 사망율 및 이환율에 주요한 요인이며 1 분기 임신중 사망원인의 9%를 차지하는 것으로 알려져 있다. 자궁외 임신의 진단방법은 최근 성선 자극 호르몬의 측정과 질초음파 기술의 발달로 조기 진단이 가능하게 되었다. 그러나, 아직 자궁외 임신에 특이한 표지물질이 없으므로 자궁내 임신낭이 발견되지 않을때 질 초음파 검사 및 융모성 성선 자극호르몬의 혈중농도를 반복적으로 측정함으로써 진단하여야 되는 한계를 가지고 있다

목적: 성선자극 호르몬에 대한 단일 클론 항체 HSM6043, HSM6042(Humasis Co.Ltd., Kunpo, Korea)를 이용하여 임신중 소변에서 변형된 성선 자극호르몬(Human Chorionic Gonadotropin Related Protein)을 확인하였으며 자궁외 임신 환자에서 분비양상을 조사하여 자궁외 임신을 보다 효율적으로 진단할 수 있는지를 알아보기 위하여 본 연구를 수행하였다.

방법: 2001 년 3 월 1 일부터 5 월 31 일까지 성균관의대 삼성제일병원, 포천 중문의대 강남 차병원, 강서 미즈메디병원 산부인과에 내원한 환자중 무월경 4-10 주로 초음파 검사상 임신이 확인된 정상임신 35 명과 복강경 수술로 자궁외 임신이 확인된 24 명의 환자를 대상으로 하였다. 각 환자군의 소변중 활성형 성선 자극호르몬(w-hCG)과 변형된 성선 자극 호르몬(CGRP)을 sandwich ELISA 와 Immunochromatography 방법을 이용하여 CGRP 와 w-hCG 를 측정하였고 CGRP/w-hCG 비를 계산하였다.

결과: ELISA 법에 의한 정상임신 환자의 소변중 CGRP, w-hCG, CGRP/w-hCG 비는 490.0±114.3 ng/ml,149.2±64.7 ng/ml, 29.7±12.4%이었으며 자궁외 임신환자군은 159.9±139.4 ng/ml, 13.6±23.0 ng/ml, 4.6±6.4% 이었다. 두군간 CGRP 및 CGRP/w-hCG 비는 유의한 차이를 보였으며 자궁외 임신의 진단을 위한 CGRP/w-hCG ratio 의 Cut-off 수치를 17% 이하, w-hCG 440 ng/ml 이하로 적용할 때 민감도 92%와 특이도 92.5%를 보였다. Immunochromatography 법에 의한 자궁외 임신 진단을 위한 hCGRP/whole hCG ratio 의 cut-off value 를 60.6%로 할 경우 88.5%의 민감도와 90%의 특이도를 보였다.

결론: 소변중 변형된 성선 자극호르몬의 측정은 임상적으로 유용한 자궁외 임신 진단방법으로 활용될 수 있을 것으로 생각되며 향후 보다 많은 연구군을 대상으로 한 전향적 연구가 필요할 것으로 사료된다.

Key words: 진단/ 자궁외임신/ 태반성 융모성선자극호르몬 / 이성체

서론

자궁외 임신은 가임기 여성의 사망율 및 이환율에 주요한 요인이며 1 분기 임신중 사망의 9%를 차지하는것으로 알려져 있다 [1,2]. 또한 유병율이 미국의 경우 60 임신당 1 예로 점차 증가하고 있으며 [3] 국내의 경우 20-26 임신당 1 예로 외국에 비해 다소 높은 유병율을 보고하고 있다 [4,5].

자궁외 임신의 진단방법은 과거 질출혈 및 하복통에 근거한 임상검사에 의존하여 진단이 부정확하다는 한계가 있었으나 최근 성선 자극 호르몬의 측정과 질 초음파 기술의 발달로 조기 진단이 가능하게 되었다. 그러나, 성선 자극 호르몬의 측정과 질 초음파를 병행하는 자궁외 임신 진단방법은 1 차 의료기관에서 사용하는데 한계가 있으며 진단비용이 비싸다는 단점을 가지고 있다. 또한 검사결과 불명확한 진단이 나온 경우 성선 자극 호르몬의 추적 정량 분석에 시간이 소요될 수 있다는 한계가 있다. 혈중 자궁외 임신 표지자로 연구되고 있는 프로게스테론은 정상임신, 자궁외 임신, 자연 유산군을 분별하는데 어려움이 있어 임상적 유용성이 낮은 것으로 보고되고 있다.

자궁외 임신의 조기 진단은 진단 지연에 따른 난관 파열, 복강내 출혈, 개복술, 수혈 등 합병증 예방을 가능하게하고 복강경 수술 및 난관 보존 등 질병으로 인한 후유증을 최소화할 수 있게 하여 무엇보다 중요하다 할 것이다.

성선 자극 호르몬은 임신중 영양세포에서 생성되는 분자량 37kda 의 당단백질로 α와 β의 아형이 비공유 결합하고 있다. 임신중 임신 1 분기에 성선 자극 호르몬은 기하급수적으로 분비되어 임신 10 주 최고조에 달한 후 임신 20 주까지 감소한 후 임신 말기까지 성선 자극호르몬 최고치의 20% 수준으로 유지 된다 [8]. 성선 자극 호르몬의 정량적 분석을 통해 자궁외 임신을 진단하는 방법이 현재 일반적으로 시행되는 검사 방법이며 성선 자극 호르몬의 대사 산물중 소변중 β-core fragment 를 측정하여 자궁외 임신을 진단하는 방법도 보고되고있다 [9].

저자들은 변형된 성선 자극호르몬(hCGRP, Human chorionic gonadotrpin related protein)에 대한 단일 클론 항체 HSM6042, HSM6043 을 이용하여 임신중 소변에서 변형된 성선 자극호르몬(hCGRP)를 확인하였으며(fig. 1) 자궁외 임신 환자 및 정상 임산부에서 whole hCG 와 hCGRP 의 분비양상을 확인하고 자궁외 임신 진단 표지자로서의 hCGRP 의 진단적 유용성을 알아보고자 본 연구를 시행하였다.

재료 및 방법

환자군

2001 년 3 월 1 일부터 7 월 31 일까지 성균관의대 삼성제일병원, 포천 중문의대 강남 차병원, 강서 미즈메디병원 산부인관에 내원한 환자중 무월경 4-10 주로 초음파 검사상 정상임신이 확인된 40 명과

복강경 수술로 자궁외 임신이 확인된 25 명의 환자를 대상으로 하였다. 모든 대상군 환자에게 본연구의 목적과 방법등 전반에 관한 설명을 하였고 모든 환자로부터 동의를 획득한 후 연구를 시행하였다.

정상임신은 불임클리닉 또는 산전 클리닉에서 초음파 검사상 자궁내 임신낭이 확인된 환자중 추적 관찰중 태아 심박음이 확인된 환자를 대상으로 하였고 추적관찰중 계류유산, 불완전 또는 완전 유산된 환자는 대상군에서 제외하였다. 자궁외 임신군은 외부병원으로부터 자궁외 임신 의증하에 전원되거나 불임클리닉 또는 산전클리닉에서 추적 관찰중 자궁내 임신낭이 확인되지 않은 환자중 복강경 수술 후 조직 검사상 자궁외 임신으로 진단된 환자를 대상으로 하였다.

시료채취

정상임신군의 경우 초음파 검사상 처음으로 자궁내 임신낭이 확인된 시기에 소변을 채취하였으며 자궁외 임신의 경우 복강경 검사상 자궁외 임신이 육안적으로 확인된 시점을 기준으로 하여 환자로부터 소변을 50cc 채취하여 실험전까지 영하 20℃로 냉동 보관하였다.

단일 클론 항체 합성

whole-hCG 와 반응하는 단일클론 항체를 제조하기위해 공지된 Galfred 등의 세포 융합(cell fusion) 방법을 사용하였다. 먼저 8 주령의 Balb/C 마우스를 준비하여 whole-hCG(Zymed Co. USA) 20 ㎍/100 ㎕ 및 hCGRP 를 Freund's 완전보조액 100 ㎕와 완전 유화시켜 1 차 복강주사하고 같은 방법으로 3 주뒤 Freund's 불완전 보조액 100 ㎕와 유화하여 2 차 복강 주사하였다. 1 주일 후 마우스로부터 채혈하여 항체 형성여부를 ELISA 법으로 확인한 다음 20 ㎍의 whole-hCG 를 꼬리에 정맥 주사하였다. 3 일뒤 마우스의 비장세포를 취하여 미리 배양된 SP2/o 세포(Korean Collection for Type Cultures, KTKC)와 PEG(Polyethylene Glycol, J.T. Baker, Phillipsburg,NJ)를 이용하여 융합 시킨다. 융합된 세포를 HAT 배양액을 첨가하여 96well 에서 배양하면서 whole-hCG 와 반응하는 항체(HSW6238, HSa6310)를 분비하는 세포와 hCGRP 와 반응하는 항체(HSM6042, HSM6043)를 분비하는 세포만을 선별하여 대량 배양을 시행하였다.

대량으로 배양된 배양액을 원심분리하여 침전물을 제거하고 상층액을 모아 protein A-sepharose(FF)에 통과시키고 인산염 완충액으로 세척한다음 0.1M Glycine 완충액으로 용출시켰다. 용출액은 인산염 완충액으로 투석하고 농도를 조정하여 실험에 사용하였다.

Sandwich ELISA 방법

microtiter 96well plate 에 HSW6238(Humasis Co. Korea)과 HSM6043(Humasis Co. Korea)을 각각 coating buffer(0.1M carbonate buffer, PH=9.5)에 10 ㎍/㎖, 20 ㎍/㎖의 농도로 희석하여 100 ㎕씩 첨가하고 4℃에서 24 시간 반응시킨후 coating 항체를 흡인으로 제거한후 세척용액(phosphate buffered salne, 0.05% Tween 20, 0.1% sodium azide)으로 3 회 세척하고 blocking solution(0.2% casein/PBS)을 300 ㎕씩 첨가하여 실온에서 3 시간 반응시킨다. 시료및 standard 를 100 ㎕씩 첨가하여 실온에서 24 시간 반응시킨후 시료및 standard 를 흡인, 세척용액으로 3 회 세척한다. 두번째 단일 클론 항체-HRP(horse red peroxidase) conjugate(HSa6301-HRP, HSM 6042-HRP)를 각각 1 ㎍/well, 2 ㎍/well 첨가하고 standard 100 ㎍/㎖로부터 2 배 희석하여 각 well 에 100 ㎕씩 첨가한후 24 시간 반응시킨후 conjugate 액을 흡인한후 세척용액으로 3 회 세척한다. HRP substrate kit(Bio-Rad, USA)의 발색시약을 100 ㎍/well 씩 첨가하여 10 분간 반응시킨후 automatic ELISA reader(Bio-Rad, USA)에서 A405 를 측정한다.

Immunochromatography 법

comjugate pad 에 whole hCG 와 hCGRP 의 단일 클론 항체 HSa6301, HSM6042 를 test line 에 whole hCG 와 hCGRP 의 두 번째 단일 클론 항체 hSW6238, HSM6043 을 침윤시킨 rapid kit(Humasis Co. Korea)을 이용하여 immunochromatography 를 시행하였다. 3 분후 whole hCG 와 hCGRP kit 상에 나타난 band intensity 는 labdatabase 의 homepage 에서 무료로 제공하는 프로그램을 이용하여 test line 의 intensity 및 area 를 정량화하여 측정하였다.

통계분석

통계분석은 비모수 검정법인 Mann-Whiteney U test 를 시행하였으며 p value 가 0.01 이하일때 유의하다고 판정하였다.

결과

정상임신군(n=40)의 평균 연령은 29.4±2.7, 임신력 12.1±1.1, 출산력 0.3±0.4 이었고 자궁외 임신군(n=25)은 연령 29.8±3.7, 임신력 1.9±1.0 출산력 0.3±0.4 로 유의한 차이를 보이지 않았으며 평균 무월경 기간은 정상임신군 55.3±19.1 자궁외 임신군 48.6±6.2 로 유의한 차이는 없었다(table 1).

Table Ⅰ. Characteristics of patients in intrauterine pregnancy and ectopic pregnancy group

	Age(yrs)	Gravidity	Parity	Days after
IUP(n=40)	29.4±2.7	2.1±1.1	0.3±0.4	55.3±19.1
Ectopy(n=25)	29.8±3.7	1.9±1.0	0.3±0.4	48.6±6.2

정상임신 및 자궁외 임신환자의 소변중 hCGRP 의 존재를 hCGRP 에 대한 단일 클론 항체를 이용한 immunochromatography 법과 image analysis 를 통해 확인할 수 있었으며 정상임신의 소변에 과량 존재하지만 자궁외 임신 소변중에는 소량 존재하며 기존의 임신진단에 흔히 사용되는 whole hCG 와는 다른 물질이라는 사실을 확인할 수 있었다(fig. 1).

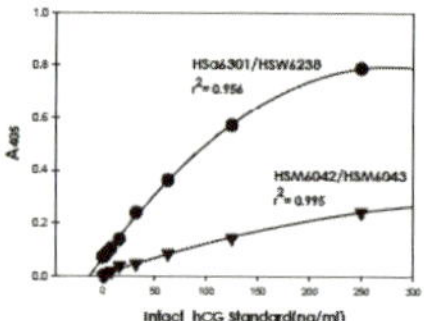

Figure 1. Specific reactivity of two anti-hCG monoclonal antibody pairs to intact hCG

ELISA 방법에 의한 whole-hCG 측정의 standard curve 는 R2=99.5%로 실험방법의 최적성을 보여주었다. 임신 주령에 따른 정상임신 및 자궁외 임신환자에서의 소변중 whole-hCG 및 hCGRP 농도를 ELISA 법으로 측정한 결과 자궁외 임신환자에서 정상임신 환자군에 비하여 전반적으로 낮은 whole-hCG 분포를 보여주었다(fig. 2). 또한 임신 주령에 따른 정상임신 및 자궁외 임신의 농도를 분석한 결과에서도 자궁외 임신에서 hCGRP 가 감소된 결과를 보였다(fig. 3).

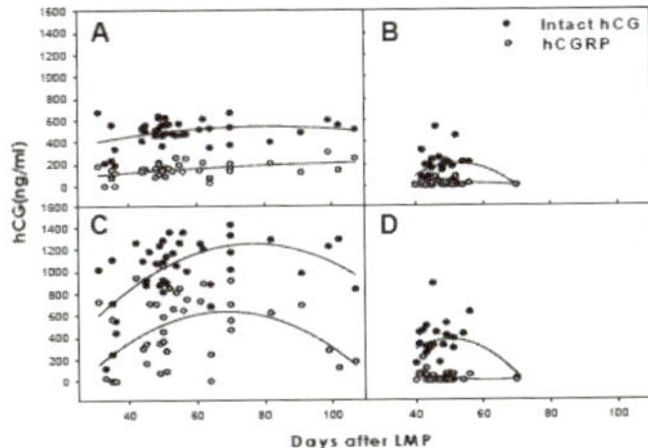

Figure 2. Distribution of i-hCG and hCGRP concentration in intrauterine pregnancy(IUP) and ectopic pregnancy(EP). A : Urine of IUP, B : Urine of EP, C: Serum of IUP, D : Serum of EP

ELISA 방법에 의한 정상임신 및 자궁외 임신 환자에서의 소변중 whole hCG 및 hCGRP 를 측정한 결과 자궁외 임신 환자군에서 각각 159.9 ± 139.4ng/ml, 13.6 ± 23.0ng/ml 로 정상 임신군에 비하여 유의하게 감소된 결과를 보여주었으며 whole hCG 에 대한 hCGRP 의 비도 정상임신군 29.7 ± 12.4%, 자궁외 임신군 4.6 ± 6.4%로 유의하게 감소된 결과를 보여주었다(table 2).

Table Ⅱ. Determination of i-hCG and hCGRP concentration.

	IUP(n=40)	EP(n=25)	p value
Intact hCG (ng/ml)			
Urine(mean±SD)	490±114	160±137	<0.001
Serum(mean±SD)	1,018±298	350±253	<0.001
hCGRP(ng/ml)			
Urine(mean±SD)	149±65	14±23	<0.001
Serum(mean±SD)	468±320	36±53	<0.001
hCGRP/i-hCG ratio			
Urine(mean±SD)	0.297±124	0.046±0.064	<0.001
Serum(mean±SD)	0.422±0.27	0.095±0.137	<0.001

ELISA 방법을 이용한 정상 임신군 및 자궁외 임신군 환자의 소변중 whole hCG 및 hCGRP/whole hCG 수치를 도식적으로 표시한 도표(fig. 4)에서 자궁외 임신 진단을 위한 cut-off value를 정상 임신군에서의 hCGRP/whole hCG ratio 평균치의 표준분산 2배 하한치인 17%이하의 hCGRP/whole hCG ratio와 정상 임신군의 whole hCG 농도 평균치의 표준분산 2배 하한치인 whole hCG 농도 440ng/ml 이하로 할 경우 ELISA를 이용한 소변중 whole hCG 및 hCGRP 측정은 자궁외 임신 진단에 92%의 민감도와 92.5%의 특이도를 나타내었다.

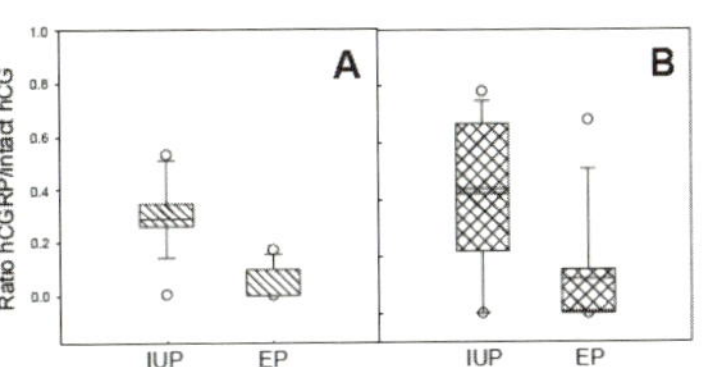

Figure 3. Distribution of hCGRP/i-hCG ratio in intrauterine pregnancy(IUP) and ectopic pregnancy(EP). A : Urine samples, B : Serum samples

Table III. Diagnosis of ectopic pregnancy using hCGRP/i-CG ratio

	Serum(n=65)	Urine(n=65)
Sensitivity (%)	88.0 (22/25)	96.0 (24/25)
Sensitivity (%)	60.0 (24/40)	87.5 (35/40)
Positive predictive value (%)	57.9 (22/38)	82.8 (24/29)
Negative predictive value (%)	88.9 (24/27)	97.2 (35/36)

Cut-off value was determined by mean+2SD of hCGRP/ihCG ratio in ectopic pregnancy group: Serum: 0.369, Urine: 0.174

한편 Immunochromatography 법을 통한 소변중 whole hCG 및 hCGRP 농도 측정의 standard curve는 R2=99%로 실험 방법의 최적성을 보여주었다. Immunochromatography 법을 통한 정상 임신군 및 자궁외 임신군 환자의 소변중 whole hCG 및 hCGRP/whole hCG 수치를 도식적으로 표시한 도표(fig. 4)에서 자궁외 임신 진단을 위한 hCGRP/whole hCG ratio 의 cut-off value 를 정상 임신군에서의 hCGRP/whole hCG ratio 평균치의 표준분산 2 배 하한치인 60.6% 이하로 할 경우 Immunochromatography 법을 이용한 소변중 whole hCG 및 hCGRP 측정은 88.5%의 민감도와 90%의 특이도를 보였다.

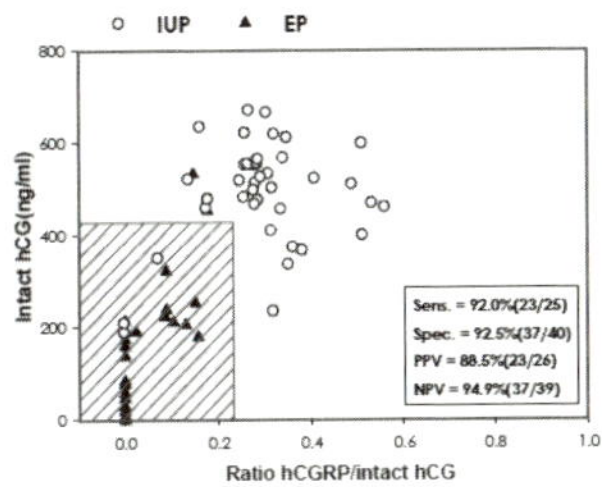

Figure 4. Distribution of hCGRP/i-hCG ratio and i-hCG concentration in urine samples. Sens. : sensitivity, Spec.: specificity, PPV: positive predictive value, NPV : negative predictive value

결론

파열되지 않은 자궁외 임신 초기 환자에서 조기 진단은 사망율 및 이환율 감소와 난관보존에 중요한 역할을 한다. 임신초기 하복통, 질 출혈이 자궁외 임신의 유일한 임상적 증상이지만 특이적인 증상이 아니며 이러한 대부분의 환자들은 정상 임신임이 밝혀진다. 따라서 정상임신을 중절하지 않고 정확하고 빠르게 진단할 수 있는 방법들이 요구되어진다. 과거 수많은 연구에서 자궁외임신의 진단 방법으로 임상검사, 초음파 검사, 성선 자극 호르몬의 정량 검사. 혈중 프로게스테론 측정 등이 연구되었으며 단일 검사 방법으로 만족할만한 결과는 나오지 않고 있는 실정이다[6,10,11].

Gracia 등은 자궁외 임신 진단 방법의 분석을 통해 질 초음파 검사와 성선 자극호르몬 정량 분석을 병용하는 방법이 가장 우수한 결과를 보였다고 하였으나 자궁외 임신 진단에 평균 36 시간이 소요되며 반수이상에서 혈액을 채취하고 환자당 검사비로 평균 1958 불이 소요된다는 점은 새로운 자궁외 임신 진단방법의 필요성을 시사한다 할 것이다[12].

성선 자극 호르몬은 α와 β의 두 아형이 비공유 결합된 당단백질로 임신중 trophoblast 에서 분비된다. α아형은 뇌하수체 당단백과 유사하며 92 개의 아미노산으로 구성되어있고 β아형은 다른 당단백 호르몬과 구별되며 145 개의 아미노산으로 구성되어있다. 생화학적으로 활성형태인 성선 자극호르몬은 임신 초기 기하급수적으로 분비가 증가하여 임신 10 주경 최고치에 도달하며 임신 10-16 주경 감소하기 시작하여 임신중 말기까지 1/5 수준으로 유지된다. trophoblast 에서 분비되는 성선 자극 호르몬은 임신 1 분기에 가장 높은 활성도를 보이며 임신 말기에 비해 분자량도 많고 음전하를 많이 띄며 면역 활성도에비한 생화학 활성도가 임신후기에 비해 높은 것으로 보고 되고 있다[13-15]. 그리고 이러한 성선 자극호르몬의 isoform 성상의 변화는 13 주경에 이루어지며 산성도의 변화도 동시에 이루어지는 것으로 알려져 있다[16].

임신초기 황체의 호르몬 구제 및 황체기 에스트로겐과 프로게스테론을 유지하는 역할을 하는 성선자극호르몬은 모든 환자에서 난소호르몬 분비량과 정비례하지는 않는 것으로 보인다. 최근의 연구에서 정상 임신 환자에 비해 자궁외 임신환자에서 에스트라디올과 프로게스테론 수치가 낮다고 보고하였다 [17-19]. 자궁외 임신측 난관에 임신한 trophoblastic tissue 와 자궁내 임신된 trophoblastic tissue 에서 생성된 성선 자극호르몬 모두 동일한 면역 활성도와 생화학 활성도를 보여 자궁외 임신으로 인한 황체기능의 저하는 trophoblastic division 의 장애에 인한 것으로 추정하기도 하였다[20-21].

한편 혈중에는 생화학적으로 비활성 또는 활성이 감소된 성선 자극 호르몬의 dissociated 또는 degraded 산물이 존재하게 된다. Cole 등은 자궁외 임신 및 자연 유산환자의 소변중 성선 자극호르몬의 대사 산물인 β-core fragment(MW=9000)를 측정한 연구에서 자궁외 임신 및 자연 유산환자에서 정상임신에 비해 현저히 감소된 결과를 보였으며 임신주수가 지속될수록 분비 양상이 양분화 된다고 하였다. 또한 선별 선형(discrimination curve)을 통해 66%의 자연 유산과 92%의 자궁외 임신을 진단할 수 있었으며 위양성율은 4%이었다고 보고하였다[9,22].

저자들은 mouse hCGRP 의 단일클론 항체인 HSM6042, HSM6043(Humasis Co. Korea, Seoul)을 이용하여 Western blot analysis 결과 정상 임신 및 자궁외 임신환자의 소변에서 whole hCG 와 다른 분획을 확인할 수 있었고 Cole 등의 β-core fragment 와 다르다는 사실을 알 수 있었다. 단일 클론 항체 HSM6042, HSM6043 을 이용하여 확인된 변형된 성선 자극 호르몬(hCGRP)은 정상임신과 자궁외 임신의 소변에서 유의한 차이를 보여주었다.

HCGRP 는 임신중 trophoblast 에서 생성되는 whole hCG 로부터 만들어지는 수많은 대사 산물중의 일부분으로 보여 진다. Cole 은 hCG 의 대사 산물에 관한 여구에서 whole hCG 로부터 nicked hCG, hyper-and hypoglycosylated hCG, hCG missing the C-terminal extension, free α, free β, nicked free β, β-core fragment 등 다양한 대사 산물이 만들어지며 다운 증후군 및 임신성 융모질환환자에서 비활성 형태 성선 자극 호르몬 즉, nicked hCG, free β, β-core fragment 등의 농도가 증가되어있으며 이는 태반의 nicking 효소의 활성도 및 활성형 성선 자극 호르몬의 대사 분해 경로가 활성화 되어있을 것으로 추정하였다[22].

정상 임신 및 자궁외 임신 환자에서의 whole-hCG 분비 양상은 과거의 연구에서와 같이 본 연구에서도 자궁외 임신 환자에서 유의하게 감소된 양상을 확인할 수 있었으며 ELISA 방법을 통한 정상임신 및 자궁외 임신 환자에서 hCGRP 및 hCGRP/whole hCG 상대비 측정에서도 자궁외 임신 환자에서 유의하게 감소된 결과를 보여주었다. 이상의 결과는 자궁외 임신 환자에서 whole hCG 의 생성이 감소되어 있으며 whole hCG 의 degradation 이 증가한다는 사실을 시사한다. 자궁외 임신 환자에서 trophoblastic division 의 장애로 whole hCG 분비가 감소하고 정상임신 환자에서 생성되는 whole hCG 보다 nicking enzyme 또는 degradation enzyme 에 취약한 구조를 가지고 있거나 자궁외 임신 환자에서 nicking enzyme 또는 degradation enzyme 의 활성도가 증가하여 whole hCG 의 중간 대사 산물인 hCGRP 가 감소하는 것으로 추정된다.

ELISA 방법에 의한 소변중 hCGRP 및 whole hCG 측정법은 자궁외 임신 진단에 있어 92%의 민감도와 92.5%의 특이도를 보여 현재 자궁외 임신 진단에 가장 우수한 진단 방법으로 알려진 hCG 농도측정과 초음파 검사를 병용하는 방법의 민감도 80%와 비교할 때 우수하며 [11] 비용 경제적 장점뿐 만아니라 초음파 검사자의 숙련도 등의 제한점을 배제할 수 있다는 장점이 있다. 또한 hCG 농도가 변별역(discriminatory zone)이하일 경우 몇 일간의 시간 간격을 두고 반복적 검사를 하여야 하는 기존의 자궁외 임신 진단법에 비하여 자궁외 임신 진단에 소요되는 시간이 짧다는 장점이 있다.

한편 Rapid kit 에 의한 immunochromatography 법은 88.5%의 민감도와 90%의 특이도를 보여 ELISA 법에 의한 자궁외 임신 진단법에 비해 다소 정확도가 낮다는 단점이 있으나 기존의 자궁외 임신 진단법과 비교하여 우수한 결과를 보여주고 있고 ELISA 법에서의 incubation time 이 필요 없어 채취된 소변을 투여후 5 분내 자궁외 임신 여부 결과를 육안으로 확인할 수 있다는 장점이 있어 자궁외 임신 진단의 선별검사 또는 자가 검사법으로 유용하게 사용될 수 있을 것으로 사료된다.

앞으로 많은 연구군을 대상으로 한 전향적 연구를 통해 자궁외 임신진단에 있어 HCGRP 의 임상적 유용성을 확인하여야 할 것이며 hCGRP 의 구조,

kinetic 등 제반 특성에 관한 규명이 선행되어야 할 것으로 사료된다.

참고문헌

Barnhart KT, Kanelle SA, Simhan H. (1999) Diagnostic accuracy of ultrasound above and below the β-hCG discriminatory zone. *Obstet. Gynecol.*, **94**, 583-7.

BM Tak, KM Kim, HK Ryu, KS Yang, HS Chung. (1998) A clinical study on ectopic pregnancy. *Kor. J. Obstet. Gynecol.*, **41**, 819-828.

Centers for disease control and prevention. ectopic pregnancy-united states, 1988-1989. (1992) *MMWR*, **41**, 591-4.

Centers for disease control and prevention. ectopic pregnancy-united states, 1970-1989. (1993) *MMWR*, **42**, 73-85.

Centers for disease control and prevention. ectopic pregnancy-united states, 1990-1992. (1995) *MMWR*, **44**, 46-8.

Cole LA (1997) Immunoassay of human chorionic gonadotropin. Its free subunits and metabolites. *Clin. Chem..*, **43**, 2233-2243.

Cole LA, Kardana A, Park SY, Braunstein GD. (1993) The deactivation of hCG by nicking and dissociation. *J. Clin. Endoclin. Metab.*, **73**, 704-710.

Cole LA, Isozaki T, Jones EE. (1997) Urine β-core fragment. a potential screening test for ectopic pregnancy and spontaneous abortion. *Fetal diagn. Ther.*, **12**, 336-339.

Fein HG, Rosen RW, Weintraub BD. (1980) Increased glycosylation of serum human chorionic gonadotropin and subunits from eutopic and ectopic sources; comparison with placental and urinary forms. *J. Clin. Endocrinol. Metab.*, **50**, 1111-1120.

Garcia CR, Barnhart KT. (2001) Diagnosing ectopic pregnancy: Decision analysis comparing six strategies. *Obstet. Gynecol.*, **97**, 464-470.

Johnson MR, Riddle AF, Irvine R, Sharma V, Collins WP, Nicolaides KH, Grudzinskas JG. (1993) Corpus luteum failure in ectopic pregnancy. *Hum. Reprod.*, **8**, 1491-1495.

Johnson MR, Riddle AF, Sharma V, Collins WP, Nicolaides KH, and Grudzinskas JG. (1993) Placental and ovarian hormones in an embryonic pregnancy. *Hum. Reprod.*, **8**, 112-115.

Kratzer PG, Taylor RN. (1990) Corpus luteum function in early pregnancies is primarily determined by the rate of change of human chorionic gonadotropin levels. *Am. J. Obstet. Gynecol.*, **163**, 1497-1502.

Ledger WI, Sweeting VM, Chatterjee S. (1994) Rapid diagnosis of early ectopic pregnancy in an emergency gynecology service: are measurements of progesterone intact and free β human chorionic gonadotropin helpful? *Hum. Reprod.*, **9**, 157-60.

Lower AM, Yovichi JL, Hancock C, Grudzinskas JG. (1993) Is luteal function maintained by factors other than chorionic gonadotropin in early pregnancy. *Hum. Reprod.*, **8**, 645-648.

McCord ML, Muram D, Buster JE, Arheart KI, Stovall TG, Corson SA. (1997) Single serum progesterone as a screen for ectopic pregnancy: exchanging specificity and sensitivity to obtain optimal test performance. *Fertil. Steril.*, **66**, 513-6.

MJ Cheon, YI Kwon, TC Park, YO Lew, BH Lee, HJ Lee, CJ Kim, DJ Kwon, JW Lee. (2001) A clinical study of ectopic pregnancy during recent 5years. *Kor. J. Obstet. Gynecol.*, **44**, 283-289.

Norman RJ, Buck RH, Kamp MA, Jeubert SM. (1988) Impaired corpus luteum function in ectopic pregnancy cannot be explained by altered human chorionic gonadotropin. *J. Clin. Endocrinol. Metab.*, **66**, 1166-70.

Stovall RG, Kellerman AL, Ling FW, Buster JE. (1993) Emergency department diagnosis of ectopic pregnancy. *Ann. Emerg. Med.*, **19**, 1098-103.

Wide L. (1972) An immunological method for the assay of human chorionic gonadotropin. *Acta. Endocrinol(Copenh).*, **70**(suppl), 1-111.

Wide L, Hobson B. (1987) some qualitative differences of hCG in serum from early and late pregnancies and trophoblastic diseases. *Acta. Endocrinol(Copenh).*, **116**, 465-72.

Wide L, Lee JY, Rasmussen C. (1994) A change in the isoforms of human chorionic gonadotropin occurs around the 13th weeks of gestation. *J. Clin. Endocrinol. Metab.*, **78**, 1419-1423.

Clinical Effectiveness of Urinary Human Chorionic Gonadotropin Related Protein(hCGRP) Quantification for Diagnosis of Ectopic Pregnancy

J.K. Lee[1,5], C.S. Shin[2], K.H. Lee[3], J.H. Nam[4], J.H. Cha[4], J.D. Chang[4], D.H. Cho[2], I.S. Kang[2]

[1]Department of Obstetrics & Gynecology, Korea University School of Medicine, Seoul, Korea, [2]Samsung Cheil Hospital, Sungkyunkwan University School of Medicine, Seoul, Korea, [3]Mizmedi Hospital, Seoul, Korea, [4]Humasis research center, Kunpo, Gyunggi-Do, Korea

[5]To whom correspondence should be addressed at: Department of Obstetrics & Gynecology, Korea University School of Medicine, Guro Hospital, Guro-Dong Gil 97, Guro-Gu, Seoul 152-703, Korea. E-mail: jklee38@hotmail.com

BACKGROUND: We detected pregnancy related new molecule, human chorionic gonadotropin related protein(hCGRP) in the urine of a pregnant women by using a monoclonal antibody against the hCG. This study examined the effectiveness of urinary hCGRP quantification in diagnosing ectopic pregnancy. METHODS: This study included 40 patients of normal pregnancy and 25 patients with ectopic pregnancy. Patients' serum and urinary intact whole hCG(i-hCG) and hCGRP concentrations were measured using sandwich ELISA and the ratio of hCGRP to i-hCG was calculated. RESULTS: Urinary hCGRP and hCGRP/i-hCG were 149 ± 65 ng/ml and 0.297 ± 0.124, respectively, in the normal pregnancy group; and 14 ± 23 ng/ml, and 0.046 ± 0.064 in the ectopic pregnancy group. When two criteria were used, namely i-hCG concentration < 434 ng/ml and urinary hCGRP/i-hCG of < 0.174, ectopic pregnancy was diagnosed with a sensitivity of 92% and a specificity of 92.5%. CONCLUSIONS: Urinary hCGRP quantification is effective in diagnosing ectopic pregnancy. Prospective studies will be conducted on more patients in the future to determine the clinical effectiveness of urinary hCGRP quantification.

Key words: diagnosis/ ectopic pregnancy/ human chorionic gonadotropin/ isoform

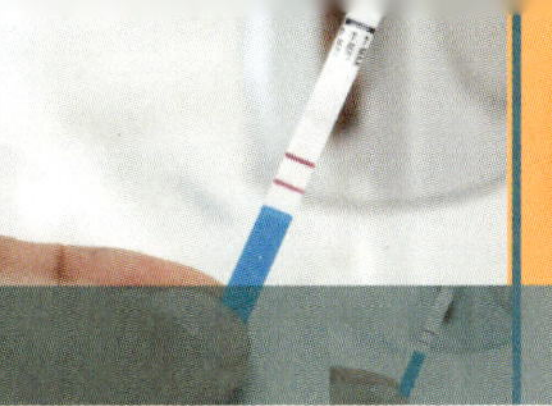

| 부록 5 |

체외진단분석기용 시약에 관한 민원 해설

– 식품의약품안전청

체외진단분석기용 시약이란?

체외진단분석기용 시약의 정의

질병의 진단을 목적으로 의료기기를 이용하여 반응·분석하는 시약으로 주반응시약과 보조시약으로 구성된다. 다만, 실험실에서 조제하여 사용하는 조제시약은 허가대상에서 제외된다.

[관련근거]

▲「의료기기법」 제2조(정의) ① 이 법에서 "의료기기"란 사람이나 동물에게 단독 또는 조합하여 사용되는 기구 · 기계 · 장치 · 재료 또는 이와 유사한 제품으로서 다음 각 호의 어느 하나에 해당하는 제품을 말한다. 다만,「약사법」에 따른 의약품과 의약외품 및「장애인복지법」 제65조에 따른 장애인보조기구 중 의지(義肢) · 보조기(補助器)는 제외한다.

1. 질병을 진단 · 치료 · 경감 · 처치 또는 예방할 목적으로 사용되는 제품
2. 상해(傷害) 또는 장애를 진단 · 치료 · 경감 또는 보정할 목적으로 사용되는 제품
3. 구조 또는 기능을 검사 · 대체 또는 변형할 목적으로 사용되는 제품
4. 임신을 조절할 목적으로 사용되는 제품

▲「의료기기 허가 · 신고 · 심사 등에 관한 규정」 제2조(정의) 이 규정에서 사용하는 용어의 뜻은 다음과 같다.

13. "체외진단분석기용 시약" 이란 의료기기를 이용하여 반응 · 분석하는 시약으로 주반응시약과 보조시약으로 구성된다. 다만, 실험실에서 조제하여 사용하는 조제시약은 제외한다.
14. "주반응시약" 이란 인체에서 유래하는 검체를 시료로 사용하여 시료중의 물질을 검출하거나 측정하여 인체의 질병감염 여부 등을 판정할 목적으로 사용되는 시약을 말한다.
15. "보조시약" 이란 체외진단분석기용 시약을 사용할 때 보조적 또는 부수적으로 사용되는 것으로서 그 자체만으로는 진단 등 목적으로 사용되지 아니하는 캘리브레이터, 컨트롤, 반응전후 처리시약(완충용액, 세척용액 등을 포함한다)을 말한다.

의료기기 관리제도

의료기기 관리제도는 제품 허가를 전·후로 사전관리와 사후관리로구분된다.

연구·개발, 제조·수입 단계에서 식품의약품안전청의 업 허가, 제조(수입)허가를 받는 것을 사전관리라고 하고, 허가 이후에 생산실적보고, 재심사·재평가 등 유통·사용에 관련된 사항을 사후관리라 한다. 또한 의료기기를 유통하기 전에 "의료기기 제조 및 품질관리 기준(GMP)" 적합인정을 받아야 한다.

사전·사후 관리를 통하여 국내에 안전하고 유효한 의료기기를 공급할 수 있다.

체외진단분석기용 시약의 등급

등급분류 기준

개인과 공중보건에 미치는 잠재적 위해성※의 정도에 따라 다음 4개의 등급으로 분류

- 1등급: 개인과 공중보건에 미치는 잠재적 위해성이 낮은 경우
- 2등급: 개인에게 중증도의 잠재적 위해성을 가지며 공중보건에 미치는 잠재적 위해성이 낮은 경우
- 3등급: 개인에게 고도의 잠재적 위해성을 가지며 공중보건에 중증도의 잠재적 위해성을 가지는 경우
- 4등급: 개인과 공중보건에 고도의 위해성을 가지는 경우

※ 잠재적 위해성에 대한 판단기준

· 사용목적과 사용 시 주의사항

· 사용자의 임상적 경험(사용자가 의사 등 전문가인지 일반인인지 여부 등)

· 진단정보의 중요성(진단정보를 단독으로 이용할 수 있는지 다른 진단정보와 결합하여 이용할 수 있는지 여부 등)

· 진단검사 결과가 개인이나 공중보건에게 미치는 영향력

[관련근거]

▲「의료기기법 시행규칙」 의료기기의 등급분류 및 지정에 관한 기준과 절차

등급 지정

의료기기의 등급은 식품의약품안전청장이 1. 기구 · 기계, 2. 의료용품,3. 치과재료, 4. 체외진단분석기용 시약으로 대분류하고, 각 대분류군을 원자재, 제조공정 및 품질관리체계가 비슷한 품목군으로 중분류하며, 각 중분류군을 기능이 독립적으로 발휘되는 품목별로 소분류 하고 있으며, 소분류된 품목별로 등급을 정하여 고시한다.

⇒ 「의료기기 허가 · 신고 · 심사 등에 관한 규정」 참조

체외진단분석기용 시약의 의료기기 관리

제조(수입)허가·심사

잠재적 위해성이 높은 4등급부터 연차적으로 허가관리

- 4등급 : 2012.1.1부터
- 3등급 : 2013.1.1부터
- 1·2등급 : 2014.1.1부터

※ ' 12년 9월까지 진행 상황

·기판매 4등급 체외진단분석기용 시약 사전심사 실시(' 11.5.30 ~)

·4등급 체외진단분석기용 시약 제조(수입)허가증 발급(' 12.1.1 ~)

·기판매 3등급 체외진단분석기용 시약 사전상담 및 허가 수행(' 12.1.1~)

[관련근거]

▲「의료기기법」 제6조(제조업의 허가 등) ② 제1항 본문에 따라 제조업허가를 받은 자(이하 "제조업자"라 한다)는 제조하려는 의료기기에 대하여 다음 각 호의 구분에 따라 제조허가를 받거나 제조신고를 하여야 한다.

1. 인체에 미치는 잠재적 위해성이 낮아 고장이나 이상이 발생하더라도 생명이나 건강에 위해를 줄 우려가 거의 없는 의료기기로서 식품의약품안전청장이 정하여 고시하는 의료기기: 품목류별 제조허가 또는 제조신고
2. 제1호 외의 의료기기: 품목별 제조허가 또는 제조신고

▲「의료기기 품목 및 품목별 등급에 관한 규정」 부칙〈제2011-38호, 2011. 7. 28〉

제1조(시행일) ① 이 고시는 2012.1.1부터 시행한다. ② 제1항에도 불구하고 체외진단분석기용 시약 중 3등급에 해당하는 품목은 2013.1.1부터, 1·2등급에 해당하는 품목은 2014.1.1부터 시행한다.

의료기기 유통관리

가. 의료기기의 광고

- 의료기기 광고심의와 관련하여 식품의약품안전청장이 정한 심의 기준·방법 및 절차에 대하여는 「의료기기 광고사전심의 규정」(식약청 고시)에서 정하고 있다.
- 「의료기기법」 제25조(광고의 심의)제2항에 따라 현재 위탁된 단체는 '(사)한국의료기기산업협회' 이다.
- 의료기기 광고심의는 의료기기 거짓·과대광고에 의한 소비자 피해예방 등을 위한 제도로서, 공정하고 효율적으로 심의하기 위하여 외부 전문가로 구성된 심의위원회가 심의 업무를 수행하고 있고, 심의 및 결과통보 절차는 '의료기기 광고사전심의'를 참고한다.

[관련근거]

▲ 「의료기기법」 제25조(광고의 심의) ① 의료기기를 광고하려는 자는 식품의 약품안전청장이 정한 심의기준 · 방법 및 절차에 따라 미리 식품의약품안전청장의 심의를 받아야 한다. ② 식품의약품안전청장은 제1항에 따른 심의에 관한 업무를 보건복지부령으로 정하는 단체에 위탁할 수 있다.

▲ 「의료기기법 시행규칙」 제29조(의료기기 광고의 범위 등) ② 법 제25조제2항에서 "보건복지부령으로 정하는 단체"란 「민법」 제32조 또는 「중소기업협동조합법」 제32조에 따라 보건복지부장관 또는 식품의약품안전청장으로부터 설립허가나 인가를 받은 의료기기 관련 법인 또는 조합 중 식품의약품안전청장이 지정하여 고시한 법인 또는 조합을 말한다.

나. 의료기기의 기재사항

- 「의료기기법」에 의한 기재사항은 소비자(사용자)에게 제품정보를 정확히 전달하기 위한 최소한의 정보를 의료기기의 용기

나 외장에 기재한 것이다.

- 의료기기의 기재사항은 의사 또는 약사 등 전문인 뿐 아니라 일반인에게도 제공되는 정보라는 점에서 그 표시 및 표현은 보편타당하게 작성하여야 한다.
- 수입 의료기기는 부득이한 경우 「의료기기법」 제20조와 제21조에 의한 기재사항을 제품이 수입된 이후 의료기기 수입업자가 기재하거나 부착할 수 있다.
- '용기나 외장' 은 표시기재 사항을 부착하는 기본단위로서 의료기기와 직접 접촉하는 기구 또는 세트를 이루는 포장재 및 자체의 외관을 말한다.

[관련근거]

▲ 「의료기기법」 제20조(용기 등의 기재사항) 의료기기의 용기나 외장(外裝)에는 다음 각 호의 사항을 적어야 한다. 다만, 보건복지부령으로 정하는 용기나 외장의 경우에는 그러하지 아니하다.

1. 제조업자 또는 수입업자의 상호와 주소
2. 수입품의 경우는 제조원(제조국 및 제조사명)
3. 품목명, 형명(型名), 허가(신고)번호
4. 제조번호와 제조 연월(사용기한이 있는 경우에는 제조 연월 대신에 사용
기한을 적을 수 있다)
5. 중량 또는 포장단위
6. "의료기기" 라는 표시

▲ 「의료기기법」 제22조(첨부문서의 기재사항) ① 의료기기의 첨부문서에는 다음 각 호의 사항을 적어야 한다.

1. 사용방법과 사용 시 주의사항
2. 보수점검이 필요한 경우 보수점검에 관한 사항
3. 제19조에 따라 식품의약품안전청장이 기재하도록 정하는 사항

4. 그 밖에 보건복지부령으로 정하는 사항

② 제1항의 첨부문서는 디스켓, 시디(CD) 등의 전산매체 또는 안내서 형태로
제공할 수 있다.

▲ 「의료기기법 시행규칙」 제27조(첨부문서의 기재사항) ①법 제22조제4호에서 "보건복지부령으로 정하는 사항"이란 다음 각호의 사항을 말한다.

1. 법 제20조제1호부터 제3호까지, 제5호 및 제6호의 사항
2. 삭제 〈2011.11.25〉
3. 제품의 사용목적
4. 보관 또는 저장방법
5. 일회용인 경우 "일회용"이라는 표시와 "재사용 금지"라는 표시
6. 모든 제조공정을 위탁하여 제조하는 경우에는 제조업자 또는 수입업자의 상호와 주소(기재방법은 위탁자는 "제조의뢰자", 수탁자는 "제조자"로 하며, 외국의 경우에는 국가명 및 상호)
7. 낱개모음으로 한개씩 사용할 수 있도록 포장하는 경우에는 최소단위 포장에 형명과 제조회사명
8. 멸균후 재사용이 가능한 의료기기인 경우에는 그 청소, 소독, 포장, 재멸균 방법과 재사용 횟수의 제한내용을 포함하여 재사용을 위한 적절한 절차에 대한 정보
9. 의학적 치료목적으로 방사선을 방출하는 의료기기의 경우에는 방사선의 특성 · 종류 · 강도 및 확산 등에 관한 사항
10. 그 밖에 의료기기의 특성 등 기술정보에 관한 사항
11. 첨부문서의 작성연월

③제1항제1호 및 제3호부터 제7호까지의 사항을 용기 또는 외장이나 포장에 기재한 경우에는 첨부문서에는 그 기재를 생략할 수 있다.

나. 생산 · 수입실적 보고

- 의료기기 생산 및 수출 · 수입실적 보고에 관한 규정에 의해 전년도 의료기기 생산 및 수출 · 수입실적을 관련 서식을 작성 요령에 따라 작성하여 당해 연도 1월 31일까지 (사)한국의료기기산업협회에 제출하여야 한다.

- 생산 · 수입실적을 보고하지 않은 경우에는 「의료기기법」 제56조에 근거하여 과태료가 부과된다.

[관련근거]

▲ 「의료기기법」 제13조(제조업자의 의무) ②제조업자는 보건복지부령으로 정하는 바에 따라 의료기기 생산실적 등을 식품의약품안전청장에게 보고하여야 한다,

제15조(수입업 허가 등) ⑥ 제13조의 규정을 준용한다. 이 경우 '제조' 는 '수입' 으로, '제조업자' 는 '수입업자' 로 각각 본다.

▲ 「의료기기법」 제56조(과태료) ① 다음 각 호의 어느 하나에 해당하는 자에게는 100만원 이하의 과태료를 부과한다.

1. 제13조제2항(제15조제6항에서 준용하는 경우를 포함한다)을 위반하여 의료기기의 생산실적, 수입실적 등을 보고하지 아니한 자 2. 제14조(제15조제6항 · 제16조제4항 및 제17조제3항에서 준용하는 경우를 포함한다)를 위반하여 폐업 · 휴업 등을 신고하지 아니한 자

3. 제49조를 위반하여 허가증 또는 신고수리서의 갱신을 하지 아니한 자

제조 및 품질관리기준 적합인정(GMP)

의료기기법 시행규칙에 따라 등급별로 정해진 기간까지 GMP 적합인정을 받아야 함

- 4등급 : 2012.12.31까지

- 3등급 : 2013.12.31까지
- 2등급 : 2014.12.31까지

※ 체외진단분석기용 시약 1등급 제품은 GMP 적용 제외

※ GMP 적합인정을 받지 않고 의료기기를 판매하는 경우에는 해당제품의 제조 또는 수입업무 정지 6개월의 행정처분을 받을 수 있음(관련근거: 「의료기기법」 제15조제1항제6호 및 제36조제1항제9호)

[관련근거]

▲「의료기기법」 제13조(제조업자 의무) 및 「의료기기법 시행규칙「제15조 (제조업자의 준수사항 등) 제1항제6호 다음 각 목의 어느 하나에 해당하는 의료기기를 제조하여 판매하려는 경우에는 별표 3의 의료기기 제조 및 품질관리기준을 준수하고, 해당 기준에 적합함을 인정받을 것

가. 1등급 의료기기 중 식품의약품안전청장이 정하여 고시하는 의료기기

나. 2등급 · 3등급 · 4등급 의료기기

▲「의료기기법 시행규칙「부칙〈제85호, 2011.11.25〉 제4조(체외진단분석기용시약의 제조 및 품질관리기준 적합성 인정에 관한 경과조치) 제15조제1항제6호 및 제20조제1항제4호의2의 개정규정에도 불구하고 체외진단분석기용 시약은 다음 각 호의 구분에 따른 날까지 제조 및 품질관리기준에 적합함을 인정받지 아니하고 제조 · 수입하여 판매할 수 있다.

1. 4등급 의료기기: 2012년 12월 31일까지
2. 3등급 의료기기: 2013년 12월 31일까지
3. 2등급 의료기기: 2014년 12월 31일까지

의료기기 품목 및 품목별 등급에 관한 규정

식품의약품안전청 고시 제2005-17호(2005. 3.23, 제정)
식품의약품안전청 고시 제2005-71호(2005.12. 6, 개정)
식품의약품안전청 고시 제2006-44호(2006. 9.28, 개정)
식품의약품안전청 고시 제2009- 2호(2009. 1. 6, 개정)
식품의약품안전청 고시 제2009-41호(2009. 6.30, 개정)
식품의약품안전청 고시 제2010-91호(2010.12.21, 개정)
식품의약품안전청 고시 제2011-38호(2011. 7.28, 개정)
식품의약품안전청 고시 제2011-49호(2011. 9.16, 개정)
식품의약품안전청 고시 제2012-45호(2012. 7.10, 개정)

제1조(목적) 이 규정은 「의료기기법」 제3조 및 같은 법 시행규칙제2조에 따른 의료기기의 품목 및 품목별 등급에 관하여 필요한 사항을 정함을 목적으로 한다.

제2조(품목 분류 기준) ① 의료기기의 성능을 발휘하고 사용 목적을 달성함을 주된 기능으로 하는 독립적으로 제조·판매되는 의료기기 부분품으로서 안전성·유효성 확보가 필요한 경우 별도의 의료기기 품목으로 분류할 수 있다.

② 의료기기를 둘 이상 조합하여 별도의 의료기기로 사용하는 경우 그 전체를 하나의 의료기기로 분류할 수 있다.

제3조(의료기기 품목 및 품목별 등급) 「의료기기법 시행규칙」 별표1에 따른 의료기기 품목 및 품목별 등급은 별표 1과 같다. 다만,체외진단분석기용 시약에 해당하는 품목의 등급은 별표 2의 체외진단분석기용 시약의 등급분류를 따른다.

제4조(의료기기 해당 여부 검토 신청 등) ① 어떤 제품이 「의료기기법」 제2조 제1항에 따른 의료기기에 해당되는지 검토해 줄 것을 의뢰하고자 하는 사람은 다음 각 호의 자료를 갖추어 식품의약품안전청장에게 제출하여야 한다.

1. 그 제품의 사용 목적에 관한 자료
2. 그 제품의 형상 및 구조, 원자재, 성능, 사용 방법 등에 관한 자료
3. 기타 그 제품에 대한 작용 원리 및 규격 등에 관한 자료

② 식품의약품안전청장은 제1항의 검토 의뢰가 있는 경우에는 그 제품이 「의료기기법」 제2조제1항에 부합하는지, 별표 1의 개별 품목에 해당하는지, 등급 분류와 지정을 할 수 있는지 등을 검토하고, 그 결과를 10일 이내에 신청인에게 통보하여야 한다.

제5조(규제의 재검토) 식품의약품안전청장은 별표의 시력보정용안경에 수경 등 여가용 제품을 포함시키는 규제에 대하여 2014년 6월 30일까지 그 타당성을 다시 검토하여 규제의 폐지, 완화 또는 유지 등의 여부를 결정한다.

제6조(재검토기한) 「훈령·예규 등의 발령 및 관리에 관한 규정」(대통령훈령 제248호)에 따라 이 고시 발령 후의 법령이나 현실여건의 변화 등을 검토하여 이 고시의 폐지, 개정 등의 조치를 하여야 하는 기한은 2014년 6월 30일까지로 한다.

부칙〈제2005-17호, 2005. 3.23〉

제1조(시행일) 이 규정은 고시한 날부터 시행한다.

제2조(분류 번호, 품목명 및 등급의 변경에 대한 경과 조치) 종전의규정에 따라 이미 허가를 받거나 신고한 품목 중 이 규정의 별표에 따라 분류 번호, 품목명 및 등급이 변경된 경우에는 별도의 변경 절차 없이 변경된 것으로 본다.

제3조(폐지 규정) 의료용구의지정등에관한규정(식품의약품안전청고시 제2003-22호 2003.5.17)은 이 규정을 시행함과 동시에 폐지한다.

부칙〈제2005-71호, 2005.12. 6〉

제1조(시행일) 이 규정은 고시한 날부터 시행한다.

제2조(다른 고시의 개정) 의료기기허가등에관한규정(식품의약품안전청고시 제2005-63호, 2005.11.3)중 부칙을 다음과 같이 신설한다.

제1조(분류번호, 품목명 및 등급의 변경에 대한 경과 조치) 종전의 규정에 따라 이미 허가를 받거나 신고한 품목 중 의료기기 품목및 품목별 등급에 관한 규정(식품의약품안전청고시 제2005- 호,2005.11.) 별표에 따라 분류번호, 품목명 및 등급이 변경된 경우에는 별도의 변경절차 없이 변경된 것으로 본다.

제2조(새로 지정 분류된 품목에 대한 경과조치) "의료기기 품목 및 품목별 등급에 관한 규정(식품의약품안전청고시 제2005-71호, 2005.12.6)" 에 재분류 고시한 "B04230 조직수복용생체재료 및 C12070 치과용골이식재중 기능의 향상 등을 위한 첨가물을 혼합하여 2차 가공된 인체에서 유래된 재료의 제품" 은 제조의 경우 2007.5.1.부터, 수입의 경우 2006.12.1.부터 의료기기 제조(수입)품목허가를 받은 자만이 제조 및 수입을 할 수 있다.

부칙〈제2006-44호, 2006. 9.28〉

제1조 이 규정은 고시한 날부터 시행한다.

제2조(다른 고시의 개정) 의료기기허가등에관한규정(식품의약품안전청고시 제2005-63호, 2005.11.3) 중 부칙을 다음과 같이 신설한다.

제1조(새로 지정 분류된 품목에 대한 경과조치) "의료기기 품목 및품목별 등급에 관한 규정" (식품의약품안전청고시 제2006-44호,2006.9.28)에 새로이 등급을 정하여 고시한 품목인 "B 10010 혈당측정검사지 [1] Blood glucose strip" 중 이 고시 시행 당시 약사법령에 의하여 의약품으로 품목허가를 받거나 신고한 품목은 의료기기법령에 의한 의료기기 품목허가를 받거나 품목신고를 한것으로 본다. 다만, 경과조치에 해당되는 품목의 제

조 및 수입업자는 2007. 5. 30까지 의료기기법령에 의한 의료기기 제조수입품목허가를 받거나 품목신고를 하여야 한다. 위 규정에 따라 품목허가를 받거나 품목신고를 한 것으로 본 품목의 제조 및 수입업자의 준수사항은 의료기기법 시행규칙(보건복지부령 제291호)부칙 제2조 및 제3조의 규정에 따른다.

부칙〈제2009-2호, 2009. 1. 6〉

제1조(시행일) 이 규정은 2009년 7월 1일부터 시행한다. 다만, 이고시 개정에 따라 새로이 품목분류된 약품냉장고, 진료용장갑,혈액응고시간측정검사지에 대하여는 2010년 7월 1일부터 시행한다.

제2조(경과조치) ① 종전의 규정에 따라 이미 허가를 받거나 신고한 품목 중 이 규정의 별표에 따라 분류번호, 품목명 및 등급이 변경된 경우에는 별도의 변경 절차 없이 변경된 것으로 본다.

② 이 고시 시행 당시 종전의 규정에 따라 허가 신청서, 신고서, 심사의뢰서 및 기타 신청 등을 접수한 경우에 대하여는 종전의 규정에 따른다.

③ 동 고시 개정에 따라 새로이 품목분류된 약품냉장고, 진료용장갑, 혈액응고시간측정검사지를 제조하거나 수입하려는 자는 동규정 시행일 이전에 의료기기 제조(수입)품목허가를 신청하거나신고서를 제출할 수 있다.

부칙〈제2009-41호, 2009. 6. 30〉

이 규정은 고시한 날부터 시행한다.

부칙〈제2010-91호, 2010. 12. 21〉

제1조(시행일) 이 고시는 고시한 날부터 시행한다.

제2조(다른 고시의 개정) 「의료기기 허가 등에 관한 규정」(식품의약품안전청 고시 제2010-59호, 2010. 7. 27) 중 부칙을 다음과 같이 신설한다.

제1조(경과 조치) ① 종전의 규정에 따라 이미 허가를 받거나 신고한 품목 중 「의료기기 품목 및 품목별 등급에 관한 규정」(식품의약품안전청고시 제2010-91호, 2010.12.21) 시행에 따라 그분류번호, 품목명 또는 등급이 변경된 경우에는 별도의 변경절차없이 품목에 관한 허가(신고)사항이 변경된 것으로 본다.

② 종전의 「장애인복지법」에 따른 의안 제조업자는 「의료기기 품목 및 품목별 등급에 관한 규정」(식품의약품안전청고시 제2010-91호, 2010.12.21) 시행에 따라 새로이 품목 분류된 B03400.01 의안에 대하여 2011년 12월 1일까지 의료기기 제조품목허가를 받아야 한다.

부칙〈제2011-38호, 2011. 7. 28〉

제1조(시행일) ① 이 고시는 2012.1.1부터 시행한다.

② 제1항에도 불구하고 체외진단분석기용 시약 중 3등급에 해당하는 품목은 2013.1.1부터, 1·2등급에 해당하는 품목은 2014.1.1부터 시행한다.

제2조(다른 고시의 개정) 「의료기기 허가 등에 관한 규정」(식품의약품안전청 고시 제2010-91호, 2010.12.21) 중 부칙을 다음과 같이 신설한다.

제1조(체외진단분석기용 시약에 관한 특례) 「의료기기 품목 및 품목별 등급에 관한 규정」(식품의약품안전청고시 제2011-38호,2011.7.28) 시행에 따라 품목 분류된 체외진단분석기용 시약의 경우 개정 규정 시행일 이전이라도 동 고시에 따른 허가(신고)절차를 진행할 수 있으며, 동 허가(신고) 절차가 개정 규정 시행일 이전에 완료된 경우에는 해당 품목의 허가(신고)일을 해당 품목의 개정 규정 시행일로 한다.

부칙〈제2011-49호, 2011. 9. 16〉

제1조(시행일) 이 고시는 고시한 날부터 시행한다.

제2조(적용례) 이 고시 시행 이전에 의료기기 제조(수입)품목 허가신청서, 의료기기 품목허가사항 변경허가신청서, 의료기기 기술문서 등 심사의뢰서를 접수한 경우에도 개정 규정을 적용한다.

제3조(다른 고시의 개정) 의료기기 허가 등에 관한 규정 일부를 다음과 같이 개정한다. 부칙을 다음과 같이 신설한다.

(분류번호, 품목명에 관한 경과 조치) 종전의 규정에 따라 이미 허가를 받은 품목 중 「의료기기 품목 및 품목별 등급에 관한 규정」(식품의약품 안전청고시 제2011-49호, 2011. 9. 16.) 시행에 따라 그 분류번호, 품목명이 변경된 경우에는 별도의 변경절차 없이 품목에 관한 허가사항이 변경된 것으로 본다.

부칙〈제2012-45호, 2012. 7. 10〉

제1조(시행일) 이 고시는 고시한 날부터 시행한다.

제2조(적용례) 이 고시 시행 당시 이미 접수된 의료기기 제조(수입)허가신청서, 의료기기 허가사항 변경허가신청서, 의료기기 기술문서 등 심사의뢰서에 대하여도 적용한다.

제3조(분류 번호, 품목명, 등급 및 품목 정의의 변경에 대한 경과조치) ① 종전의 규정에 따라 이미 허가를 받거나 신고한 품목 중 개정 규정의 별표에 따라 분류 번호, 품목명, 등급 및 품목 정의가 변경된 경우에는 별도의 변경절차 없이 허가사항이 변경된 것으로 본다.

② 종전의 규정에 따라 이미 의료기기 제조(수입) 허가를 받은자 중 부칙 제3조제1항에 따른 변경이 있는 경우 이 고시 시행후 6개월 이내에 의료기기 허가증 원본을 식품의약품안전청장(3,4등급) 또는 지방식품의약품안전청장(2등급)에게 제출하고 변경된 내용으로 의료기기 허가증을 교부 받아야 한다.

제4조(용기 등의 기재사항에 대한 경과 조치) 부칙 제3조제1항의 의료기기에 이 고시 시행 전 이미 종전의 규정에 따라 기재·포장되어 있는 기재사항은 개정 규정에도 불구하고 이 고시 시행후 6개월까지 해당 의료기기의 용기 등의 기재사항으로 계속 사용할 수 있다.

체외진단분석기용 시약의 등급분류

– 식품의약품안전청

등급	분류	예시
1	범용의 진단 목적으로 사용되는 체외진단분석기용 시약	균 동정 키트, 배지, 세포 및 조직 등 염색 시약 등
2	1, 3, 4 등급을 제외한 체외진단분석기용 시약	E형 간염 바이러스(HEV, Hepatitis E virus), 헬리코박터 파이로리(H.pylori), 사카르미세스(Saccharomyces) 등
		알라닌 아미노전이효소(ALT, alanine aminotransferase), 단백질, 빌리루빈(bilirubin), 크레아티닌(Cr, creatinine) 등
		류마토이드 인자(RF, Rheumatoid factor), C 반응성 단백질(CRP, C reactive protein), 면역글로불린 E(IgE, Immunoglobin E) 등
		콜레스테롤, 비타민 B12, 무기질 등
		납(Pb), 아편제(opiates) 등
		항핵 항체(ANA, antinuclear antibody) 항카르디올리핀 항체(ACA, anticardiolipin antibody) 알러젠, 코르티졸(cortisol) 등
		항균제감수성검사 디스크 혹은 관련 제품, 메치실린 내성 등
	단독으로는 의학적 중대한 결정을 내리는데 사용되지 않는 자가측정 체외진단분석기용 시약	임신진단, 배란검사 등
3	ABO, Rh(D) 이외의 혈액형 및 면역적합성검사에 사용되는 체외진단분석기용 시약	– 4등급 혈액형 시약을 제외한 혈액형 판정용 시약 – 비예기항체 선별 및 동정 검사 키트 – 조직적합성 항원 유형분류(Histocompatibility antigen typing) 등
	생명을 위협하거나 감염능이 높은 질병을 가진 환자를 관리하기 위해 사용하는 체외진단분석기용 시약(진단용 제외)	사람 면역결핍 바이러스(HIV, Human immunodeficiency virus), B형 간염 등 바이러스(HBV, Human hepatitis B virus), C형 간염 바이러스(HCV, Human hepatitis C virus), T림프영양성 바이러스(HTLV, Human T–Lymphotropic virus) 관련 바이러스 수(viral load)유전형, 아형 및 혈청형 결정 등

등급		분류	예시
3	진단, 처치, 질병단계 결정 및 치료에 결정적인 영향을 미치 는 검사에 사용되는 체외진단분석기용 시약	자가 측정(Self testing) 용 검사	자가혈당검사 등
		태아에게 사망이나 중증장애를 초래할 위험이 있는 질환에 대한 검사	인히빈 A(Inhibin A), 다운증후군 진단, 톡소플라즈마(Toxoplasma), 거대세포 바이러스 (CMV, cytomegalovirus), 풍진(Rubella), 단순포진바이러스(HSV, Herpes simplex virus), 산전기형아검사, 유행성 이하선염 바이러스(Parotitis virus) 등
		성매개성 질환(STD, Sexual Trans mitted Disea-se)에 대한 검사	클라미디아 트리코마티스(Chlamydia trachomatis), 임균(Neisseria gonorrhoeae) 등
		유전질환검사(유전성대사, 유전자)	헌팅톤병 핵산유형분류(DNA typing), 모든 형태의 유전자 검사, 신생아선별검사용 아미노산 등
		암진단검사(종양표지자, 유전자 및 염색체)	암태아성항원(CEA), 전립선 특이항원(PSA, prostate specific antigen), CA125(Cancer antigen 125), CA15-3(Cancer antigen 15-3) 등 종양표지자 등
		뇌척수나 혈액의 감염질환 검사	수막염균, 크립토코쿠스 네오포먼스(Cryptococcus neoformance) 등
		약물의 농도측정 검사	페노바비탈(Phenobarbital), 사이클로스포린(cyclosporin), 타크로리무스(Tarcro limus), 시롤리무스(Sirolimus) 등
		혈액응고, 혈액응고인자, 혈소판 응집능, 섬유소 용해 검사	프로트롬빈 시간(PT, prothrombin time), 활성화 부분 트롬보플라스틴 시간(aPTT, activated partial thromboplastintime), 혈액 응고 인자, 혈소판 응집능 검사, D 이합체(D-dimer), 피브린 및 피브리노겐 분해산물 등
		심근 손상 및 심부전 표지자 검사	미오글로불린(Myoglobin), 트로포닌(troponin) 등
		일부환자에서 질병위협이 크거나 환자관리결정에 큰 영향을 미치는 감염원 또는 면역능검사	엡스테인바 바이러스(EBV, Epsteinbarr virus) 말라리아, 엔테로바이러스(enterovirus), 클라미디아 뉴모니애(Chlamydia pneumoniae), 황색포도상구균(Staphylococcus aureus), 이질균(Shigella flexneri), 파보바이러스(Parvovirus) 등
4	타인에게 수혈이나 이식을 위하여 공여자를 선별하는 검사 혹은 개인위해도가 높은 경우에 사용되는 체외진단분석기용 시약	생명을 위협하거나 감염능이 높은 감염성 질환 진단검사 등	사람 면역결핍 바이러스(HIV, Human immunodeficiency virus), B형 간염 바이러스(HBV, Human hepatitis B virus), C형 간염 바이러스 (HCV, Human hepatitis C virus), T 림프영양성 바이러스(HTLV, Human T-Lymphotropic virus) 관련 항원/항체/핵산 [바이러스수(Viral load)제외]
		수혈이나 이식의 면역적합성 검사	ABO 혈액형, Rh(D) 혈액형